高等职业教育农业部"十二五"规划教材

食品营养

张焕新　主编

U0288596

中国农业出版社

北京

图书在版编目（CIP）数据

食品营养 / 张焕新主编．—北京：中国农业出版
社，2012.6
高等职业教育农业部"十二五"规划教材
ISBN 978-7-109-16759-9

Ⅰ.①食… Ⅱ.①张… Ⅲ.①食品营养-高等职业教
育-教材 Ⅳ.①R151.3

中国版本图书馆 CIP 数据核字（2012）第 087277 号

中国农业出版社出版
（北京市朝阳区农展馆北路 2 号）
（邮政编码 100125）
责任编辑 甘敏敏

北京中新伟业印刷有限公司印刷 新华书店北京发行所发行
2012 年 8 月第 1 版 2012 年 8 月北京第 1 次印刷

开本：787mm×1092mm 1/16 印张：17
字数：406 千字
定价：32.80 元
（凡本版图书出现印刷、装订错误，请向出版社发行部调换）

编审人员名单

主　编　张焕新

副主编　郝爱军　贾生平　马丽艳

编　者　（以姓名笔画为序）

　　　　　马丽艳　李晓华　豆成林

　　　　　张焕新　郝爱军　聂利华

　　　　　贾生平　谢虎军

审　稿　臧大存

内 容 简 介

　　本教材是为高职高专食品营养与检测专业编写的核心专业课教材。

　　内容涵盖食品营养与人体健康、食品营养基础知识、各类食品营养评价、合理营养与平衡膳食、不同人群营养需求、营养配餐、膳食营养和疾病预防、保健食品、食品营养强化等 9 个项目。根据职业发展需要和完成职业岗位实际工作任务所需要的知识、能力、素质要求，精心设计了食品营养价值评定、人体营养指标测定及评价、膳食调查计算及评价、营养食谱的编制、大学生一日食谱评价、糖尿病病人饮食控制方案制订、营养咨询与宣教等 8 个典型的技能训练项目，以便实现理论实践一体化教学，使理论知识实际化、技能化，达到培养职业能力的目标。

　　本教材还适用于高职高专食品加工技术、食品药品监督管理、食品生物技术、农产品质量检测等专业，也可作为从事食品营养与加工企业的生产技术人员、管理人员的参考用书。

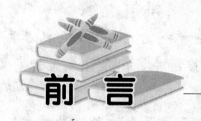

前 言

　　本教材是根据教育部高职高专规划教材建设的具体要求和培养具有高素质技能型专门人才的目标，结合《教育部关于全面提高高等职业教育教学质量的若干意见》（教高〔2006〕16号）和国家示范性（骨干）高职院校课程建设实践编写而成。在内容的安排上，根据岗位的任职要求和职业资格要求，突出学生的职业能力培养和职业素质培养，将营养配餐员、公共营养师的国家职业标准引入教材，使学生学到的知识、技能满足职业岗位的实际需要，充分体现"必需"、"实用"、"够用"的原则，涵盖食品营养与人体健康、食品营养基础知识、各类食品营养评价、合理营养与平衡膳食、不同人群营养需求、营养配餐、膳食营养和疾病预防、保健食品、食品营养强化等9个项目。根据职业发展需要和完成职业岗位实际工作任务所需要的知识、能力、素质要求，精心设计8个典型的技能训练项目，实现理论、实践一体化教学，使理论知识实际化、技能化，以利于提高学生职业能力。

　　本教材由张焕新主编，郝爱军、贾生平、马丽艳担任副主编。张焕新（江苏畜牧兽医职业技术学院）编写项目一、项目八及附录，郝爱军（晋中职业技术学院）编写项目六、实训四、实训五，贾生平（山西运城农业职业技术学院）编写项目七、实训六，豆成林（信阳农业高等专科学校）编写项目二，马丽艳（甘肃畜牧工程职业技术学院）编写项目三、实训一、实训七，李晓华（新疆石河子职业技术学院）编写项目四、实训三，聂利华（揭阳职业技术学院）编写项目五、实训二，谢虎军（湖南商务职业技术学院）编写项目九、实训八。

　　本教材适用于高等职业院校食品加工技术、食品营养与检测、食品药品监督管理、食品生物技术、农产品质量检测等专业，也可作为从事食品营养与加工企业的生产技术人员、管理人员的参考用书。

本教材在编写过程中得到了各位编者所在学院的大力支持，江苏畜牧兽医职业技术学院臧大存教授审阅了全部书稿，并提出了许多宝贵意见，在此深表感谢！

由于编者水平及收集和组织材料有限，疏漏和不足之处在所难免，敬请同行专家和广大读者批评指正。

编者

2012 年 1 月

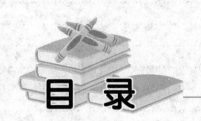

目 录

项目一　食品营养与人体健康

【案例引入】

　　营养过剩正在危害健康，各种致命的慢性病——肥胖、高血压、高血脂、冠心病、脂肪肝、动脉硬化、糖尿病等发病率大幅度提高。发达国家每年死于此类疾病的约820万人，发展中国家近1170万人，占死亡总数的45%左右。饮食误区是导致营养偏颇的现代"文明病"泛滥的主要原因。因为生物致病因子得到有效的控制后，环境致病因子已成为人类致病的主因，而膳食因素是与人类关系最密切的环境因素，因此膳食结构是否合理对人类健康极其重要。"文明病"是指肥胖、糖尿病、高血压、高脂血症和冠心病等相互联系、互为因果的疾病，西方称之为"五病综合征"。这是一组与营养有密切关系的富裕型疾病，系因不科学的饮食和生活习惯日积月累而成，过去多发生于中老年人，而现在其发病年龄却在不断下降，已经成为威胁人类健康的主要"杀手"。

　　为了维持正常的生命活动，保证生长发育和从事生产劳动，人体必须不断地摄取一定量的食物。这些食物中的成分在机体内消化吸收并通过一系列新陈代谢，使机体获取营养，这是人体健康的物质保证。据统计，一个人一年的平均饮食消费量达1 t之多。人体每天从食物中获得必需的各种营养素与热能，保持着人体的正常生长发育和充沛的工作精力。若饮食合理，就能提高人体的健康水平；如若营养结构不合理，往往可引起各种疾病。因此，营养状态的好坏将决定个人的生命价值和成就，同样也与整个民族的健康素质紧密相连，正如法国一位著名学者所说："一个民族的命运要看她吃的是什么和怎么吃。"人类的膳食结构伴随经济的发展而变化，这种变化的总趋势是改善了营养，增进了健康，提高了生产力。随着人民生活水平的日益提高，膳食对人体营养和健康的重要作用越来越多地受到关注。特别近十年来，与营养相关的慢性疾病如肥胖、癌症、代谢综合征、心血管病等发病率急剧上升，从而使人们越来越重视合理的营养需求和平衡膳食。

一、食品营养的基本术语

　　1. 食品　　食品指各种供人食用或者饮用的成品和原料以及按照传统既是食品又是药品的物品，但是不包括以治疗为目的的物品，既包括食物原料，也包括由原料加工后制成的成品。通常，人们将食物原料称为食物，而将经过加工后制成的成品称为食品，但也可将其统称为食物或食品。此外，食品还包括我国传统上既是食品又是药品的物品，例如，按照我国卫生部的规定，大枣、山楂、蜂蜜，以及枸杞子、酸枣仁等既是食品又是药品，而人参、当归等则不能视为食品。食品是人体获得所需热能和营养素的最主要来源，以及赖以生存、繁衍的物质基础。其营养作用是指维持生命、促进生长发育、修复机体组织和供给能量与营养素等作用。

一般来说，食品的作用包括：一是为机体提供一定的能量和营养素，满足人体需要，即食品的营养作用，这应是主要的作用。二是满足人们的感官要求，即满足人们不同的嗜好，如对食品色、香、味等的需要。此外，某些食品还可以具有第三种作用，即对身体的生理调节作用。这直接或间接与防病和保健有关。对于既具有上述营养（第一功能）和感官（第二功能）的基本要求，又具有特定调节和改善人体生理活动（第三功能）的食品通常称为功能食品（functional food）或健康食品（health food），在我国亦称为保健食品。

2. 营养 食品应富有营养。营养是人类从外界摄取食品（食物）满足自身生理需要的过程。也可以说，营养是人体获得并利用其作为生命运动所必需的物质和能量的过程。据此，我们也可以认为营养学是研究人们"吃"的科学，它研究人们应该"吃什么"，"如何吃"才能更好地消化、吸收、代谢、利用，保证机体维持正常生长发育与良好健康。"吃什么"即应如何选择食物；"如何吃"则与食品加工密切相关，即应如何对食品尤其是生鲜食品进行适当的加工处理。

3. 营养素 营养素是人体用以维持正常生长、发育、繁殖和健康生活所必需的物质。目前已知有 40～45 种人体必需的营养素并存于食品中。它们通常分为 6 大类，即糖类、脂肪、蛋白质、维生素、矿物质和水。其中，糖类、脂肪和蛋白质在食品中存在和摄入的量较大，称为宏量营养素或常量营养素，同时，这 3 类物质在体内代谢后产生能量，故又称产能营养素。人们在进食含有这些营养素的食品之后，机体可进一步利用它们用来制造许多为身体机能活动所必需的其他物质，如酶和激素等。从营养学和食品科学或食品加工的角度来说，应尽量保持这些营养素不受破坏。近年来不少学者把膳食纤维也列为营养素，并称为第七类营养素。

4. 营养密度 食品的营养密度是指食品中以单位热量为基础所含重要营养素（维生素、矿物质、蛋白质）的浓度。通常，乳和肉（瘦肉）就其每千焦所提供的营养素来说，既多且好，故营养密度较高。肥肉的营养密度则低，因其每千焦所提供的上述营养素很少，若为纯糖块，主要是提供能量而无维生素、矿物质、蛋白质等营养素，则无营养密度可谈。

5. 营养价值 食品的营养价值通常是指食品中的营养素及其质和量的关系，即特定食品中所含的热能和营养素能满足人体营养需要的程度。食品营养价值的高低，取决于食品中营养素是否齐全，数量多少，相互比例是否适宜，以及是否易于消化、吸收等。

对食品营养价值的评价，主要根据以下几方面：①食品所含热能和营养素的量，对蛋白质还包括必需氨基酸的含量及其相互间的比值，对脂类尚应考虑饱和脂肪酸与不饱和脂肪酸的比例。②食品中各种营养素的人体消化率，主要是蛋白质、脂类和钙、铁、锌等无机盐和微量元素的消化率。③食品所含各种营养素在人体内的生物利用率，尤其是蛋白质、必需氨基酸、钙、铁、锌等营养素被消化吸收后，能在人体内被利用的程度。④食品的色、香、味、形，即感官状态，可通过条件反射影响人的食欲及消化液分泌的质与量，从而明显影响人体对该食物的消化能力。⑤食品的营养质量指数。食品价格不一定反映食品的营养价值。食品营养价值的高低是相对的。同一类食品的营养价值可因品种、产地、成熟程度、碾磨程度、加工烹饪方式等不同而有很大区别。

二、食物营养对人类健康的重要作用

现代健康的含义不仅是传统所指的身体没有病而已，根据"世界卫生组织"的解释：健康不仅指一个人没有疾病或虚弱现象，而是指一个人生理上、心理上和社会上的完好状态，这就是现代关于健康的较为完整的科学概念。现代健康的含义是多元的、广泛的，包括生理、心理和社会适应性3个方面，其中社会适应性归根结底取决于生理和心理的素质状况。心理健康是身体健康的精神支柱，身体健康又是心理健康的物质基础。良好的情绪状态可以使生理功能处于最佳状态，反之则会降低或破坏某种功能而引起疾病。身体状况的改变可能带来相应的心理问题，生理上的缺陷、疾病，特别是痼疾，往往会使人产生烦恼、焦躁、忧虑、抑郁等不良情绪，导致各种不正常的心理状态。作为身心统一体的人，身体和心理是紧密依存的两个方面。

1992年，世界卫生组织（WHO）对影响人类健康的众多因素进行评估的结果表明，遗传因素对健康的影响居首位，为15%；而膳食营养对健康的作用仅次于遗传，为13%，远大于医疗因素的作用（8%）。在《维多利亚宣言》中提出了人体健康四大基石：平衡饮食、适量运动、戒烟限酒、心理健康。不难看出，合理营养和平衡膳食有着不可替代的作用。

1. 促进生长发育 生长是指细胞的繁殖、增大和细胞间距的增加，表现为全身各部分、各器官、各组织的大小、长短和质量的增加，发育是指身体各系统、各器官、各组织功能的完善。影响生长发育的主要因素有营养、运动、疾病、气候、社会环境和遗传因素等，其中营养因素占重要地位。人体细胞的主要成分是蛋白质，新的细胞组织的构成、繁殖、增大都离不开蛋白质，故蛋白质是生长发育的重要物质基础。此外，糖类、脂类、维生素、矿物质、水等营养素也是影响生长发育的重要物质基础。人体的身高与饮食营养有关，现在我国儿童的身高大都超过了父母的身高，就与食物营养质量的提高有关。

2. 提高智力 营养状况对人类的智力影响极大，儿童时期和婴幼儿时期是大脑发育最快的时期，需要足够的营养物质，如果摄入不足，就会影响大脑的发育，阻碍智力开发。

3. 促进优生 影响优生的因素有遗传方面的，但营养也是一个不容忽视的重要因素。孕妇的饮食若缺乏营养，则可能导致流产、早产、胎儿畸形等。

4. 增加免疫功能，减少疾病的发生 免疫是机体的一种保护反应，如免疫能力低下，则易受各种病菌的侵害，营养不良的患者的吞噬细胞对细菌攻击的反击能力降低，从而导致疾病的发生，而食物中的一些营养物质具有提高免疫能力的作用。

5. 促进健康长寿 人体的衰老是自然界的必然过程，虽然不可能长生不老，但注意摄取均衡营养，则完全可以延缓衰老，达到健康长寿的目的。影响衰老的因素有遗传因素、环境因素、心理因素和锻炼因素等。环境因素中饮食营养因素对健康有重要的影响，老年人机体开始衰老，生理机能发生衰退，有针对性地补充营养，多吃蔬菜、水果等清淡食物，避免热量和动物脂肪的过量摄入，可以防止高血压、心脑血管疾病的产生，以达到延年益寿的目的。

而营养的失衡则会给健康带来不小的危害。营养失衡主要包括营养过剩和营养不足两个方面。营养失衡往往会带来一些想象不到的疾病，而与营养有关的人类疾病集中在两个方面：一方面，是营养素摄入不足或利用不良所致的营养缺乏，其中主要是微量营养素（包括

3

微量矿物质元素和维生素）缺乏。目前，全世界约有 20 亿人处于微量营养素缺乏状态，约占世界人口 1/3。另一方面，是与营养素摄入过剩和（或）不平衡有关的各种慢性非传染性疾病。世界卫生组织指出，约 1/3 的癌症的发生与膳食有关，心脑血管病、糖尿病等慢性病与膳食营养的关系更为密切。营养过剩、不良生活方式造成的疾病已成为威胁人类健康的首要因素。

三、食品营养发展概况

人类从外界获取一定的食物用于维持自己的生命和从事各种活动，并进一步选取某些食物作为药方用以维护自己的身体健康。在古代，埃及长老曾把某些食物作为药方利用，后来希腊、罗马学者强调食品在维持健康中的作用。我国古代的"药食同源"之说，认为药与食在养生保健作用上是相辅相成的，2000 多年前《黄帝内经·素问》中提出的"五谷为养、五果为助、五畜为益、五菜为充"的食物和养生的记载，即以谷物为主食，配以动物性食品增进其营养价值，有益健康，再加上果品的辅助、蔬菜的充实，这与现代营养学的膳食模式很相似。南朝齐梁时期陶弘景提出了以肝补血、补肝明目的见解。东晋葛洪在《肘后备急方》记载了用海藻酒治疗甲状腺肿。唐代大医学家孙思邈所著《备急千金要方》中已设有"食治"专篇，收载药用食物 154 种，分为果实、菜蔬、谷米、鸟兽 4 类。有不少中药，如枸杞子、首乌粉、冬虫夏草、薏仁、金银花等，人们也常当做食品服用。自古以来的"滋补养生膳"，就是根据人体健康状况，用包括蔬菜、谷物、肉类在内的各种食物补充和调节人体平衡，利用食物的药效调整人体功能，提出了世代传诵的"药补不如食补"的名言，在生活中实践"以食代药"的主张，即根据食物的性味进行科学搭配，使之成为具有"食养"和"食疗"效果的膳食。明代李时珍《本草纲目》记载了 350 多种药食厨用的动植物，并区分为寒、凉、温、热，有毒和无毒等性质。姚可成在 1520 年编成的《食物本草》一书中，列出 1 017 种食物，并以中医的观点逐一进行描述，分别加以归类，充分体现了我国古代"医食同源"的重要思想。

从 19 世纪中叶开始，人们逐渐认识到蛋白质、脂肪、糖类、矿物质对人体健康的重要性，并将其列为人体营养素。以后连续发现新的维生素，并研究不同维生素的生理作用、缺乏症及临床治疗等，推动了现代营养学的发展。对微量元素的大量研究始于 20 世纪 30 年代，1931 年发现人的斑釉牙与饮水中氟含量过多有关，相继发现铜、锰、硒、锌、钼等多种矿物元素为人体所必需。60 年代进一步对蛋白质进行了扩大研究，认为蛋白质缺乏是世界上最严重和普遍的营养问题，此后则从多方面进行研究、干预。近年来，人们对上述某些营养素的研究不断有更深入的认识。例如，对多不饱和脂肪酸特别是 n-3 系列的 α-亚麻酸及其在体内形成的二十碳五烯酸（EPA）和二十二碳六烯酸（DHA）的研究颇受重视，而 α-亚麻酸已被认为是人体必需脂肪酸。维生素 E、维生素 C 和 β-胡萝卜素以及微量元素硒等在体内的抗氧化作用及其作用机制的研究亦十分引人注目，已深入到分子水平。更重要的是，对膳食纤维以及某些植物化学物质如有机硫化物、异硫氰酸盐、多酚、黄酮和异黄酮等非传统营养素进行研究，并认识到它们对人体有益，特别是对人体某些慢性和非传染性疾病，如心血管病和某些癌症等有防护和保健作用，从而将食品营养学对了解某些营养素在预防营养缺乏中所起的作用发展为既防止营养缺乏病又防护某些慢性和非传染性疾病的发生。

四、我国居民营养现状

国民营养与健康状况是反映一个国家或地区经济与社会发展、卫生保健水平和人口素质的重要指标。良好的营养和健康状况既是社会经济发展的基础，也是社会经济发展的重要目标。随着我国国民经济迅速发展，市场商品供应充足，人民收入不断增加，广大人民群众的居民营养与健康状况明显改善，主要包括以下几个方面：

1. 居民膳食质量明显提高　城乡居民能量及蛋白质摄入得到基本满足，肉、禽、蛋等动物性食物消费量明显增加，优质蛋白质比例上升，基本消除了蛋白质-热能缺乏性营养不良。城乡居民动物性食物分别由 1992 年的人均每日消费 210 g 和 69 g 上升到 2002 年的 248 g 和 126 g。与 1992 年相比，农村居民膳食结构趋向合理，优质蛋白质占蛋白质总量的比例从 17% 增加到 2002 年的 31%、脂肪供能比由 19% 增加到 28%，糖类供能比由 70% 下降到 61%。

2. 儿童青少年生长发育水平稳步提高　婴儿平均出生体重达到 3 309 g，低出生体重率为 3.6%，已达到欧美发达国家水平。2002 年，全国城乡 3～18 岁儿童青少年各年龄组身高比 1992 年平均增加 3.3 cm。但与城市相比，农村男性平均低 4.9 cm，女性平均低 4.2 cm。

3. 儿童营养不良患病率显著下降　2002 年，5 岁以下儿童生长迟缓率为 14.3%，比 1992 年下降 55%，其中城市下降 74%，农村下降 51%；儿童低体重率为 7.8%，比 1992 年下降 57%，其中城市下降 70%，农村下降 53%。

4. 居民贫血患病率有所下降　城市男性贫血患病率由 1992 年的 13.4% 下降到 2002 年的 10.6%，城市女性由 23.3% 下降到 17.0%；农村男性由 15.4% 下降至 12.9%；农村女性由 20.8% 下降至 18.8%。

同时，我国仍面临着营养缺乏与营养过度的双重挑战，与膳食营养结构有关的慢性非传染性疾病已形成对居民健康和生命的主要威胁。

1. 城市居民膳食结构不尽合理　畜肉类及油脂消费过多，谷类食物消费偏低。2002 年城市居民每人每日油脂消费量由 1992 年的 37 g 增加到 44 g，脂肪供能比达到 35%，超过世界卫生组织推荐的 30% 的上限。城市居民谷类食物供能比仅为 47%，明显低于 55%～65% 的合理范围。此外，奶类、豆类制品摄入过低仍是全国普遍存在的问题。

2. 一些营养缺乏病依然存在　儿童营养不良在农村地区仍然比较严重，5 岁以下儿童生长迟缓率和低体重率分别为 17.3% 和 9.3%，贫困农村分别高达 29.3% 和 14.4%。铁、维生素 A 等营养素缺乏是我国城乡居民普遍存在的问题。

3. 慢性非传染性疾病患病率上升迅速　近年来，我国超重和肥胖患病率呈明显上升趋势。目前，成人超重率为 22.8%，肥胖率为 7.1%，估计人数分别为 2.0 亿和 6 000 多万。大城市成人超重率与肥胖患病率分别高达 30.0% 和 12.3%，儿童肥胖率已达 8.1%。由肥胖引起的高血压患病、血脂异常、糖尿病患病率不断升高，18 岁及以上居民高血压患病率为 18.8%，估计全国患病人数 1.6 亿多。居民糖尿病患病率为 2.6%，血脂异常患病率为 18.6%。这主要是由于人们生活改善、食品消费变化、膳食结构失衡、体力活动减少等所致。

总的来说，我国目前正面临营养不足和营养失衡两类营养不良的双重挑战，加强政府的宏观指导，尽快制定相关法规，将国民营养与健康改善工作作为国家与地方发展的重要任务，加强对公众营养知识的普及，倡导平衡膳食与健康生活方式，提高居民自我保健意识和能力，是改善居民营养状况和预防各种非传染慢性病的重要措施。

【拓展材料】

据世界银行测算，过去 40 年中，世界经济增长的 8%～10%归因于健康人群；哈佛大学研究表明，亚洲的经济腾飞 30%～40%也源于健康人群。目前印度劳动力人口死亡率比中国高 16%，如果中国出现类似印度的状况，那么经济发展速度将比现在降低 15%～20%。据卫生部公布的资料，全国城乡居民因疾病、损伤和早死造成的经济损失，相当于人均国民生产总值（GDP）的 8.2%，相关医疗资源的消耗相当于 GDP 的 6.4%。国务院发布的《中国食物与营养发展纲要》强调指出：要加强营养知识宣传，提高城乡居民营养科学知识和自我保健意识，引导全民族科学、合理地进行膳食消费，并把有关营养知识的健康教育纳入中小学教育的内容。加强营养知识的普及，使群众接受平衡膳食的主张，向"吃好求健康"的方向转化。这样才能防患于未然，使国家有限的资源发挥更大的作用，有效地支持国民经济可持续发展。

项目二　食品营养基础知识

　　营养是指人体消化、吸收、利用食物或者营养物质的过程，也是人类通过摄取食物满足机体生理需要的生物学过程。

　　营养素是指人类为了维持人体正常生长发育和新陈代谢，满足劳动及工作需要及保证人体健康，必须从外界环境摄入的物质。来自食物的营养物质种类繁多，大体可分为蛋白质、脂类、糖类、维生素、无机盐和水六大类。近几年研究显示，膳食纤维对人体具有特殊的生理意义，因此也可把膳食纤维列为第七类营养素。各类营养素互相联系、互相配合、相互作用，有机地完成体内各种生理功能。

任务一　认识人体能量平衡

　　人体为了维持生命及从事各项体力活动，必须每日从各种食物中获得能量以满足需要，不仅体力活动需要能量，而且机体处于安静状态时也需要能量来维持体内器官的正常生理活动，如心脏的跳动、血液循环、肺呼吸及腺体分泌等。这些能量的来源是食物中的糖类、脂类和蛋白质等三类营养素，而食物中的无机盐和维生素不能供给能量。

一、能量与能量单位

　　能量在做功的同时也有热的释放。营养学中的能量指热和能两种，合称为热能。能量的单位，国际上通用焦耳（J），营养学上，使用最多的是其1 000倍的单位，即千焦耳（kJ），另外，还有兆焦耳（MJ），即1 000倍kJ。

二、能值及其测定

(一) 食物能值

人体所需要的能量来自糖类、脂肪和蛋白质在体内的氧化分解。1 g 产能营养素在体外氧化燃烧时，糖类、脂肪和蛋白质分别释放 17.15 kJ、39.54 kJ 和 23.64 kJ 的能量，在人体内糖类、油脂完全氧化与其在体外氧化燃烧放出的能量相等。而 1 g 蛋白质在体内不完全氧化，代谢废物中还有含氮有机物（如尿素、尿素肌酐等）随着尿素液排出体外，如把 1 g 蛋白质代谢所生成的这些物质在测热机内燃烧氧化可放能量 5.44 kJ，因此 1 g 蛋白质在体内氧化只产生 18.20 kJ 的能量。在一般的混合膳食中，正常人对糖类、脂肪和蛋白质消化吸收率分别为 98%、95% 和 92%，这样三种产能营养素的生理有效能即能量系数是：糖类 17.15×98%＝16.81 kJ/g；脂肪 39.54×95%＝37.56 kJ/g，蛋白质 18.20×92%＝16.74 kJ/g。食物中生热营养素在体内实际产热多少称为营养素的生热系数或能量系数。

(二) 生理能值

贮存在体内营养物质中的能量主要是通过氧化磷酸过程转移给三磷酸腺苷（ATP）。ATP 存在于场所中有细胞的胞浆和核浆，在生命活动如合成代谢、运动等需要能量时，ATP 可很方便地提供能量，随后细胞内产能营养素继续逐步氧化放能再合成 ATP，因此 ATP 常被称为体内能量的"通货"。当 ATP 浓度很高时，它可将高能磷酸键转移给肌酸生成磷酸肌酸，使能量暂时贮存于磷酸肌酸中，而当细胞内 ATP 有少量消耗时，磷酸肌酸又生成新的 ATP，虽然磷酸肌酸不能像 ATP 那些直接为生理机能系统提供能量，但机体内磷酸肌酸的贮存量远比 ATP 多，在肌肉中含量更为丰富，约占肌肉重量的 0.5%。由此可见，ATP 在能量代谢过程中起着营养物质与生理机能系统之间能量传递作用，而磷酸肌酸则由于它能暂时贮存高能磷酸键，因此在能量的释放和利用之间起着缓冲作用。

经常劳动和进行体育锻炼的人，肌肉中 ATP 和磷酸肌酸的含量较一般人多，与代谢有关的酶活性也较强。反之，肌肉萎缩、肌无力时，肌肉中这些物质的含量则较低。

(三) 体内能量的转移、贮存和利用

产能营养素在体内氧化分解为 CO_2 和 H_2O，同时伴随能量的释放和转移，其中约一半的能量为维持体温而散发体外，另一半能量则转移到 ATP 和磷酸肌酸等含高能键的物质中，需要时再转移到细胞的功能系统而被利用，最大部分仍转变为热散发掉，如肌肉收缩所需要的能量用于克服肌肉本身和组织的黏度使机体运动，同时引起组织内的摩擦而产生热。因此要了解人体在某段时间的能量代谢情况，可以直接测定一定时间内人体散发的总热量。

三、影响人体能量需要的因素

人每天的能量消耗主要由维持基础代谢、食物的特殊动力作用以及从事各种活动所消耗的能量等三个方面构成。

(一) 基础代谢的能量消耗

基础代谢指人体在清醒、静卧、空腹（食后 12~14 h）、心情放松、室温适宜（20 ℃左右）时为维持必需的生理过程所消耗的能量。必需生理过程包括呼吸、循环、腺体分泌、肌肉的一定紧张度和维持正常体温等。

1. 基础代谢率 单位时间内人体每平方米体表面积所消耗的基础代谢能量称为基础代

谢率（BMR），单位是 kJ/(m² · h)。

2. 基础代谢率的测定　由于基础代谢与个体表面积密切相关，而人的体表面又与身高及体重相关，我国成人可以用以下公式计算体表面积：

$$M^2 = 0.006\,59H + 0.012\,6W - 0.160\,3$$

式中，M^2 为体表面积；H 为身高；W 为体重。

因此人体一日基础代谢的能量消耗（kJ）=BMR×24×体表面积。

3. 影响基础代谢能量消耗的因素　①年龄：生长期的儿童基础代谢率较高，青壮年期较稳定，老年人基础代谢率较低。②性别：同年龄组的男性基础代谢率高于女子，妇女妊娠期基础代谢率随生理变化而增高。③体型：身体瘦长者基础代谢率高于胖体型。④环境温度：生活在寒冷气温带的人基础代谢高于生活在温热带气温下的人。⑤种族：相同体表的人中以爱斯基摩人和印第安人的基础代谢率最高，欧美人次之，亚洲人较低。

此外，人体激素分泌、神经紧张程度、营养状况及疾病等都影响基础代谢的能量消耗。

（二）食物特殊动力作用的能量消耗

进食后人体热能消耗比进食前有所增加，这种由于摄食而引起能量消耗额外增加的现象称为食物特殊力作用。若食物是蛋白质，则这种"额外"增加的能量消耗占蛋白质供能的 30%；若是糖和脂肪，则增加的能量占其供能 4%～6%；使用普通混合膳食的特殊动力作用约消耗能量 630 kJ，相当于人体每日基础代谢的 10%。关于食物特殊动力作用的机制，有人认为是由于产能营养素特别是蛋白质在体内的某些代谢过程耗能而引起的。

（三）体力活动的能量消耗

体力活动所消耗的能量与活动强度、持续时间以及动作的熟练程度有关。即活动强度越大、持续时间越长及动作越不熟练，消耗的能量越多。我国将一般成人的体力活动分成以下 5 级：

极轻体力劳动：身体主要处于坐着的工作，如办公室工作、开会、读书或修理钟表等。

轻体力劳动：主要是站立为主的工作，如教师讲课、实验室操作、商店售货员等。

中等体力劳动：肌肉活动较多的工作，如重型机械操作、机车驾驶及学生的日常活动等。

重体力劳动：非机械化的农业劳动、半机械化搬运工作、炼钢和体育活动。

极重体力劳动：非机械化装卸工作、采矿、伐木和开垦土地等。

另外，还有生长发育和其他方面的能量消耗。

四、能量的供给与食物来源

正常成人的食欲往往与其能量需要相适应，此间体重保持相对平衡。因而如准确的计算一定时期（不少于15 d）摄入的食物能量，并观察此时期体重变化即可推算其能量消耗。当体重保持恒定，则表示摄入能量等于消耗能量，体重增加则表示摄入能量大于消耗能量，体重减轻则相反。

联合国粮农组织（FAO）按下列共识粗略推算人体每日能量需要，并按 0.9（轻微活动）、1.17（积极活动）、1.34（激烈活动）三个系数进行调整。

男子：体重（kg）×46=每日能量需要量（kJ）

女子：体重（kg）×40=每日能量需要量（kJ）

【拓展材料】

材料一　能量代谢和能量平衡

机体能量的代谢情况大致是：机体摄取食物，吸收营养素，氧化分解，释放能量，用于做功，同时放出热量维持体温，多余的能量以体脂和糖原形式贮存。可表示为能量平衡公式：能量摄入＝能量消耗（热＋功）＋能量贮存。

材料二　机体组织增长及特殊生理需要对能量的需要

处于生长发育期的婴幼儿、儿童青少年，孕妇和泌乳的乳母，康复期的病人等，其一天的能量摄入中，有一部分用于组织增长和特殊的生理变化中。例如，新生儿按单位千克体重计算时，比成年人的能量消耗多 2～4 倍，3～6 个月的婴儿，每天有 15％～23％ 的所摄入的能量用于机体的生长发育而被贮存起来，每增加 1 g 体内新组织需要大约 20 kJ 的能量。但对于不同的人群，增加组织的能量消耗是有很大差异的。据研究，营养状况良好的人可以将更多的富裕能量转变为脂肪而非蛋白质，因此更容易发胖；而体型消瘦的人可能将富裕的能量转化为蛋白质，而这种过程更耗费能量，因此这类人不容易发胖。

任务二　糖类营养价值评价

糖类，又称碳水化合物，是粮谷类、薯类、某些豆类及蔬菜水果的主要组成部分，对人体具有多种重要的生理功能，是人类的主要供能物质。

一、糖类的生理功能

1. 供给能量　糖类是人体的主要功能物质。我国人民膳食中总能量的 60％～70％ 来自糖类（以谷物为主），而且糖类提供的能量较及时，氧化的最终产物 CO_2 和 H_2O 对生理无害。神经系统活动所需的能量只能由葡萄糖提供。由于人体所需的能量主要由葡萄糖供给，因而不致使脂肪在体内大量氧化，产生过多的酮体，引起酮症；同时也不致使组织蛋白质过分分解而形成负氮平衡。因此糖类在生理上还起着抗生酮作用和节约蛋白质的作用。

2. 构成组织　糖类也是有机体的重要组成分，如糖与脂类形成的糖脂细胞膜与神经组织的结构成分。糖和蛋白质结合生成的糖蛋白是构成软骨、骨骼和眼球角膜以及玻璃体的组成成分。糖还参与构成脱氧核糖核酸（DNA）和核糖核酸（RNA）。

3. 保护肝脏　糖类摄入充分，可使肝贮存丰富的糖原从而提高机体对毒物的解毒能力，保护肝少受化学药品的毒害。现已知葡萄糖醛酸直接参与肝的解毒作用。

4. 增进食欲　有甜味的糖可增加口味，某些食品在加工或烹调中需要加有甜味的糖以调节食品的风味，从而增进食欲。

二、食品中重要的糖类

1. 葡萄糖　是构成双糖的组成成分，也是淀粉、糖原、纤维等多糖物质的基本单位。

葡萄糖广泛存在于一般蔬菜水果中。

2. 果糖 果糖分布广泛，蜂蜜中含量最丰富，是天然糖类中最甜的糖。现代技术可以利用玉米生产晶体果糖，是加工食品的理想甜味剂，小孩食用不易生成龋齿，并且有缓解酒精中毒的功能。

3. 蔗糖 由一分子葡萄糖和一分子果糖脱水缩合而成。存在于甘蔗、甜菜及有甜味的果实之中，是日常生活中主要食糖。

4. 麦芽糖 由两分子葡萄糖脱水缩合而成，大量存在发芽的谷粒中，特别是麦芽中。淀粉、糖原被淀粉酶水解也可生成麦芽糖。

5. 乳糖 由葡萄糖和半乳糖各一分子脱水缩合形成。它是哺乳动物乳中主要的糖（牛乳含乳糖 4%，人乳含 5.7%），也是婴儿主要的糖类来源，婴儿肠道中微生物能将未吸收的乳糖转化为乳酸，使肠道酸度增高而抑制有害微生物的生长。

6. 淀粉 有数百个葡萄糖分子脱水缩合形成。大量存在植物的种子、根茎及干果中。淀粉的特性取决于淀粉分子中所含葡萄糖分子的数目及其排列方式。不同来源的淀粉（如马铃薯、大米、小麦等）有其独特的溶解性、增稠力及风味。总之，人体能将所有煮熟的淀粉分解为葡萄糖供细胞利用。

7. 糖原 是人和动物体内贮存的多糖，分布于所有组织之中，而以肝和肌肉中含量最多，成人体内通常贮存的糖原为 300～400 g，仅能维持人体半天的能量需要。

三、食品加工对糖类的影响

我们熟悉的葡萄糖、果糖、麦芽糖、蔗糖、淀粉、纤维素等都是糖类。与食品加工烹调关系较为密切的糖类主要是蔗糖和淀粉。

（一）食品加工促使蔗糖的焦糖化反应发生

蔗糖的焦糖化反应包括转化和转化糖的焦糖化反应两个过程。蔗糖在 160 ℃时熔化，转化速度加快，生成的转化糖在高温下迅速发生焦糖化反应而使食糖变色。食品加工和烹饪中常用食糖上色就是利用此原理。

（二）食品加工促使淀粉的性质变化

1. 食品加工促使淀粉溶胀和糊化 淀粉颗粒不溶于冷水，但在常温下能吸收 40%～50% 的水分，其体积膨胀较少，当受热后水分渗入到颗粒内部，使可溶性直链淀粉逐渐吸收水分而体积增大，逐渐由原来的螺旋结构伸展成直线状结构，并不断地大量吸收水分，当体积增大到极限时，淀粉颗粒就发生破裂，直链淀粉开始由淀粉颗粒内部向水分子中分散，体积也随着增大很多倍，而支链淀粉仍以淀粉残粒的形式保留在水中。淀粉颗粒从吸水到体积增大，以致破裂的过程称为淀粉的溶胀。

在一定温度下溶胀了的淀粉经过搅拌（或沸腾），形成均匀的、黏稠的糊状物的过程称为糊化。此糊状物称为淀粉糊，它是由直链淀粉和支链淀粉的溶胶以及部分淀粉残粒组成的混合物，具有一定的黏性和弹性，还有一定的透明度。

淀粉的溶胀和糊化是含淀粉高的原料在有水加热时的主要变化，也是淀粉熟制的标志。

少量的碱能促进淀粉水解成黏性较大的糊精，使淀粉的溶胀和糊化的速度加快，稳定性好，形成的淀粉糊黏性大。

2. 食品加工促使淀粉黏度变化 干淀粉的黏性最小，且细腻而滑爽。淀粉在加热时逐渐膨胀，黏度也逐渐增大，到糊化时淀粉糊的黏度最大。这时在淀粉糊中加水，黏性就开始下降。例如，在浓稠的稀饭中添水，就会破坏淀粉糊中的凝胶使黏性下降，甚至会出现分层的现象。

3. 食品加工促使淀粉水解　淀粉很容易发生水解反应，在有水的情况下加热就可发生水解反应，当与无机酸共热时，或在淀粉酶的作用下，可以彻底水解为葡萄糖。淀粉水解反应的产物常常是糊精、麦芽糖、葡萄糖的混合物，称为淀粉糖浆。淀粉糖浆是具有甜味的黏稠浆体，在面点制作中经常使用，烹调中也可用于上糖色和熏制品的制作。

4. 食品加工促使淀粉发生热分解和热缩合　淀粉在无水加热时，发生分子断裂生成小分子的含氧有机物的过程称为淀粉的热分解。这些小分子含氧有机物有香气，在高温下部分脱水缩合形成有色物质，使食品富有焦香味并上色。例如，炒面的制作过程就包含有淀粉的热分解和热缩合的过程，同时淀粉粒中的水分蒸发，当粉粒泛黄干散，散发焦香时就熟了。

5. 食品加工促使淀粉老化　上浆的菜肴或面点在室温下放置一段时间会发硬，体积缩小出水，甚至时间稍长些菜肴会出现夹层返生、掉碎渣，上浆的菜肴表面出现类似生粉的白色外壳，这些现象称为淀粉的"老化"。淀粉的老化现象主要是淀粉糊在冷却后，出现不稳定的性能，稠度大的淀粉糊分子运动减弱，互相靠拢，特别是具有线状结构的直链淀粉，更易互相交结形成网状结构而发生凝聚，出现沉淀或者再结晶的现象。

四、糖类的食物来源与摄取

1. 食物来源　糖类的食物来源丰富，其中谷类、薯类和豆类是淀粉的主要来源，一般谷类提供的糖类占总能量的 50% 左右较合理。水果、蔬菜主要提供包括非淀粉多糖，如纤维素和果胶、不消化的抗性淀粉、单糖和低聚糖类等糖类。牛奶能提供乳糖。我国居民膳食结构应以谷类食物为主要糖类，增加豆类及豆制品的摄入量，以及多吃水果、蔬菜和薯类。

2. 膳食参考摄入量

（1）目前推荐除婴幼儿外（＜2 岁），糖类应提供总能量的 55%～65%。所以每天摄入量应该根据能量需要量来确定。

（2）糖类的比值也不要低于 20%，每日至少 50～100 g 糖类，这是基于糖类的抗生酮作用，防止体内酮体过多而考虑的，尤其是孕妇应该遵守这一点。

（3）糖类的膳食来源应该多样，但以淀粉为主，寡糖、单糖的比例应该小，不超过 10%。

膳食中糖的供给量主要根据民族饮食习惯、生活条件等来确定，一般认为糖类所供热量占全日能量的 50%～70% 为宜。孩子食用过多蔗糖又不注意口腔卫生时，容易发生龋齿。中老年人也应控制每日糖的摄入量以利健康。

【拓展材料】

糖类参与和调节其他营养素代谢

糖类广泛分布于自然界中，在机体中参与许多生命活动过程。黏液分泌物中的糖蛋白质常含有大量糖类，能束缚大量的水，而且具有很高的黏性，对机体有保护和润滑作用，可作为润滑剂和表面保护剂。黏液的黏性很大程度上依赖于糖蛋白质中的糖链。糖链中吡喃型糖残基中的羟基与水分子形成氢键，此外黏液糖蛋白质中往往含有大量的唾液酸残基，通过负电荷间的排斥作用，分子会呈现较伸展的结构。唾液酸残基上的羧基基团也可与水分子结合（离子偶极相互作用），其主要原因是由于糖蛋白质中糖链具有潴留水的能力。这种能力一定程度上起着增加分泌、增加营养物质溶解度和促进营养物质转运等作用。

南极鱼能生活在温度为 $-1.85\,℃$ 的表面水域中，而在这一条件下温带鱼的血清则已冻结。经研究发现，南极鱼中含有一类抗冻的糖蛋白质，此糖蛋白质水解后呈特定形状，可使所系水分子不易冻结，降低水的冰点但不降低其熔点，提高了抗低温能力。

在糖蛋白质的生物学功能中，最引人注目的是细胞质膜糖蛋白质的功能。质膜在主动运输中作为病毒、激素和抗体的受体，参与细胞间的识别和黏着等作用中与糖蛋白质密切相关。许多生物学现象和血清蛋白质的体内平衡，红细胞的体内平衡、血小板的凝血作用、动物的受精过程、外源凝集的血球凝集作用等，其作用机制都与糖蛋白质寡糖链所提供的"识别标记"直接相关。体内许多生物学反应的发生，都需要膜中含有特异的识别位点，即受体或选择素。受体分子往往含有若干条寡糖链，糖链的组分常为半乳糖、甘露糖、N-乙酰葡萄糖胺和唾液酸等，受体分子受到诱导发生构象的改变，从而促进特定的生物学反应的发生。受体蛋白质在细胞表面和溶酶体之间循环，保持动态平衡。糖蛋白质作为生物体系的识别标记的研究日益受到重视。

糖脂是神经细胞的组成成分，对突轴传导刺激冲动起着重要作用。

任务三 脂类营养价值评价

脂类是油脂和类脂的总称，它们是动植物的重要组成部分。日常食用的植物油如花生油、大豆油、芝麻油、菜子油等，以及动物脂肪如猪油、牛油等，其主要成分为三酰甘油，即油脂。类脂包括各种磷脂及类固醇，它们也广泛存在于许多动植物食品中。

一、脂类的组成、分类和性质

脂类是一大类疏水性生物物质的总称，一般包括脂肪和类脂。脂肪的化学结构是三酰甘油，即三分子脂肪酸与甘油形成的酯，也称甘油三酯。常用的食用油脂主要是各种脂肪的混合物。

类脂包括磷脂、固醇、蜡质，在食品中比较重要的有磷脂中的卵磷脂、脑磷脂，固醇中的胆固醇、植物固醇。

（一）脂肪酸

根据脂肪酸碳链中有无双键，脂肪酸可分为无双键的饱和脂肪酸（SFA）、有双键的不饱和脂肪酸。不饱和脂肪酸，传统上分为单不饱和脂肪酸（MUFA）、多不饱和脂肪酸（PUFA）。目前，不饱和脂肪酸根据其代谢特点，分为4类：n-3系列、n-6系列、n-7系列和n-9系列。

饱和脂肪酸与不饱和脂肪酸、中短链脂肪酸与长链脂肪酸在消化吸收、体内利用和代谢及生理作用方面有显著不同。

机体生理需要而体内不能合成，必须由食物供给的多不饱和脂肪酸称为必需脂肪酸，如亚油酸、亚麻酸、花生四烯酸，但严格来说，只有亚油酸才是真正的必需脂肪酸，其他两种在一定程度上可被代替。

必需脂肪酸的生理功能和营养特点如下：

（1）必需脂肪酸是构成线粒体和细胞膜的重要组成成分，缺乏时，皮肤出现由水代谢严重紊乱引起的湿疹病变，婴儿表现明显。

（2）必需脂肪酸与胆固醇代谢有密切关系。胆固醇与必需脂肪酸结合后，才能在体内转运，进行正常的代谢，防止动脉粥样硬化。

（3）必需脂肪酸可以衍生一系列具重要生理功能的多不饱和脂肪酸及其衍生物。包括具有重要生理作用的花生四烯酸、二十碳五烯酸（EPA）、二十二碳六烯酸（DHA）等。例如，缺乏α-亚麻酸，则DHA缺乏，可影响视力。

（4）动物精子形成也与必需脂肪酸有关。膳食中长期缺乏必需脂肪酸，动物可出现不孕症，哺乳过程亦可发生障碍。

（5）必需脂肪酸具抗氧化作用，对射线引起的一些皮肤损害有保护作用。

（6）其他多不饱和脂肪酸也有重要的生理功能。n-6和n-3多不饱和脂肪酸在体内的平衡对于稳定细胞膜功能、调控基因表达、抗氧化和防衰老、维持细胞因子和脂蛋白平衡、降低血清胆固醇、防治心脑血管疾病、促进生长发育等方面起着重要作用。n-3系列对大脑、视网膜、皮肤和肾功能的健全有十分重要的意义。花生四烯酸、EPA可衍生出一系列具重要生理功能的二十碳烷酸化合物，如前列腺素、白三烯、血栓素等。n-6系列不饱和脂肪酸能促进机体的生长发育。另外，单不饱和脂肪酸也有明显的降低血清胆固醇、防治心脑血管疾病的功能，这种脂肪酸在橄榄油中含量较高。

（二）类脂

1. 磷脂　磷脂，即含有磷酸残基的酯类，包括磷酸甘油酯和神经鞘磷脂。磷脂主要以与蛋白质相结合的形式存在于许多动植物性食品中（表2-1）。一般，每种生物体的磷脂混合物都具有各自的特点，互不相同。

表2-1　含磷脂丰富的食品

食品	含量/%	食品	含量/%
蛋黄	8～10	脑	3.7～6.0
肝	1.0～4.9	心	1.2～3.4
大豆	1.6～2.2	豌豆	1.0～1.1
小麦	0.4～0.5	糙米	0.5～0.6

磷脂是一种两性脂类化合物，因此，不易溶于单一溶剂中，而易溶于大多数含有少量水的非极性溶剂以及混合溶剂中。用混合溶剂氯仿-甲醇溶液可以很容易地将磷脂从组织和细胞中萃取出来。

磷脂均是白色蜡状固体，当暴露于空气中时，则逐渐发生颜色的变化，即白色→黄色→黑色。目前认为，这种颜色的变化过程是由于磷脂的氧化作用造成的。一般磷脂中含有大约50%的不饱和脂肪酸残基，所以容易被氧化。当与空气接触时，不饱和脂肪酸残基可能首先被氧化为过氧化物，然后过氧化物再聚合生成黑色的物质。

磷脂可以被碱或生化酶水解。在强碱条件下，水解产物主要为脂肪酸盐、磷酸甘油等。由酶催化时，不同的酶将会有不同的分解产物。

目前认为，磷脂的生化作用主要是构成生物膜，并且使生物膜具有良好的保护作用。从食品角度讲，磷脂对机体具有一定的营养价值，这主要表现在为合成代谢提供了特定的原材料。这实际上也就是磷脂对机体特定器官和组织补益作用的基础。另外，一些磷脂在食品工业中也得到了应用，如磷脂酰胆碱在食品工业中广泛用作乳化剂，磷脂酰乙醇胺是一种抗氧化剂的增效剂等。

2. 糖脂　糖脂是一类含有单糖残基的脂类物质，是动物脑组织、神经组织、植物叶绿体以及动植物微生物细胞质膜等的重要组成成分。

（三）固醇

固醇主要存在于动物组织中。根据来源，一般将固醇划分为动物固醇、植物固醇和真菌固醇三类。其常见的具有营养生理学意义的成分为：胆固醇（动物固醇）、7-脱氢胆固醇（动物固醇）和麦角固醇（真菌固醇）。

胆固醇又称胆甾醇，存在于所有动物性脂肪中，特别是在神经组织和肾上腺中含量丰富。在一般情况下，胆甾醇是维持细胞生长和生存的成分，并且对脂肪的代谢具有比较重要的意义。但是，当过量时，将会发生沉积，引起动脉粥样化病变。目前，人们还认为胆甾醇与胆石症、癌症和神经系统疾病有一定的关系。因此，胆甾醇对于机体具有双重影响和作用，如何成就有益的方面而抑制不利的作用，是目前正在研究的重要课题。一般认为，人们应防止过量摄入胆甾醇，所以需要对那些富含胆固醇的食品（表2-2）加以饮食控制。

表2-2　富含胆固醇的食品

食品	含量/%	食品	含量/%
卵黄油	5.0	鸡蛋	0.68
猪脑	3.1	鲫鱼子	0.46
牛脑	2.67	猪肝	0.37
鸡蛋黄	1.71	黄油	0.30
鱼肝油	1.0	墨鱼	0.28
小虾米	0.74	猪肉（肥）	0.11

二、脂类的生理功能

1. 供给热能、维持体温　脂肪提供营养素，产热量高，贮存的体脂是人体的"能量库"。饥饿时，机体首先消耗糖原和体脂，保护蛋白质，此外脂肪导热性低，皮下脂肪有保持体温、保护脏器的作用。

2. 构成组织、细胞　磷脂是构成细胞膜、神经髓鞘外膜和神经细胞的主要成分。脂类也是器官和神经组织的防护性隔离层。

3. 提供必需脂肪酸　脂肪酸是脂肪的组成部分，是人体必不可少的营养成分之一。在人体当中除了我们可以从食物中获取脂肪酸外，还可以自身合成多种脂肪酸。但目前认为有三种脂肪酸是人体无法合成的，我们称之为必需脂肪酸。必需脂肪酸包括亚油酸（9,12-十八碳二烯酸，$C_{18}:2n-6$）和 α-亚麻酸（9,12,15-十八碳三烯酸，$C_{18}:3n-3$）。它们有十分重要的生理功能。

4. 脂溶性维生素的携带者及溶剂 奶油、蛋黄油、鱼肝油中含有维生素 A 和维生素 D，许多植物油如麦胚油、玉米油、菜油、芝麻油等都含有维生素 E。膳食中有适量脂肪存在有利于脂溶性维生素的吸收，特别是胡萝卜素的吸收。

5. 其他 膳食中的脂肪可改善食物的感官性状，引起食欲，增加食物的风味，同时因脂肪在胃中停留的时间长而给人以饱腹感。

三、脂肪的营养价值评价体系

油脂的营养价值，取决于它的消化率、稳定性、脂肪酸组成及维生素含量等。

1. 消化率 食物油脂的消化率与其熔点有密切关系。油脂中含不饱和脂酸多，熔点相对较低、消化吸收率高；牛羊脂的熔点高于正常体温，在消化道中较难乳化和消化。黄油、奶油是乳溶性脂肪，容易吸收。

2. 稳定性 油脂在空气中长时间放置或受理化因素影响产生刺鼻臭味发生变质酸败，变质酸败的油脂不但有异味而且营养价值变低，因为其中的维生素、脂肪酸被破坏，热量降低，甚至产生了有毒物质，不宜食用。

促进油脂变质的原因很多，与其本身所含脂肪酸的结构和所含天然抗氧化剂有关，而且油脂的贮存条件和加工方法也会影响其稳定性。

大豆中所含的维生素 E 和芝麻中所含的芝麻酚是油脂的天然抗氧化剂，有利于加强某些植物油的稳定性。烹调时，在高温下油脂可受热分解或聚合，如在 200 ℃ 以上长时间加热还会生成致癌物质，但一般烹调过程不易达到这样的高温。

3. 脂肪酸组成及维生素含量 油脂中必需脂肪酸含量、脂溶性维生素含量高的则被认为营养价值也较高。通常植物油中的亚油酸高于动物脂肪，动物脂肪中鱼肝油、奶油、蛋黄油中含有较多维生素 A 和维生素 D，也容易消化吸收，所以营养价值高。此外，鱼油中含有丰富的 EPA 和 DHA，研究表明以上两种多不饱和脂肪酸有降低血脂的功能，并发现吃鱼多的居民和人群心脏病的发病率较低。

四、脂类在食品加工和贮存中的变化

（一）脂类在加工中的变化

1. 脂类在高温时的氧化作用 ①高温时氧化速度增加，而且可以发生与常温时完全不同的反应。②脂类在高温时的聚合作用与常温所形成的聚合物也不同，热聚合作用可分两个阶段，一是吸收氧，将非共轭酸转变为共轭酸，二是共轭酸消失。

2. 脂类在油炸时的物理化学变化 脂类在油炸时有不同程度的变化，油炸期间，脂类受水分、空气和高温的作用，其水解、氧化和热败坏作用加速发生，致使产生游离脂肪酸、氢过氧化物、羰基化合物和其他氧化物以及二聚体、多聚体等油脂的败坏产物。

3. 脂类氧化对食品营养价值的影响 脂类氧化对食品营养价值的影响主要是由于氧对营养素的作用所致。食品中的脂类发生的任何明显的自动氧化或催化氧化，都将降低必需脂肪酸的含量，与此同时还可破坏其他脂类营养素，从而降低食品的营养价值。

（二）脂类在贮存中的变化

1. 水解酸败 水解酸败是脂肪在有水存在下，在高温加工、酸、碱及脂肪水解酶的作

用下，可发生水解反应而生成游离脂肪酸。水解对食品脂肪的营养价值无明显影响，唯一的变化是将甘油和脂肪酸分子裂开，产生的游离脂肪酸可产生不良气味，以致影响食品的感官质量。水解酸败在产生游离脂肪酸的同时，还伴随产生其他甘油酯，这些伴随产物是乳化剂，有很强的乳化性，对食品的性质有一定影响。

2. 氧化酸败　氧化酸败是影响食品感官质量、降低食品营养价值的重要原因。氧化通常以自动氧化的方式进行，即以一种包括引发、传播和终止三个阶段的连锁反应的方式进行，氧化时可形成氢过氧化物。油脂氧化分解的产物有令人讨厌的气味。

五、脂肪的参考摄入量与食物来源

（一）膳食参考摄入量

膳食中脂肪的供给量常因年龄、季节、劳动性质和生活水平而定，但脂肪在总能量中占的比例应保持适中。我国营养学会建议：

1. 每日膳食中脂肪的适宜摄入量（AI）　是以脂肪能量占总能量的百分比即热比值表示，不同人群因需要必需脂肪酸的不同，这一比例亦不同。儿童和青少年脂肪所供能量占总摄入能量的比重为25％～30％，成人为20％～25％。膳食中脂肪的绝对量应该由总能量供给决定。

2. 膳食脂肪酸间应该有合理的比例　总脂肪供能在20％～30％时，膳食中饱和脂肪酸、单不饱和脂肪酸、多不饱和脂肪酸供能应分别为＜10％、10％和10％。膳食能量的3％～5％应该由必需脂肪酸，即由亚油酸和α-亚麻酸提供。

3. 18 岁以上人群每天摄入不超过 300 mg 胆固醇　含胆固醇高的食物有动物的脑、肾、心、肝和蛋黄等，植物性来源的食物不含胆固醇。

（二）脂肪的食物来源

膳食中的油脂主要来源于各种植物油及动物脂肪，各种食物中含有一定的油脂和类脂。动物性食物如猪肉、牛肉、羊肉及其制品都含有大量脂肪。此外，动物性食物如肉、鱼等因部位及体脂含量的多少而有差异，动物的脑、心、肝、肾等富含磷脂，乳脂及蛋黄是婴幼儿脂类的良好来源。植物性食物及其制品中，油料作物如大豆、花生、芝麻等含油量丰富。核桃、葵花子等坚果或果仁中油脂含量也很高，但因人们进食量有限不能视为主要来源。一般的谷物、蔬菜、水果类食物油脂含量很小，作为油脂的来源没有实际意义。

【拓展材料】

脂肪与人类健康

膳食脂肪过多和过少都会对身体产生危害。脂肪过少时，会出现必需脂肪酸的缺乏，脂溶性维生素如维生素 A、维生素 D 或维生素 E 的缺乏会导致严重后果。脂肪摄入过多，特别是过高的饱和脂肪酸和胆固醇的摄入，会增加发生心脑血管疾病如冠心病、中风的危险；脂肪过多摄入与乳腺癌、结肠癌的发病也相关；脂肪过多，还会使机体免疫功能下降，加速肥胖、影响钙吸收。另外，膳食脂肪中各类脂肪酸的比例不恰当也会对人体不利。例如，过高的多不饱和脂肪酸比例在缺乏维生素 E 时，更容易发生自动氧化，产生对基因非常有害的自由基；n-3 与 n-6 脂肪酸比例不当，同样也对身体健康不利；加工中产生的反式脂肪酸，如反油酸具有毒性。

任务四　蛋白质营养价值评价

　　蛋白质是由许多 α-氨基酸按不同比例、不同顺序、互相之间以肽键相连并具有一定空间结构的一类高分子化合物，它是一切生物体的重要组成成分，是一种在生命活动中起关键作用的物质。如体内的各种酶、抗体、血红蛋白、肌肉蛋白、生物膜蛋白及某些激素等，其本质均为蛋白质，而且蛋白质在遗传信息的控制、高等动物的记忆及识别等方面有十分重要的作用。

　　蛋白质分子中除含碳、氢、氧元素外，还含有氮，有的蛋白质还含有硫和磷。蛋白质是人体氮的唯一来源。

　　食物蛋白质通常按其结构和组成的繁简分为简单蛋白质和结合蛋白质，按形状可分为球状蛋白和纤维状蛋白等。营养学上习惯把食物蛋白质按实验动物的生存、生长情况分为完全蛋白质、半完全蛋白质及不完全蛋白质。完全蛋白质能维持动物的生存并能促进幼小动物的生长发育。如乳中的酪蛋白、乳白蛋白；肉类中的白蛋白和肌蛋白；大豆的大豆蛋白；小麦的麦谷蛋白和玉米中的谷蛋白等都是完全蛋白质。半完全蛋白质若作为膳食中唯一的蛋白质来源时可维持动物生存但不能促进生长发育。如小麦、大麦中的麦胶蛋白。不完全蛋白质作为唯一的蛋白质来源时，它既不能促进生长发育，也不能维持其生存。如玉米中的玉米胶蛋白，动物结缔组织、肉皮中的胶质蛋白，豌豆中的豆球蛋白等。

一、蛋白质的生理功能

　　1. 供给生长、更新和修补组织　蛋白质是构成生物组织的重要成分，成人体内约含蛋白质 16.3%，机体生长发育需要蛋白质组成新的细胞组织，胶原蛋白和弹性蛋白等在骨骼、肌腱和结缔组织中成为身体的支架。治愈外伤如烧伤、骨折、出血等都需要合成新的蛋白质。训练期间，运动员合成新的蛋白质使体力增强，妊娠期和哺乳期妇女都需要额外的蛋白质来适应特殊的生理变化。虽然正常成年人组织不在继续长大，但需要每日补充一定量的蛋白质以维持机体的总氮平衡。

　　2. 参与调节生理功能　人体水平衡和渗透压平衡受血浆蛋白质调节，正常人血浆与组织液间不停地交流水分，保持平衡状态，血浆胶体渗透压是由所含蛋白质的浓度决定的。缺乏蛋白质，血浆中蛋白质含量减少，血浆胶体渗透压就会降低，组织间隙水分贮留过多从而出现水肿。由于蛋白质具有缓冲作用，它还可调节体液的酸碱平衡，维持人体中性。

　　在代谢中起催化作用的酶及调节人体代谢过程的激素如胰岛素、肾上腺素、生长激素及胃肠道激素等其本质都是蛋白质。凝血机制也与蛋白质有关。

　　3. 运送营养素及其他物质　各种营养素透过肠道进入血液，从血液送到各组织再透过细胞膜进入细胞，这一切都是通过蛋白质输送的。对呼吸极端重要的血红蛋白在体内担负运氧的任务。

　　4. 增强免疫力　机体的体液免疫主要是由抗体与补体完成，构成白细胞和抗体、补体需要有充分的蛋白质。吞噬细胞的作用与摄入蛋白质有密切关系，长期缺乏蛋白质，这些组织显著萎缩，失去制造白细胞和抗体的能力，从而使机体抗病能力下降。

　　5. 供给热量　当糖类和脂肪所供热能不足或蛋白质摄入量超过体内蛋白质更新的需要

时，蛋白质也是热能来源，可供给热量。人体每日所需热能为 $10\%\sim15\%$ 来自蛋白质。

二、必需氨基酸的营养价值评价体系

人体蛋白质由 20 多种氨基酸组成，其中大多数在人体内合成，但有 8 种是人体不能合成的、必须由食物蛋白来供应，才能维持人体正常生理需要，这些氨基酸称为必需氨基酸。它们是异亮氨酸、亮氨酸、赖氨酸、蛋氨酸、苯丙氨酸、苏氨酸、色氨酸及缬氨酸。组氨酸对婴儿也是必需氨基酸。此外，胱氨酸与酪氨酸可分别由蛋氨酸与苯丙氨酸转变而来。若膳食中胱氨酸与酪氨酸充裕时，可节约必需氨基酸中的蛋氨酸与苯丙氨酸，则蛋氨酸与苯丙氨酸的需要量就可以得到保证。由于这种关系，有人将胱氨酸与酪氨酸称为"半必需氨基酸"。

机体合成蛋白质时，对各种必需氨基酸的种类和数量有一定要求，如果某一种氨基酸过多或过少都会影响其他氨基酸的利用。体内蛋白质在代谢时，各种必需氨基酸之间存在着一个相对比值，即具有一定的模式（Pattern）才能适应人体蛋白质的合成需要。

若食物蛋白质中必需氨基酸的相对比值达到或接近人体需要的模式被认为是营养价值最好的蛋白质，如全鸡蛋蛋白的必需氨基酸模式与人体需要接近。有些食物蛋白质与参考蛋白质比较，其中相对不足的必需氨基酸称为限制氨基酸，如谷类的限制氨基酸为赖氨酸，其次为蛋氨酸、苯丙氨酸，而豆类的限制氨基酸是蛋氨酸，其次为苯丙氨酸。

三、蛋白质的营养价值评价体系

评价食物中蛋白质的营养价值是个比较复杂的问题，各种食物蛋白质的含量、氨基酸模式等不一样，人体对不同的蛋白质的消化、吸收和利用程度也存在差异，所以营养学上主要从食物蛋白质的含量、被消化吸收的程度和被人体利用程度三方面进行评价。

（一）食物中蛋白质的含量

食物中蛋白质含量的多少是评价其营养价值的基础，但蛋白质的含量不能决定一种食物蛋白质质量的高低，所以不能据此单纯地考虑其营养价值。另外，营养价值很高的蛋白质，若其含量太低，也不能发挥蛋白质的应有价值。

一般来说，食物中含氮量占蛋白质的 16%，其倒数即为 6.25，由氮计算蛋白质的换算系数即是 6.25，这个系数又称为蛋白质系数。

（二）蛋白质消化率

食物蛋白质在体内消化率的高低是评价食物营养价值的重要因素之一。蛋白质的消化率是指一种食物蛋白质可被消化酶消化、吸收的程度，通常以蛋白质中被消化吸收的氮的数量与该种蛋白质的含氮总量的比值来表示。蛋白质消化率表示公式：

$$蛋白质消化率=\frac{食物氮-（粪氮-粪代谢氮）}{食物氮}\times100\%$$

蛋白质的消化率越高，则被机体吸收利用的可能性越大，营养价值也越高。蛋白质的消化率受许多因素的影响。如动物来源蛋白质的消化率较高，植物来源蛋白质的消化率相对较低，但也受加工方法的影响，如整粒大豆蛋白质消化率仅 60%，而豆腐、豆浆的消化率可提高到 90%。

（三）蛋白质利用率

1. 生物价（BV）　是一种评估蛋白质营养价值的生物方法，指某种含蛋白质的食物在人体经消化吸收后，贮留氮与吸收氮的百分比值。

$$生物价（BV）=\frac{贮留氮}{吸收氮}\times100=\frac{吸收氮-（尿氮-尿内源性氮）}{食物氮-（粪氮-粪代谢氮）}\times100$$

2. 蛋白质净利用率（NPU） 是反映食物中蛋白质被利用的程度，即机体利用的蛋白质占食物中的蛋白质百分比。

$$蛋白质净利用率（NPU）=消化率\times生物价=\frac{贮留氮}{食物氮}\times100\%$$

3. 氨基酸评分（AAS）和经消化率修正的氨基酸之平分（PDCAAS）

$$氨基酸评分（AAS）=\frac{被测蛋白质每克氮（或蛋白质）中某必需氨基酸量（mg）}{理想模式蛋白质或参考蛋白质每克氮（或蛋白质）中该必需氨基酸量（mg）}$$

氨基酸评分的方法比较简单，缺点是没有考虑食物蛋白质的消化率。而经消化率修正的氨基酸评分（PDCAAS）考虑食物蛋白质的消化率，其计算公式为：

$$PDCAAS=氨基酸评分\times真消化率。$$

评价食品蛋白质营养质量应采用多种方法、多个指标。

四、蛋白质的互补作用

食物蛋白质中的必需氨基酸的相互比值各有不同，若将不同食物蛋白质适当混合在一起食用，使不同的食物蛋白质之间相对不足的氨基酸相互补偿，使其比值接近人体需要的模式，从而提供蛋白质的营养价值，也包括提高生物价，这种现象称为蛋白质的互补作用。例如，将大豆制品和米面按一定比例同时或相隔4 h以内食用，大豆蛋白可弥补米面蛋白质中赖氨酸的不足，同时米面也可在一定程度上补充大豆蛋白中蛋氨酸的不足，使混合蛋白的氨基酸比例更接近人体需要，从而提高膳食蛋白质的营养价值。

五、蛋白质在食品加工中的变化

食品加工通常是为了杀灭微生物或钝化酶以保护和保存食品，破坏某些营养抑制剂和有毒物质，提高消化率和营养价值，增加方便性，以及维持或改善感官性状等。营养素在食品加工烹调中的变化，实际上与各种营养素本身的物理性质、化学性质密不可分。现将蛋白质在食品加工中的某些重要变化简述如下。

1. 食品加工可使蛋白质发生变性 蛋白质的变性是指蛋白质分子复杂严密的天然结构在外界因素的作用下发生变化，从而引起蛋白质分子性质的改变和生理功能的丧失。变性的蛋白质分子中维持天然结构的副键被破坏，多肽链伸展开使结构变得松散。

在烹饪加工中，很多蛋白质的变性引起良好的物态变化，变性的蛋白质有一定的稠度，易受酶分解而被人体消化吸收。凝固后的蛋白质加工效果较好，利于烹饪中的造型，如烹饪中常用卤牛肉、卤猪肝、鸡蛋糕、烧鸡、松花蛋等制作各式造型逼真、切题寓意的花拼，以增强筵席的喜庆或和谐的气氛。

引起蛋白质变性的因素很多，物理因素主要有热、紫外线照射、超声波、强烈搅拌等；化学因素主要有酸、碱、重金属盐、有机溶剂等；生物因素主要有酶等。

2. 食品加工可使蛋白质发生沉淀反应 使蛋白质从溶胶中析出的现象，称为蛋白质的沉淀反应。

通常蛋白质溶胶比较稳定，这主要是由于蛋白质分子表面的水化层和某些极性基团的电离或吸附作用，使蛋白质分子表面带有相同的电荷，阻止了蛋白质分子间相互聚集，使之在长时间放置时也不沉淀析出。如果在蛋白质溶胶中加入大量的中性盐类，如 $NaCl$、$CaSO_4$、$MgCl_2$ 等，用以破坏蛋白质的水化层，可使蛋白质互相凝结而沉淀下来。

加酸使溶液的 pH 下降到达蛋白质的等电点时，蛋白质由于溶解度降低而沉淀出来。例如，制作番茄鸡蛋汤时，将调匀的鸡蛋加入沸腾的番茄汤中，虽然加入鸡蛋后，温度有所下降，但仍高于卵蛋白的凝固温度，于是蛋白质很快发生热变性而凝固成形。如果将鸡蛋倒入未沸的番茄汤中，温度降至蛋白质的凝固温度以下，蛋白质来不及发生热变性，但是番茄中有机酸含量高，受热后细胞破裂，汁液外逸，汤的 pH 达到了卵蛋白的等电点4.6～4.9，蛋白质成絮末状的沉淀析出，从而影响汤的外观。

重金属离子，还有单宁物质、生物碱均可与蛋白质结合生成不溶性的盐沉淀，影响蛋白质的消化，甚至引起重金属中毒。

3. 食品加工烹调可使蛋白质发生水解反应　蛋白质能在酸、碱、酶的作用下发生水解作用。变性了的蛋白质更易发生水解反应，在加热时也能发生水解。蛋白质在水解时初级结构中的肽键被破坏，形成一系列的中间产物，如胨、肽等，其最终的产物是氨基酸。蛋白质变性后水解反应加快，水解生成的低肽和氨基酸增加了食品的风味，同时肽和氨基酸与食物中其他成分反应，进一步形成各种风味物质，这也是含蛋白质较多的原料烹制后鲜香且味浓郁的原因。

4. 食品加工烹调可使蛋白质发生分解反应　蛋白质在高温下变性后易水解也易发生分解形成一定的风味物质，如吡啶类、含硫杂环等，尤其是反应产生更多的香气物质，所以蛋白质的加热过程不仅是变性成熟的过程，也是水解、分解产生风味的过程。但是过度地加热可使蛋白质分解产生有害的物质，甚至产生致癌物质，有害人体健康，所以煎炸鱼虽然口感香脆，但不及清蒸鱼营养好，同时烧焦的蛋白质千万不能吃。

六、蛋白质的摄入量和食物来源

（一）蛋白质的参考摄入量

成人按每千克体重每天摄入 0.80 g 蛋白质为好。我国由于以植物性食物为主，蛋白质质量较差，所以参考摄入量按每千克体重1.0～1.2 g 计算。

一般来说，膳食蛋白质供给应该遵循以下几点：

（1）根据不同人群及其健康、劳动状况，按推荐摄入量足量提供。

（2）能量计算，蛋白质摄入占膳食总能量的10%～12%，儿童、青少年为12%～15%。

（3）要保证膳食蛋白质的质量。优质蛋白（如动物性蛋白质和大豆蛋白质）质量较好，它们应占成人膳食蛋白质参考摄入量1/3以上；其他人群，特别是儿童这个比例应更高，以防止必需氨基酸的缺乏。

（二）蛋白质的食物来源

蛋白质广泛存在于动、植物性食物中。蛋白质含量丰富的食物为各种肉类（主要为肌肉）、蛋类、奶及其制品、大豆及其制品。动物性蛋白质质量好，但富含饱和脂肪酸和胆固醇，而植物性蛋白利用率较低。因此，摄入时注意蛋白质互补，适当进行搭配是非常重要的。大豆蛋白质的营养和保健功能已越来越受重视，多吃大豆制品，不仅可提供丰富的优质蛋白，也可起到许多保健功效。此外，谷类也含有一定的蛋白质

（6%～10%），是我国居民的主要食物，摄入量比较大，因此也是蛋白质的一个重要来源。

【拓展材料】

蛋白质营养不良

蛋白质缺乏在成人和儿童中都有发生，但处于生长阶段的儿童更为敏感。据世界卫生组织估计，目前世界上大约有 500 万儿童蛋白质-能量营养不良（PEM），其中有因疾病和营养不当引起，但大多数则是因贫穷和饥饿引起的。PEM 有两种：一种称 Kwashiorker，指能量摄入基本满足而蛋白质严重不足的儿童营养性疾病。主要表现为腹、腿部水肿、虚弱、表情淡漠，生长滞缓，头发变色、变脆和易脱落，易感染其他疾病等。另一种叫 Marasmus，原意即为"消瘦"，也称为干瘦症，指蛋白质和能量摄入均严重不足的儿童营养性疾病。患儿生长发育迟缓，消瘦无力，贫血，易激惹，抵抗力下降，因易感染其他疾病而死亡。对成人来说，蛋白质摄入不足，同样可引起体力下降、身体浮肿、抗病力减弱等症状。

蛋白质，尤其是动物性蛋白质摄入过多，对人体同样有害。首先过多的动物蛋白质的摄入，就必然摄入较多的动物脂肪和胆固醇。其次，蛋白质过多本身也会产生有害影响。正常情况下，人体不贮存蛋白质，所以必须将过多的蛋白质脱氨分解，以尿氮排出体外。这一过程需要大量水分，从而加重了肾的负荷，若肾功能本来不好，则危害就更大。过多的动物蛋白质摄入，也造成含硫氨基酸摄入过多，这样可加速骨骼中钙质的丢失，易产生骨质疏松。

任务五　维生素营养价值评价

一、维生素概述

（一）维生素的共同特点

维生素是维持机体正常生理功能及细胞内特异代谢反应所必需的一类微量低分子有机化合物。

目前已知有 20 多种维生素，通常维生素具有以下共同的特点：

（1）以其本体的形式或可被机体利用的前体形式存在于天然食物中，但是没有一种天然食物含有人体所需的全部维生素。

（2）大多数维生素不能在体内合成，也不能大量贮存于组织中，必须由食物供给。即使有些维生素（如维生素 K、维生素 B_6）能由肠道细菌合成一部分，但也不能替代从食物获得这些维生素。

（3）维生素一般不构成人体组织，也不提供能量，常以辅酶或辅基的形式参与酶的功能。

（4）维生素每日生理需要量很少，仅以毫克或微克计，但在调节物质代谢过程中却起着十分重要的作用，不可缺少。

（5）不少维生素具有几种结构相近、生物活性相同的化合物，如维生素 A_1 与维生素 A_2，维生素 D_2 和维生素 D_3，吡哆醇、吡哆醛、吡哆胺等。

（二）维生素的命名

维生素可以按字母命名，由于维生素具有不同的生理功能，又出现了以功能命名的名称，如维生素 A 又称为抗干眼病维生素，维生素 D 又称为抗佝偻病维生素，维生素 C 又称为抗坏血酸等。

随着维生素化学组成和结构的研究进展，许多维生素又以其化学结构命名，如维生素 A 被命名为视黄醇，维生素 B_2 被命名为核黄素等。

（三）维生素的分类

根据维生素的溶解性，可将其分为脂溶性维生素和水溶性维生素两大类。

1. 脂溶性维生素　包括维生素 A、维生素 D、维生素 E、维生素 K，有的以前体形式存在（如 β-胡萝卜素、麦角固醇等）。

特点：脂溶性维生素不溶于水，可溶于脂肪及有机溶剂，常与食物中的脂类共存，在酸败的脂肪中容易被破坏。脂溶性维生素在肠道吸收时随淋巴系统吸收，从胆汁少量排出，其吸收过程复杂，在体内吸收的速度慢，摄入后主要贮存于肝或脂肪组织中，如有大剂量摄入时，可引起中毒，如摄入过少，可出现缺乏症状。

2. 水溶性维生素　包括维生素 B_1、维生素 B_2、维生素 B_6、维生素 B_{12}、叶酸、泛酸、烟酸、胆碱、生物素等 B 族维生素和维生素 C，往往没有前体形式。

特点：水溶性维生素溶于水，通常以简单的扩散方式被机体吸收，吸收速度快，在满足了组织需要后，多余的水溶性维生素及其代谢产物从尿中排出，在体内没有非功能性的单纯的贮存形式。水溶性维生素一般无毒性，但极大量摄入时也可出现毒性，如摄入过少，可较快地出现缺乏症状。

类维生素，也有人建议称为其他微量有机营养素，如生物类黄酮、肉毒碱、辅酶 Q（泛醌）、肌醇、硫辛酸、对氨基苯甲酸、乳清酸和牛磺酸等。

二、脂溶性维生素

（一）维生素 A（抗干眼病维生素）

1. 理化特性　通常所指的维生素 A 为维生素 A_1，又称视黄醇（retionol），主要存在海产鱼类肝中，是自然界中存在的最普遍形式。纯品为黄色晶体，性质活泼，易被空气氧化及紫外线照射所破坏，应避光保存，在油脂中较稳定。由于维生素 A 以酯的形式存在于大多数食物中，一般的烹调方法对它的影响很小。植物中所含的胡萝卜素具有与维生素 A 相似的结构特点，能在人体内转变为维生素 A，通常称为维生素 A 原，以 β-胡萝卜素生理活性为最高。

2. 吸收与代谢　食物中的维生素 A 在小肠中通过小肠绒毛吸收。在黏膜细胞内与脂肪结合形成酯，和叶黄素一同渗入乳糜微粒进入淋巴，被肝摄取并以酯的形式贮存于肝实质细胞。当机体需要时贮藏于肝中的维生素 A 向血液中释放，形成视黄醇结合蛋白，并输送到身体各种组织中供代谢所需。

根据吸收率和转化率，采用视黄醇当量（RE）表示膳食或食物中全部具有视黄醇活性物质（包括维生素 A 和维生素 A 原）的总量（μg）。它们常用的换算关系是：

1 μg 视黄醇 = 0.003 5 μmol 视黄醇 = 1 μg 视黄醇当量（RE）

1 μg β-胡萝卜素 = 0.167 μg 视黄醇当量

1 μg 其他维生素 A 原＝0.084 μg 视黄醇当量

食物中总视黄醇当量（μgRE）＝

视黄醇（μg）＋0.167 β-胡萝卜素（μg）＋0.084 其他维生素 A 原（μg）

过去对维生素 A 生物活性物质的度量采用国际单位（IU）表示。1 000 IU 的维生素 A 相当于 300 μg 视黄醇。即：

1 μg RE＝3.33 IU 维生素 A＝6 μg β-胡萝卜素

3. 生理功能

（1）维生素 A 与视觉有关。维生素 A 是视色素的组成成分，并可使人在暗光下保持一般视觉。人体缺乏维生素 A，开始表示为暗适应缓慢，慢慢出现夜盲症。

（2）维生素 A 能维持上皮组织健全。维生素 A 营养良好时，人体上皮组织黏膜细胞中糖蛋白的生物合成正常。当体内维生素 A 缺乏时，上皮细胞角质化，易受感染，眼睛结膜干燥、变厚、角化和角膜混浊，甚至视力衰退等，称为干眼病，营养不良的婴儿和儿童可能发生此症，所以维生素 A 又称抗干眼病维生素。

（3）维生素 A 能促进人和动物的正常生长。动物膳食中若缺乏维生素 A，待体内贮存的维生素 A 耗尽则生长停止。因此维生素 A 是儿童生长和胎儿正常发育必不可少的重要营养物质。

（4）维生素 A 具有抗癌作用。膳食中有充足的维生素 A 在预防癌症方面发挥一定的有益作用。因为它可以促进上皮细胞正常分化并控制其恶变。近年流行病学调查说明，膳食中维生素 A 充足的人其癌症发病率明显低于维生素 A 摄入不足的人。

（5）维生素 A 有促进动物生殖力的作用。当维生素 A 缺乏时，多数动物的生殖能力明显降低。

4. 缺乏与过量 维生素 A 缺乏可引起眼病和上皮组织角化、肿瘤等疾病。维生素 A 缺乏最早的症状是暗适应能力下降，严重者可致夜盲症、干眼病。维生素 A 缺乏还会引起机体上皮组织分化不良，免疫功能低下和对感染敏感性增强。

维生素 A 吸收后可在体内，特别是在肝内大量贮存。摄入大剂量维生素 A 可引起急性毒性，表现为恶心、呕吐、头痛、视觉模糊等。成人每日摄入 15 000 μg 视黄醇当量的维生素 A，3～6 个月后即可出现上述中毒现象，但大多数是由于摄入维生素制剂或吃野生动物肝或鱼肝而引起的，摄入普通食物一般不会发生维生素 A 过多症。

5. 参考摄入量及食物来源 我国建议每日膳食中维生素 A 的供给量成人为 800 μg 视黄醇当量（RE）。孕妇、乳母应增至 1 000～1 200 μg。β-胡萝卜素在人体内的利用率平均为摄入量的 1/6。即 1 μg β-胡萝卜素相当于 1/6 μg RE。1 国际单位（IU）维生素 A＝0.3 μg RE。维生素 A 是我国目前膳食中比较容易缺乏的一种营养素，随着人民生活水平的提高，我国近年维生素 A 缺乏主要特点是以亚临床性缺乏表现为主，如血清维生素 A 含量不足、暗适应时间延长等，出现临床体征（干眼病、夜盲症）者仅占极少数。同时发现在维生素 A 摄入水平相近的人群中，孕妇、乳母和儿童血清维生素 A 含量明显低于一般人，患病者低于健康人。

鉴于维生素 A 对机体健康的重要性，以及它在膳食中的摄入量目前还处于较低水平，因此它是现在带有普遍意义的营养问题。如果每人每日食入一个鸡蛋或每周食用一次猪肝再加上每日 250 g 富含维生素 A 原的黄绿色蔬菜，这样就可以使我们膳食中的维生素 A 摄入量有明显的改善。

各种动物性食品是维生素 A 最好的来源，动物肝中维生素 A 最为丰富，鱼肝油、鱼卵、奶、禽蛋等也是维生素 A 的良好来源。维生素 A 原的良好来源是深色或红黄色的蔬菜和水果，如胡萝卜、菠菜、韭菜、油菜等都含有丰富的胡萝卜素。膳食中维生素 A 和维生素 A 原的数量比最好为 1∶2。

（二）维生素 D（抗佝偻病维生素）

1. 理化特性　维生素 D 是类固醇的衍生物，具有抗佝偻病的作用。有维生素 D 活性的化合物有多种，其中以维生素 D_2 和维生素 D_3 较为重要，二者结构十分相似，维生素 D_2 在侧链上多一个双键和一个甲基。

人体内可将胆固醇转变为 7-脱氢胆固醇，贮存于皮下，在日光和紫外线光照射下转变为维生素 D_3，因此多晒太阳也成为预防维生素 D 缺乏的方法之一。植物油或酵母中所含的麦角固醇不能被人体利用，也需在日光和紫外线光照射下转变为维生素 D_2 才能被利用。

维生素 D_3 为白色结晶，溶于脂溶性溶剂，不溶于水。维生素 D 性质稳定，不受酸、碱和氧的影响，而且耐热，通常的烹调加工不会引起维生素 D 的损失，但脂肪酸败可引起维生素 D 的破坏。维生素 D_2 与维生素 D_3 在人体内效果相同。

2. 吸收与代谢　人体可通过两条途径获得维生素 D，即从食物中摄取和皮肤内形成。人的皮肤中含有一定量的 7-脱氢胆固醇，经阳光或紫外线照射可转变成维生素 D_3。膳食中的维生素 D_3 在胆汁的作用下，与脂肪一起被吸收，在小肠乳化形成胶团被吸收进入血液。

维生素 D 在体内要经过活化才具有生物活性。从膳食和皮肤两条途径获得的维生素 D_3 与血浆 α-球蛋白结合并被转运至肝，在肝内生成 $25-OH-D_3$，然后再被转运至肾，在 $25-OH-D_3-1-$ 羟化酶和 $25-OH-D_3-24-$ 羟化酶催化下，进一步被氧化成 $1,25-(OH)_2-D_3$ 等二羟基维生素 D 的活化形式，通过血液中维生素 D 结合蛋白运送至小肠、骨、肾等部位，发挥各种生理作用。

维生素 D 主要贮存于脂肪组织中，其次为肝。代谢产物随同胆汁被排入肠道中，通过尿仅排出 2%～4%。

3. 生理功能　①促进小肠对钙的吸收；②促进肾小管对钙、磷的重吸收；③通过维生素 D 内分泌系统调节血钙平衡，影响骨骼钙化；④免疫调节功能。

4. 缺乏症与过多症

（1）维生素 D 缺乏症。婴儿缺乏维生素 D 可引起佝偻病，是由于骨质钙化不足，骨中无机盐含量减少，引起骨骼变软和弯曲变形。成人，尤其是孕妇、乳母、老年人等对钙需求量较大的人群，在缺乏维生素 D 和钙、磷时，容易出现骨质软化症或骨质疏松症。

另外，缺乏维生素 D，钙吸收不足，甲状旁腺功能失调或其他原因会造成血清钙水平降低引起手足痉挛症，表现为肌肉痉挛，小腿抽筋，惊厥等。

（2）维生素 D 过多症。食物来源的维生素 D 一般不会过量，但摄入过量维生素 D 补充剂可引起维生素 D 过多症。婴幼儿最容易发生维生素 D 中毒，每天摄入维生素 D_3 仅 50 μg 可出现维生素 D 过多症。由于过量摄入维生素 D 有潜在的毒性，目前普遍接受维生素 D 摄入量不超过 25 μg/d 为宜，而我国的可耐受最高摄入量（UL）为 20 μg/d。

5. 参考摄入量和食物来源　维生素 D 的推荐摄入量如表 2-3 所示。

表 2-3　维生素 D 的推荐摄入量（RNI）　　　　　　　　　单位：$\mu g/d$

人群	婴儿～10 岁	11～49 岁	>50 岁	孕妇	乳母
RNI	10	5	10	10	10

经常晒太阳是人体廉价获得充足有效的维生素 D_3 的最好来源。成年人只要经常接触阳光，在一般膳食条件下不会发生维生素 D 缺乏症。在阳光不足或空气污染严重的地区，可采用膳食补充。

维生素 D 的主要食物来源包括高脂海水鱼及其鱼卵、动物肝、蛋黄、奶油和奶酪等动物性食品，含量为 50～100 IU/g。鱼肝油中维生素 D 含量高达 85 IU/g，是最常见的维生素 D 补充剂。瘦肉、奶、坚果中仅含微量的维生素 D，牛奶和人奶维生素 D 含量很少，蔬菜、谷物及其制品、水果几乎不含维生素 D。我国不少地区使用维生素 A、维生素 D 强化牛奶，使维生素 D 缺乏症得到了有效的控制。

（三）维生素 E（生育酚）

1. 理化性质　维生素 E 又称生育酚，它是一系列具有 α-生育酚的生物活性化合物，目前已知具有维生素 E 活性的生育酚共计 8 种，其中以 α-生育酚的生物活性为最高。

维生素 E 广泛存在绿色植物中，动物体内含量低。维生素 E 为黄色油状物，无臭无味，不溶于水，酸性条件下性质稳定，无氧条件下对热稳定，但在有氧、碱等存在下即遭破坏，在一般烹调温度下，维生素 E 受到的破坏不大，但若长期在高温下油炸，则活性大量丧失。由于维生素 E 对氧极为敏感，碳环上的羟基易被氧化，因此它常可保护比它稍惰性的物质，如不饱和脂酸、含巯基的化合物及维生素 A 等，从而在体内发挥抗氧化功能。在食品加工中也可用作油脂的抗氧化剂而有助于油脂的保存。

2. 吸收、转运及贮存　维生素 E 与其他脂溶性维生素一样需要胆汁和脂肪的存在才能吸收，食物中维生素 E 有 20％～30％穿过肠壁进入淋巴。进入体内的维生素 E 附着在血液 β-脂蛋白上进行运输。脂肪组织、肝和肌肉是维生素 E 的主要贮存场所，身体其他组织都含有少量维生素 E。它的排泄途径主要是粪便，少量由尿中排泄。

3. 生理功能　目前认为维生素 E 的主要功能是抗氧化作用，它能抑制细胞、细胞器及红细胞膜内的多不饱和脂肪酸的氧化，与硒协同保持细胞膜和细胞器的完整性和稳定性。此外，它还能保护巯基不被氧化而保护许多酶系的活性，因而认为维生素 E 也能调节组织呼吸及氧化磷酸化过程。

由于维生素 E 能保护红细胞的完整性，如有些小肠吸收不良，患者长期维生素 E 摄入不足，可发生溶血性贫血，给予维生素 E 可以延长红细胞寿命。早产婴儿因体内缺乏维生素 E 易患溶血性贫血，也可用维生素 E 治疗。

动物实验发现，维生素 E 与性器官的成熟及胚胎的发育有关，临床上用来治疗习惯性流产。另外，维生素 E 还具有促进肌肉正常生长发育、预防衰老的作用。

4. 缺乏症与过多症　维生素 E 缺乏症在人类极为少见，表现为溶血性贫血。较低的维生素 E 营养状况可能增加动脉粥样硬化、癌（如肺癌、乳腺癌）、白内障以及其他老年退行性病变的危险性。

动物实验未见维生素 E 有致畸、致癌、致突变作用，大多数成人可耐受 100～800 mg/d

的 α-生育酚，而没有明显的毒性症状。儿童对各种副作用更敏感，建议可耐受最高摄入量（UL）为 10 mg α-生育酚。

5. 参考摄入量和食物来源 我国居民膳食营养素参考摄入量中推荐的维生素 E 的适宜摄入量为每天 14 mg α-生育酚，大约折合维生素 E 30 mg/d。当多不饱和脂肪酸摄入量增多时，相应地应增加维生素 E 的摄入量，一般每摄入 1 g 多不饱和脂肪酸，应摄入 0.4 mg 维生素 E。如考虑到预防慢性病，可以营养补充剂的形式供给更高剂量的维生素 E。

维生素 E 在自然界中分布甚广，一般情况下不会缺乏。食用油脂中总生育酚含量最高，为 72.37 mg/100 g，维生素 E 含量丰富的食品还有麦胚等谷类食物，约为 0.96 mg/100 g；蛋类、鸡（鸭）肫、豆类、坚果、植物种子、绿叶蔬菜中含有一定量；肉、鱼类动物性食品、水果及其他蔬菜含量较少。奶类总生育酚含量很少，只有 0.26 mg/100 g。

（四）维生素 K（凝血维生素）

1. 理化特性 维生素 K 是一类能促进血液凝固的甲基萘醌衍生物。其中维生素 K_1 和维生素 K_2 是天然产物，维生素 K_3 和维生素 K_4 是人工合成品。

维生素 K_1 是黄色油状物，K_2 是淡黄色晶体，它们均为脂溶性。在热、氧环境中稳定，但对光和碱敏感，故保存时应避光。临床上常用的维生素 K_3 和维生素 K_4 是人工合成品，它们均是甲基萘醌衍生物，但性质较维生素 K_1 和维生素 K_2 稳定，而且能溶于水。

2. 生理功能及缺乏症 维生素 K 的吸收需要胆汁和胰脂酶，它由空肠经淋巴吸收，在血中随 β-脂蛋白一起转运。维生素 K 的主要生理功能是促进肝合成凝血酶原（即凝血因子 Ⅱ）。它还调节另外三种凝血因子的合成。缺乏维生素 K 时，血中这几种凝血因子均减少，因而凝血时间延长，常发生皮下、肌肉及胃肠道出血。

此外，维生素 K 具有萘醌式结构，能还原成无色氢醌，它可能像萘醌那样参加呼吸链，在黄酶与细胞色素之间传递电子并参与氧化磷酸化。

维生素 K 还可以增加肠道的蠕动和分泌功能，缺乏维生素 K 时平滑肌张力及收缩减弱。

一般情况下，由于人类肠道中细菌可合成足量的维生素 K 供生理需要，正常人不会缺乏维生素 K，但当胆管梗阻或严重腹泻，或长期服用抗生素又可能引起维生素 K 缺乏，应注意补充。新生儿因肠道尚无细菌而不能合成维生素 K 可能导致缺乏凝血酶原，可以在临产几天开始给产妇服用维生素 K 或给新生儿补充维生素 K（需 5~7 d）。

3. 食物来源及供给量 维生素 K 在食物中分布较广，绿叶蔬菜如莴苣、甘蓝中维生素 K 含量都大于 100 μg/100 g，每 100 g 绿茶中含 712 μg 的维生素 K。其次，在动物肝、肉、蛋、奶、小麦、青豌豆等中都含有，肠道细菌也可合成。从食物中成人每日供给 50~70 μg 即可满足生理需要。天然形式的维生素 K 不产生毒性，人工合成的维生素 K 每日用量在 5 mg 以上可产生中毒，婴儿会出现黄疸。因此国家已明确规定食物中不允许添加维生素 K 制剂。

三、水溶性维生素

水溶性维生素都易溶于水，在体内不易贮存，每日必须通过食物供给，通过肾由尿中排出。除维生素 C 以外，其他的水溶性维生素总称为 B 族复合体（简称 B 族），B 族维生素的化学结构各不相同，生理功能也各有所异，但它们中大多数都以辅酶或辅基形式参与糖、油脂及蛋白质的中间代谢，它们在肝和酵母中含量较丰富。

（一）维生素 B₁（硫胺素）

1. 理化特性　维生素 B₁ 又称硫胺素或抗脚气病维生素，硫胺素分子是由 1 个嘧啶环和 1 个噻唑环通过亚甲基桥连接而成，是维生素中最早被发现的。维生素 B₁ 为无色针状晶体，易溶于水，微溶于乙醇，不溶于脂溶性溶剂。在酸性介质中，加热到 120 ℃仍不分解破坏，但在碱性条件下加热极易破坏，高压灭菌和紫外光也能破坏。通常烹调可损失 25％的硫胺素，干烤、油炸食品会损失更多。食品加工时如使用亚硫酸盐可将硫胺素破坏。

2. 吸收及其在体内的转化　维生素 B₁ 易被小肠吸收，但它不具有生物活性，它运至肝中被进一步磷酸化形成焦磷酸硫胺素（TPP）时才具有生物活性。硫胺素在人体内贮留量很少，成人体内仅含 30 mg 左右，其中 80％以 TPP 形式存在，肝、肾、心、大脑、肌肉和骨髓中硫胺素的浓度稍高于血液。如果饮食中缺乏硫胺素，1～2 周后体内正常的维生素 B₁ 则会降低，从而影响健康。如摄入超过生理需要量，则会通过尿排出体外，摄入不足时尿中排泄量随之减少。

3. 生理功能　一方面，硫胺素在肝中被磷酸化成为 TPP，并以此构成重要的辅酶参与机体代谢。硫胺素在体内参与 α-酮酸的氧化脱羧反应，对糖代谢十分重要。另一方面，硫胺素还作为转酮酶的辅酶参与磷酸戊糖途径的转酮反应，这是唯一能产生核糖以供合成 RNA 的途径。

4. 缺乏症　人若长期以食用精米、精白粉为主，又无其他多种副食品补充及其他杂粮进行调剂，就容易造成硫胺素缺乏而患脚气病，脚气病的主要症状为多发性神经炎、消瘦或水肿以及心脏功能紊乱。脚气病按其形态和症状可以分为以下三类：

干脚气病（组织萎缩）：主要症状为多发性神经炎，表现为肢端麻痹或功能障碍，肌肉萎缩，消瘦，甚至引起瘫痪。

湿脚气病（组织水肿）：主要症状为水肿，特别是下肢，另外还有食欲不好、气喘和心机能紊乱等症状。

婴儿脚气病：主要发生在 2～5 月龄，由于乳母膳食缺乏硫胺素，使母乳喂养的婴儿缺乏硫胺素，而且发病异常迅速，如不在数小时内及时治疗常常造成死亡，主要症状为哭声微弱，发绀（皮肤呈青紫色）、心跳过速，有时伴有呕吐。

5. 参考摄入量与食物来源　硫胺素的需要量与能量摄入量有密切关系。推荐的膳食摄入量为每 4 200 kJ 能量 0.5 mg，相当于可出现缺乏症的数量的 4 倍，这个数量足以使机体保持良好的健康状态。但是，能量摄入不足 8 000 kJ/d 的人，其硫胺素摄入量不应低于 1 mg。

硫胺素的 RNI 为：成人男性为 1.4 mg/d，女性为 1.3 mg/d，孕妇和乳母分别为 1.5 mg/d 和 1.8 mg/d。

硫胺素广泛分布于整个动、植物界，并且可以多种形式存在于各类食物中。其良好来源是动物的内脏（肝、肾、心）、瘦肉、全谷、豆类和坚果，硫胺素含量为 0.4～0.7 mg/100 g。目前谷物仍为我国传统膳食中硫胺素的主要来源，未精制的谷类食物含硫胺素达 0.3～0.4 mg/100 g，过度碾磨的精白米、精白面会造成硫胺素大量丢失。除鲜豆外，蔬菜含硫胺素较少。

（二）维生素 B₂（核黄素）

食物中黄素蛋白等核黄素复合物在肠道经蛋白酶、焦磷酸酶水解而释放出来被吸收。胃酸和胆盐有助于核黄素释放和人体吸收。抗酸制剂和乙醇妨碍食物中核黄素的释放；某些金

属离子如 Zn^{2+}、Cu^{2+}、Fe^{2+} 以及咖啡因、茶碱和抗坏血酸等能与核黄素形成络合物影响其生物利用率。

1. 理化特性 维生素 B_2 又称核黄素，由 D-核醇和 6,7-二甲基异咯嗪组成，为橙黄色针状结晶，带有微苦味，水溶性较低。在酸性和中性溶液中对热稳定，即使加热到 120 ℃，6 小时也仅破坏少部分，但在碱性溶液中则很容易被破坏。游离型核黄素对紫外线高度敏感，可光解而丧失生物活性。

2. 吸收及其在体内的转化 核黄素是在小肠上部被吸收，在小肠黏膜细胞内磷酸化，然后进入血液循环再流入各组织，以磷酸盐或核黄素蛋白的形式出现。虽然在肝、脾、肾、心肌等组织含有相对较高的核黄素，但身体贮存核黄素能力是有限的，每日必须从膳食中摄取一定量。排泄基本上通过尿排出，当摄取量高时，排泄也高；摄取量少时，排出也少。此外，汗液中也可排出少量核黄素。肠细菌虽然也能合成核黄素但不能被人体吸收。

3. 生理功能 核黄素是机体许多重要辅酶的组成成分。核黄素在体内以黄素单核苷酸（FMN）和黄素腺嘌呤二核苷酸（FAD）的形式作为多种黄素酶类的辅酶，在生物氧化过程中起电子传递的作用，催化氧化还原反应，在呼吸链的能量产生中发挥极其重要的作用。

另外，核黄素还在氨基酸和脂肪氧化、嘌呤碱转化成尿酸、芳香族化合物的羟化、蛋白质与某些激素的合成以及体内铁的转运过程中发挥重要作用。

近年研究发现，核黄素具有抗氧化活性，对于机体抗氧化防御体系至关重要。核黄素还参与维生素 B_6 和烟酸代谢。人体若缺乏核黄素会影响对铁的吸收。

4. 缺乏症 摄入不足和酗酒是核黄素缺乏最常见的原因。若机体核黄素缺乏则引起体内物质和能量代谢紊乱，如口角溃疡、唇炎、舌炎、角膜炎、脂溢性皮炎、阴囊炎以及伤口难愈合、疲劳等。妇女妊娠期间缺乏核黄素将影响胎儿发育，严重时可能造成胎儿骨骼畸形。

当然，缺乏核黄素，人类不致引起十分严重的疾病。但由于核黄素主要存在于动物制品中，而发展中国家的人民因肉、蛋、奶供应不足，常常不同程度地发生核黄素缺乏症，尤其是儿童。核黄素缺乏将影响儿童的正常生长发育，因此儿童、孕妇等的核黄素供给是应值得重视的营养问题。一般来说，由于核黄素溶解度低，肠道吸收有限，因而无过量或中毒的危险。

5. 参考摄入量与食物来源 核黄素是许多氧化还原酶的组成成分，与体内能量代谢有关，人体热量需要量高时，核黄素的需要量也要相应增加，制定膳食核黄素摄入量一般按能量摄入量计算，摄入量可按每 4 200 kJ 能量 0.31～0.35 mg 计。

核黄素的良好食物来源主要是动物性食物，尤其是动物内脏，如肝、肾、心以及蛋黄、乳类含量较为丰富，鱼类以鳝含量最高。植物性食物中则以绿叶蔬菜类如菠菜、韭菜、油菜及豆类含量较多，野菜的核黄素含量也较高，而一般蔬菜中的核黄素含量相对较低。天然存在于谷类食物的核黄素含量与其加工精度有关，加工精度较高的粮谷含量较低。由于我国居民的膳食构成以植物性食物为主，使核黄素成为最容易缺乏的营养素之一。

（三）烟酸（尼克酸）

1. 理化特性 烟酸，又称为维生素 PP、尼克酸、抗癞皮病因子，是吡啶 3-羧酸及其衍生物的总称，包括尼克酸和尼克酰胺等。二者都是无色或白色的针状晶体，它们对热、光、酸、碱及在空气中都较稳定。烟酸是维生素中最稳定的一种。烟酸在水中的溶解度较小，但尼克酰胺则易溶于水，它在酸性或碱性溶液中加热被水解为烟酸。

2. 吸收及其在体内的转化　正常烟酸在小肠内被吸收并于机体内转变为烟酰胺，成为辅酶Ⅰ、辅酶Ⅱ的组成成分。它广泛分布于人体内但不能贮存。它在体内代谢后绝大部分以N-甲基烟酰胺的形式由尿中排出。成年人代谢的烟酸中，大约 2/3 来自色氨酸。平均 60 mg色氨酸可以转变为 1 mg 烟酸。

3. 生理功能　烟酸在体内是一系列以辅酶Ⅰ（NAD）和辅酶Ⅱ（NADP）为辅基的脱氢酶类的成分，几乎参与细胞内生物氧化还原的全过程，起电子传递的作用。烟酸以 NAD 的形式为核蛋白合成提供 ADP-核糖，对 DNA 的复制、修复和细胞分化起重要作用。而NADP 在维生素 B_6、泛酸和生物素存在下参与脂肪、类固醇的生物合成。

此外，尼克酸还是葡萄糖耐量因子的重要成分，具有增强胰岛素效能的作用。另据资料显示，大剂量服用尼克酸有降低血胆固醇、三酰甘油和扩张血管的作用。

4. 缺乏症　烟酸缺乏症又称癞皮病，主要出现于以玉米、高粱为主食的人群，主要损害皮肤、口、舌、胃肠道黏膜以及神经系统。其典型病例有皮炎、腹泻和痴呆等。初期症状有体重减轻，食欲不振，失眠、头疼、记忆力减退等，重度缺乏时表现为皮肤、消化道和神经系统病变。烟酸缺乏常与硫胺素、核黄素缺乏同时存在。

过量摄入烟酸的副作用有皮肤发红、眼部感觉异常、高尿酸血症，偶见高血糖等。

5. 参考摄入量与食物来源　人体烟酸的来源有两条途径，除了直接从食物中摄取外，还可在体内由色氨酸转化而来，平均约 60 mg 色氨酸转化 1 mg 烟酸。因此，膳食为人体提供的烟酸亦应按当量计：烟酸当量（mgNE）＝烟酸（mg）＋色氨酸/60(mg)

烟酸的每日供给量按每 4 200 kJ 能量 5 mg 供给，儿童青少年增至每 4 200 kJ 能量 6 mg。

烟酸广泛存在于动植物性食物中，良好的来源为蘑菇、酵母，其次为动物内脏（肝、肾）、瘦肉、全谷、豆类等，绿叶蔬菜也含相当数量。乳类和蛋类烟酸含量较低，但是含有丰富的色氨酸，在体内可以转化为烟酸。一些植物中的烟酸常与大分子结合而不能被哺乳动物吸收，如玉米、高粱中的烟酸有 64%～73% 为结合型烟酸，不能被人体吸收，导致以玉米为主食的人群，容易发生癞皮病。但是，结合型烟酸在碱性溶液中可以分离出游离烟酸，而被动物和人体利用。

（四）维生素 B_6

1. 理化特性　维生素 B_6 是一类含氮化合物，包括吡哆醇、吡哆醛和吡哆胺三种天然形式，以磷酸盐的形式广泛分布于动植物体内。

维生素 B_6 易溶于水及酒精，对热较稳定。一般在酸性溶液中稳定，而在碱性环境中容易分解破坏。三种形式维生素 B_6 对光均较敏感，在碱性环境中尤甚。

食物中维生素 B_6 多以 5-磷酸盐的形式存在，必须经磷酸酶水解后才能被吸收。维生素 B_6 主要在小肠吸收。吸收后的维生素 B_6 以辅酶的形式分布于组织中，通常人体内含 40～150 mg。

2. 生理功能　维生素 B_6 是体内多种酶的辅酶，主要以 5-磷酸吡哆醛（PLP）的形式参与近百种酶反应。

此外，维生素 B_6 还参与烟酸的形成，影响核酸和 DNA 的合成等。动物实验证实，维生素 B_6 可能对免疫系统有影响。

3. 缺乏症　表现为贫血、抗体减少、皮肤损伤（特别是鼻尖），小儿还出现惊厥、生长不好等。在某些特殊情况下，如怀孕、受电离辐射照射、高温下生活、服用雌激素类避孕药物及异烟肼等情况下需要增加维生素 B_6 的供给量。临床上在治疗维生素 B_1、维生素 B_2 和烟酸缺乏症时，同时给予维生素 B_6 常可增进疗效。也常用维生素 B_6 治疗婴儿惊厥和妊娠呕吐。

由于维生素 B_6 广泛存在于动植物食品中，人体肠道细菌也可合成一部分，一般情况下成人不会缺乏。

4. 参考摄入量与食物来源 美国食品与营养委员会（FNB）建议每摄入 1 g 蛋白质时，应摄入维生素 B_6 0.02 mg，妊娠、哺乳期应适当增加。我国居民维生素 B_6 的膳食参考摄入量推荐为 1.2 mg/d。

维生素 B_6 可以通过食物摄入和肠道细菌合成两条途径获得。虽然维生素 B_6 的食物来源很广泛，但一般含量均不高。动物性食物中的维生素 B_6 大多以吡哆醛、吡哆胺的形式存在，含量相对较高，植物性食物中维生素 B_6 大多与蛋白质结合，不易被吸收。

维生素 B_6 含量较高的食物为白色的肉类（鸡肉、鱼肉等），其次为肝、蛋、豆类、谷类，水果和蔬菜中的维生素 B_6 含量也较多，但柠檬类果实含量较少，奶及奶制品含量少。

维生素 B_6 摄入不足可导致维生素 B_6 缺乏症。维生素 B_6 缺乏症一般常伴有多种 B 族维生素摄入不足症状。

（五）叶酸

1. 理化特性 叶酸因在绿叶植物中含量丰富而得名。叶酸分子由蝶呤啶、对氨基苯甲酸及谷氨酸结合而成。叶酸为深黄色晶体，加热至 250 ℃时即分解；不易溶于水，其钠盐溶解度较大，在中性及碱性溶液中对热稳定，而在酸性溶液中温度超过 100 ℃即被分解破坏，对光敏感。

2. 生理功能 首先，叶酸是体内生化反应中一碳单位的传递体。叶酸在体内的活性形式为四氢叶酸，四氢叶酸在体内很活跃，其第 5 位、10 位可单独或同时被取代，因此能够携带不同氧化水平的一碳单位，在体内许多重要的生物合成中作为一碳单位的载体发挥重要功能。其次，叶酸作为辅酶参与嘌呤核苷酸、胸腺嘧啶和肌酐-5-磷酸的合成，并通过腺嘌呤、胸苷酸影响 DNA 和 RNA 的合成，在细胞分裂和繁殖中发挥作用。

叶酸还可通过蛋氨酸代谢影响磷脂、肌酸、神经介质的合成；叶酸可促进苯丙氨酸与酪氨酸、组氨酸与谷氨酸、半胱氨酸与蛋氨酸的转化。叶酸还是构成血红蛋白的成分，可预防恶性贫血。

3. 缺乏症 膳食摄入不足、酗酒等常导致叶酸缺乏。叶酸严重缺乏的典型临床表现为巨幼红细胞贫血，患者出现红细胞成熟障碍，伴有红细胞和白细胞减少，还可能引起智力退化。叶酸缺乏还可导致癌前病变。

叶酸缺乏可使同型半胱氨酸向蛋氨酸转化出现障碍，进而导致同型半胱氨酸血症。已经证实，同型半胱氨酸对血管内皮细胞有毒害作用，导致动脉粥样硬化及心血管疾病。此外，孕妇在孕早期缺乏叶酸会导致胎儿神经管畸形，并使得孕妇的胎盘早剥现象发生率明显升高。

叶酸缺乏还会出现身体衰弱、精神委靡、健忘、失眠、胃肠功能紊乱和舌炎等症状。儿童可见有生长发育不良。一般情况下除膳食供给外，人体肠道细菌能合成部分叶酸，因而不易发生缺乏，但当吸收不良或组织需要增多及长期使用抗生素等情况下，易造成叶酸缺乏。

4. 参考摄入量和食物来源　叶酸的摄入量以膳食叶酸当量（DFE）表示。食物叶酸的平均生物利用率为50%，叶酸补充剂与膳食叶酸混合时的生物利用率为85%，相当于膳食叶酸的1.7倍，因此膳食叶酸当量（DFE）的计算公式为：

$$DFE(\mu g)=膳食叶酸（\mu g）+1.7×叶酸补充剂（\mu g）$$

成人每日需要叶酸400 μg。妊娠和哺乳期间叶酸需要量明显增加，妊娠期叶酸RNI规定为600 $\mu g/d$，哺乳期为500 $\mu g/d$。

叶酸广泛存在于动植物性食物中，其良好来源为肝、肾、绿叶蔬菜、马铃薯、豆类、麦胚、坚果等。

（六）维生素C（抗坏血酸）

1. 理化特性　维生素C，又名抗坏血酸，为一种含六碳的α-酮基内酯的弱酸，具有强还原性。植物和多数动物可利用葡萄糖等六碳糖合成它，人体内不能合成，必须靠摄食供给，自然界天然存在的具有生理活性的抗坏血酸是L-型的，其异构体D-型抗坏血酸的生物活性只有L-型的10%。

维生素C是无色或白色晶体，易溶于水，微溶于乙醇。固态的维生素C性质稳定，溶液中的维生素C性质不稳定，在有氧、光照、加热、碱性物质、氧化酶及痕量铜、铁存在时，维生素C则被氧化破坏。因此食物在加碱处理或水蒸煮时流失或破坏较多，而在酸性环境冷藏时损失较少。

2. 吸收及贮存　食物中的维生素C进入体内后在小肠上部被迅速吸收，随血液循环流经各组织被利用。肾上腺和眼睛的视网膜维生素C含量特别高，脑、肝、脾、骨髓的组织也含有一定量维生素，健康成人体内可贮留1 500～4 000 mg维生素C，可保证在数周内不摄入维生素C也不至发生缺乏症，当体内贮留量低于300 mg时将出现明显的缺乏症（坏血病）。维生素C主要通过尿排泄，摄入多，组织饱和，排泄量也大，摄入少则排泄少。

3. 生理功能　维生素C是维持人体健康不可缺少的物质，它在体内有多种生理功能。

（1）促进生物氧化还原过程，维持细胞膜完整性。

（2）作为酶的辅助因子或辅助底物参与多种重要的生物合成过程。

（3）促进类固醇的代谢。

（4）改善对铁、钙和叶酸的利用。

（5）促进伤口愈合。

维生素C参与将非活性形式的叶酸转变为有活性的四氢叶酸，使叶酸能够发挥作用。维生素C可促进机体抗体的形成，提高白细胞的吞噬作用，对铅、苯、砷等化学毒物和细菌毒素具有解毒作用，还可阻断致癌物质亚硝胺的形成。另外，维生素C还具有增强人体抵抗力的功能等。

4. 缺乏症与过多症　当维生素C摄入严重不足时，可引起坏血病。表现为疲劳倦怠、皮肤出现淤点、毛囊过度角化，继而出现牙龈肿胀出血，眼球结膜出血，机体抵抗力下降，伤口愈合迟缓，关节疼痛，同时伴有轻度贫血以及多疑、抑郁等神经症状。

维生素C毒性很低，但是一次口服数克时可能会出现高尿酸、腹泻、腹胀、溶血等症状。吸烟者对维生素C需要量比非吸烟者高40%，某些药物如阿司匹林、避孕药以及心理紧张和高温环境都可能使机体对维生素C的需要量增加。

5. 参考摄入量和食物来源　我国居民维生素C的推荐摄入量（RNI）如表2-4所示：

表 2-4 维生素 C 推荐摄入量 单位：mg/d

人群	0岁	0.5岁	1岁	4岁	7岁	11岁	14～50岁	孕妇	乳母
RNI	40	50	60	70	80	90	100	100～130	130

抗坏血酸主要存在于新鲜的蔬菜和水果中，如柿子椒、番茄、菜花、苦瓜及各种深色叶菜类，水果中的柑橘、柠檬、青枣、山楂等维生素 C 含量十分丰富，可达 30～100 mg/100 g。猕猴桃、沙棘、刺梨等维生素 C 含量尤为丰富，可达 50～100 mg/100 g 以上。除动物肝、肾、血液外，牛乳和其他动物性食品含量甚微。植物种子（粮谷、豆类）几乎不含维生素 C，但豆类发芽后形成的绿豆芽、黄豆芽则含有维生素 C。

四、食品加工对维生素的影响

食品原料每经过一次加工，都会使维生素受到一次损失，因此，成品中的维生素的实际含量比原料食品中的维生素含量要少。食品在烹调过程中，会因制作方法不当而造成维生素严重损失，尤其是水溶性维生素损失更为严重。各种维生素中以维生素 C 最易受破坏。维生素损失的大致顺序为：维生素 C、维生素 B_1、维生素 B_2、维生素 A、维生素 D、维生素 E。天然的维生素 A 大多以胡萝卜素形式存在，加工时损失少，残存约90%，但长期保存则会因氧化而损失。维生素 B_1 在加工时溶于水而损失，强热时损失大，在碱性条件下加热损失更大，酸性中加工则稳定，小心加工其损失为 10%～20%。维生素 C 易被氧化酶所氧化，加热氧化损失更大，青菜类、南瓜、胡萝卜含氧化酶较多，这些生食品磨碎后短时间放置，其中维生素 C 大部分被氧化损失，但在酸、食盐及其他抗氧化剂或酶抑制剂存在时则损失少。蔬菜类产品如果在 70～80 ℃下急速加热则维生素 C 损失较少。

食物中的维生素的实际损失量取决于烹调时用水量、切块大小、烹调时间和温度。水溶性维生素容易通过渗透和扩张两种形式从食物中析出，食品表面积大、水流速度快、水温高、浸泡时间长、挤汁、烹饪时间长，均使水溶性维生素损失增加。含脂溶性维生素的食品，做菜时应添加食用油，增加人体对脂溶性维生素的吸收。例如，用胡萝卜炖肉时，肉可使人体对胡萝卜的吸收率比生吃提高几倍。

含对热敏感的维生素的食品，由于烹调方法的不同，维生素的损失也不同。对热敏感的维生素食物，应避免在较高温下加热，最好做凉菜或者缩短加热时间及上浆、挂糊，以尽量减少维生素的损失。

对氧敏感的维生素在贮存、运输和加工过程中容易损失，特别是有的维生素在有氧加热时损失更大，如视黄醇、抗坏血酸和叶酸在敞开锅烹制时更易受损失。对含这类维生素的食品应密封保存或用高压锅烹制。

对酸敏感的视黄素、胆钙化醇和泛酸等在加醋烹制时会受到破坏，烹制含这些维生素的食物时应避免酸性环境，如少加酸，不要与番茄、水果等有机酸含量较高的食物搭配。含抗坏血酸多的食品可通过加醋进行保护，如醋熘白菜、醋熘银芽等既能缩短加热时间，又可避免高温对维生素 C 的破坏，减少维生素损失。加碱可破坏对碱敏感的生育酚、硫胺素、抗坏血酸和泛酸等，如松花蛋中的 B 族维生素已基本被破坏殆尽。

总之,在食品的加工烹调中,应考虑其所含维生素的性质,采取合理的食品加工和烹饪方法使维生素少受损失。

【拓展材料】

维生素与人体健康

1. 维生素缺乏症。维生素是维持人体正常生理功能所必需的一类低分子有机物质,大多数维生素是作为辅酶分子的结构物质参与生化反应的。另外,视黄醇、生育酚等较少数的维生素具有一些特殊生理功能。当体内某种维生素长期严重不足或缺乏时,即可引起机体生理代谢紊乱和出现病理状态,形成维生素缺乏症。维生素的缺乏是一个渐进的过程。由于膳食中某种维生素的供应量不够,或由于机体自身因素的影响,导致维生素的摄入量低于生理需要量(或生理消耗量),致使机体代谢的生化指标变化和免疫功能降低,但并无明显的临床症状,称为维生素不足。当体内维生素严重不足(缺乏)时,不仅导致生化指标的改变,而且出现明显的临床症状,称为维生素缺乏症。由于相互影响等原因,临床所见的常是多种维生素混合缺乏的症状和体征。

我国人群容易发生不足的维生素主要有维生素 A、维生素 B_1、维生素 B_2、维生素 B_6、维生素 C、维生素 D、烟酸等。

2. 维生素中毒症。维生素是维持人体正常生理功能所必需的一类低分子有机物质,但当人体一次性大剂量或长期超剂量摄入某种脂溶性维生素,可能对机体造成损害而导致慢性或急性维生素中毒症。水溶性维生素在体内没有蓄积性,脂溶性维生素在体内具有蓄积性,故通常只有脂溶性维生素可导致人体维生素中毒,如维生素 A 胶囊中毒、动物肝中毒等。

任务六 矿物质营养价值评价

一、概述

依据无机盐对人体健康的影响,可将其分为必需元素、非必需元素和有毒元素三大类。

机体中含量大于体重 0.01% 的矿物元素常称为常量元素或宏量元素,如钙、磷、钠、钾、氯、镁、硫等。凡是在人体中含量小于 0.01% 的矿物元素称为微量元素或痕量元素,如铁、锌、铜、锰、碘、硒、氟等。

1990 年 FAO/WHO/IAEA 认为,维持正常人体生命活动不可缺少的必需微量元素共有8 个,包括碘、锌、硒、铜、钼、钴、铬、铁;而硅、镍、硼、钒、锰为可能必需元素;具有潜在毒性,但在低剂量时可能具有某些必需功能的元素包括氟、铅、镉、汞、砷、铝、锂等 8 种。

二、矿物质和微量元素的生理功能

常量元素的主要功能有:①构成人体组织的重要成分。体内无机盐主要存在于骨骼中,如大量的钙、磷、镁对维持骨骼刚性起着重要作用,而硫、磷是蛋白质的组成成分。②维持细胞的渗透压和机体酸碱平衡。在细胞内外液中,无机盐与蛋白质一起调节细胞通透性、控制水分，维持正常的渗透压和酸碱平衡，维持神经肌肉兴奋性。③构成酶的成分或激活酶的活性，参与物质代谢。

微量元素需求量很少却很重要，人体必需微量元素的生理功能主要为：①作为酶和维生素必需的活性因子。许多金属酶均含有微量元素，如超氧化物歧化酶含有铜，谷胱甘肽过氧化物酶含有硒等。②构成某些激素或参与激素的作用，如甲状腺素含有碘，铬是葡萄糖耐量因子的重要成分等。③参与核酸代谢，核酸是遗传信息的携带物质，含有多种微量元素，如铬、锰、钴、铜、锌。④协助常量元素发挥作用。微量元素还能影响人体的生长、发育。

三、食品中的矿物质含量与生物有效性

（一）食品中的矿物质含量

食物中无机盐的含量比较丰富，一般都能满足机体的需要。只有当膳食调配不当，偏食或患某些疾病时，才容易造成缺乏。从实用营养学的观点出发，比较容易缺乏的元素是钙和铁，在特殊地理环境或其他特殊条件下也可能造成碘、锌、硒的缺乏。一些元素也可因摄入过量而发生中毒。不同食品中矿物质的含量变化很大，这主要取决于生产食品的原料品种的遗传特性，农业生产的土壤、水分或动物饲料等。其他因素也很重要，例如，影响食品中铜含量的环境因素就有土壤中的铜含量、地理位置、季节、水源、化肥、农药、杀虫剂和杀真菌剂等。

经测定，我国不同食物 100 g 食部的铜含量为：大米 0.30 mg，小米 0.54 mg，马铃薯 0.12 mg，黄豆 1.35 mg，油菜 0.06 mg，菠菜 0.10 mg，桃 0.05 mg，猪肉（肥瘦）0.06 mg，鸡 0.07 mg，带鱼 0.08 mg。不同食物受前述因素影响，每 100 g 食部铜含量变化很大，如一般苹果的铜含量为 0.06 mg，红香蕉苹果为 0.22 mg，安徽砀山县香玉苹果的每 100 g 食部铜含量仅为 0.01 mg，彼此相差数倍乃至数十倍。对于动物，不同部位的铜含量亦不相同，如前述猪肉每 100 g 食部铜含量为 0.06 mg，而猪舌为 0.18 mg，猪心为 0.37 mg，猪肝为 0.65 mg，彼此差别也很大。

（二）食品中矿物质成分的生物有效性

1. 生物有效性 考察一种食物的营养质量时，不仅要考虑其中营养素的含量，还要考虑这些成分被生物体利用的实际可能性，即生物有效性。测定矿物质生物有效性的方法有化学平衡法，实验动物的生物检验法、离体试验及放射性同位素示踪法等。

2. 影响矿物质生物有效性的因素

（1）食物的可消化性。如果食物不易消化，即使营养成分丰富也得不到利用。例如，麸皮、米糠中含很多铁、锌，但这些物质的可消化性很差，因而不能利用。

（2）矿物质的化学与物理形态。在消化道中，呈溶解状态的矿物质才能被吸收，矿物质颗粒的大小会影响可消化性和溶解度，因而也是影响生物有效性的因素。

（3）与其他营养物质的相互作用。饮食中一种矿物质过量往往会干扰对另一种必需矿物质的利用，如 Ca^{2+}、Mg^{2+}。此外，草酸、植酸等会与 Ca^{2+} 形成不溶物而减少 Ca^{2+} 的吸收；Ca^{2+} 与乳酸成盐，铁与氨基酸成盐，都使这些矿物质形成可溶态而有利于吸收。

（4）加工方法。如磨碎、增加细度可提高难溶元素的生物有效性，发酵后的面团中锌的有效性可提高很多。

四、食品的成酸与成碱作用

（一）食品的成酸与成碱作用概念

在正常状态下，人类的血液和体液都稍偏碱性，pH 保持在 7.35～7.45，此时人体健康状态最佳。要达到酸碱平衡，首先要从食物的酸碱性说起，食物的酸碱性是由食物经人体消化、吸收、代谢后的产物所决定的。

食品的成酸或成碱作用是指摄入的食物经过消化吸收代谢后变成酸性或碱性"残渣"留在体内的作用。体内成碱性物质只能直接从食物中获取，而成酸性物质既可以来自食物，又可以通过食物在体内代谢的中间产物和终产物提供。

（二）成酸食物和成碱食物

1. 成酸食物　是指含有人体内能形成酸的无机盐，如磷、硫、氯等元素及其他元素，可使体液表现为酸性的食物。一般来说含氟、氯、硫、磷等非金属元素较多的食物，称为成酸食物，如肉禽类、蛋类、鱼类、粮食、油脂、花生、白糖、啤酒等。这些食品中的硫、磷含量高，在人体内代谢后形成硫酸、磷酸，使体液的酸度升高。强酸性食品，如蛋黄、乳酪、白糖做的西点或柿子、乌鱼子、柴鱼等；中酸性食品，如火腿、培根、鸡肉、鲔、猪肉、鳗、牛肉、面包、小麦、奶油、马肉等；弱酸性食品，如白米、花生、啤酒、酒、油炸豆腐、海苔、文蛤、章鱼、泥鳅。

2. 成碱食物　是指含有人体内能形成碱的无机盐，如钙、钠、钾、铁、镁等元素占优势的食物，可使体液表现为碱性的食品。这些食物中的有机酸参与体内代谢，在人体内氧化后，（三羧酸循环）会产生氧气、二氧化碳和水排出体外，剩下的金属离子能使体液的碱度升高。强碱性食品，如葡萄、茶叶、葡萄酒、海带、柑橘类、柿子、黄瓜、胡萝卜；中碱性食品，如大豆、番茄、香蕉、草莓、蛋白、梅干、柠檬、菠菜等；弱碱性食品，如红豆、苹果、甘蓝菜、豆腐、卷心菜、油菜、梨、马铃薯。

3. 中性食物　食物所含的金属元素与非金属元素基本均衡，进入人体后代谢产物的酸碱性基本平衡，称为中性食物，如牛乳、芦笋等。

各种食物含有的元素不同，绝大多数蔬菜、水果、豆类中以钠、钾、钙、镁等金属元素为主，在体内氧化生成碱性氧化物，属于成碱食物；大部分肉、鱼、禽、蛋等动物性食品含有丰富的硫，米、面及其制品含磷较多，属于成酸食物。如各种食物搭配不当，则易引起酸碱不平衡。成酸食物过多，可增加钙、镁等碱性元素的消耗，导致人体缺钙。

五、食品加工对矿物质含量的影响

食品加工时矿物质的变化随食品中矿物质的化学组成、分布以及食品加工的不同而异。其损失可能很大，也可能由于加工用水及所用设备不同等原因不但没有损失，反而有所增加。

1. 烫漂对食品中矿物质含量的影响　食品在烫漂或蒸煮时，若与水接触，则食品中的矿物质损失可能很大，这主要是因为烫漂后要沥滤。至于矿物质损失程度的差别则与它们的溶解度有关。

2. 烹调对食品中矿物质含量的影响　烹调对不同食品的不同矿物质含量影响不同。尤其是在烹调过程中，矿物质很容易从汤汁内流失。此外，马铃薯在烹调时的铜含量随烹调类

型的不同而有所差别，铜在马铃薯皮中的含量较高，煮熟后含量下降，而油炸后含量却明显增加。豆子煮熟后矿物质的损失非常显著，其钙的损失与其他常量元素相同而与菠菜相反，至于其他微量元素的损失也与常量元素相同。

3. 碾磨对食品中矿物质含量的影响 谷类中的矿物质主要分布在其糊粉层和胚组织中，所以碾磨可使其矿物质含量减少，而且碾磨越精，其矿物质损失越多。矿物质不同，其损失率亦可有不同。当小麦碾磨成粉后，其锰、铁、钴、铜、锌的损失严重。钼虽然也集中在被除去的麦麸和胚芽中，但集中的程度比前述元素低，损失也较低。铬在麦麸和胚芽中的浓度与钼相近。硒的含量受碾磨的影响不大，仅损失 15.9%。至于镉，在碾磨时所受的影响也很小。

食品加工对矿物质含量的影响与多种因素有关。它不但包括加工因素，还与食品加工前的状况有关。例如，食品中的碘含量，首先取决于其所处的地理位置，海产品和近海的蔬菜等含有较多的碘，动物食用高碘饲料可使乳制品含碘量增高，食品加工可损失一定量的碘。烫漂和沥滤也可使食品中的碘有所损失，鲜鱼中的碘在煮沸时损失可达 80%，不需与水接触的加工则损失较小。此外，在食品加工中由于加工用水、设备、包装条件，以及所用食品添加剂不同，对成品矿物质含量的影响也不同。

六、食品中重要的矿物质和微量元素

（一）钙

1. 生理功能 成人体内钙的总量为 1 200～1 500 g，其中 99% 集中在骨骼和牙齿中，存在的主要形式为羟磷灰石结晶 $Ca_9(PO_4)_6[Ca(OH)_2]$，也有部分是无定型的，其余 1% 的钙和柠檬酸螯合，或与蛋白质结合，但大多成离子状态存在于软组织、细胞外液及血液中，这一部分钙统称为混溶钙池，它与骨骼中的钙维持动态平衡。钙有以下重要生理功能：

（1）钙是构成骨骼和牙齿的主要成分。生长期的儿童和少年因体重的变化、骨骼的形状和重量的不断变化，其需要量也不同，13～14 岁时需要量最大。

（2）钙在血液凝固中起催化剂作用。在凝血酶原转变为凝血酶时，钙起催化剂作用，然后凝血酶将纤维蛋白原聚合为纤维蛋白造成血的凝固。

（3）肌肉的收缩和舒张与钙有关。

（4）正常的神经脉冲传导需钙参与（乙酰胆碱的释放需钙的调节）。

（5）钙离子影响细胞的通透性。

（6）钙离子可激活多种酶包括 ATP 酶、脂肪酶和某些蛋白质分解酶。

（7）某些激素的分泌与钙有关。

2. 缺乏症 人体缺乏钙、磷、维生素 D 时对婴幼儿的健康影响较大，首先表现为生长发育迟缓，体型矮小甚至成年后也较矮。此外，牙骨质差，当钙缺乏不严重时，体型大小可能不受影响，但骨骼纤细、脆弱、牙畸形、牙质差易受损坏，而且很长时期难以消除。缺钙严重时儿童患佝偻病，成人缺钙和维生素 D 表现为骨质疏松和骨质软化症。具体症状如下：

（1）佝偻病。是儿童由于缺钙、磷、维生素 D 严重时引起的。其典型的症状为前额突出似方匣、鸡胸、脊柱弯曲、腕和踝骨增大、弓形腿、膝外翻、胸骨与肋骨连接处增大以及生长发育缓慢等。

（2）骨质软化症。这是相应的成人佝偻病。骨质软化症是由于膳食中长期缺钙、磷、维生素 D 所引起。其特点为骨骼变软易弯曲，导致四肢、脊柱、胸廓和盆腔畸形。

（3）骨质疏松病。常见于 50 岁以上的老人，特别是绝经期后的妇女，这是由于体内激素代谢失调或成年早期或妊娠、哺乳期营养不良，长期吃低钙膳食而引起。目前也有人认为骨质疏松症与中老年人缺乏必要的体力活动有关。其症状的特点为矿物质减少，背下部疼痛，骨质松脆，断裂后恢复很慢。

（4）手足抽搐症。血清钙的异常降低可导致手足抽搐，其特点为严重的、间歇性的痉挛性肌肉收缩和肌肉痛。

3. 吸收、贮留与排泄

（1）钙的吸收。膳食中的钙盐在酸性溶液中较易溶解，因此钙吸收主要在小肠上部。食物中的钙仅有 20%～30% 被小肠吸收，吸收率的高低常常依赖于身体对钙的需要量，如生长期的儿童、少年，孕妇或乳母对钙的需求量大，他们对钙的吸收率也比较大，有时吸收率可高达 40%。另外，膳食中的某些因素有利于钙的吸收，如维生素 D 的适当供给，膳食含的一定量的蛋白质、乳糖及酸性介质都对钙的吸收有利。

干扰钙吸收的因素有维生素缺乏；钙磷比不平衡，一岁以内理想的钙磷比为 1.5∶1，一岁以后为 1∶1。食物中含植酸多及草酸含量高也不利于钙的吸收，谷物发酵后植酸含量大为减少，某些蔬菜如厚皮菜、圆叶菠菜草酸含量高于钙含量，烹制时应先焯后炒。此外，膳食中脂肪含量过高或患某些脂肪消化不良疾病时，钙可与脂肪酸形成钙皂而降低其吸收率。

（2）钙的贮留。机体对钙的需要量影响钙在体内的贮留，需要量大，贮留也增多。只要膳食供给的钙量适当，机体可根据其需要量增强或减弱对钙的吸收与排泄，使成年人维持平衡，使正在生长发育的机体维持正钙平衡。调节以上平衡关系的有甲状旁腺激素增强溶骨作用，使钙血增加；降钙素促进成骨作用降低血钙浓度；维生素 D 可促进钙的吸收。总之，体内的混溶钙池与骨骼钙形成动态平衡，实际上幼儿的骨骼每 1～2 年全部更新一次，成人更新一次则需 10～12 年。而牙齿一经形成后，几乎觉察不出其变化，因此儿童牙钙化的各关键时期，钙的供给尤为重要。

（3）钙的排泄。机体通过粪、尿、汗三条途径排出不需要的钙。粪钙大部分是膳食中未被吸收的钙，其次为内源性粪钙（每日约 150 mg），来自脱落的上皮细胞和消化液。通过尿排泄的钙每日约 1 500 mg，由汗液每日仅丢失 150 mg，高温工作大量出汗可能丢失 100 mg 以上的钙。

4. 参考摄入量与食物来源 钙的适宜摄入量（AI）见表 2-5。

表 2-5 钙的适宜摄入量标准 单位：mg/d

人群	婴儿	儿童	青少年	成人	老年	孕妇	乳母
AI	300～400	600～800	1 000	800	1 000	1 000～1 200	1 200

钙无明显毒作用，过量摄入可增加患肾结石的危险性，并干扰铁、锌、镁、磷等元素的吸收利用。由于目前滥补钙的现象时有发生，为安全起见，我国成人钙的可耐受最高摄入量（UL）确定为 2 g/d。

钙的摄入应考虑两个方面，即食物中钙的含量与吸收利用率。食物中的钙以乳及乳类制品最好，不但含量丰富而且吸收率高，是婴幼儿最理想的供钙食品。豆类和蔬菜含钙量也丰富。此外，芝麻、葵花子、海带、发菜等食品中含量也相当高。

（二）磷

磷是人体含量较多的元素之一。在成人体内含量为 650 g 左右，占体内无机盐总量的 1/4，平均占体重 1%左右。人体内的磷 85%～90%以羟磷灰石形式存在于骨骼和牙齿中，其余 10%～15%与蛋白质、脂肪、糖及其他有机物结合，分布于几乎所有组织细胞中，其中一半左右在肌肉。

磷在体内代谢受维生素 D、甲状腺素以及降钙素调节。

1. 生理作用　①构成骨骼、牙齿以及软组织；②调节能量释放；③是生命物质成分；④是酶的重要组成成分；⑤促进物质活化，以利体内代谢的进行。

此外，磷酸盐还参与调节酸碱平衡。磷酸盐能与氢离子结合，以不同形式、不同数量的磷酸盐类排出，从而调节体液的酸碱度。

2. 吸收与排泄　磷的吸收与排泄大致与钙相同。磷主要在小肠吸收，摄入混合膳食时，吸收率达 60%～70%。膳食中的磷主要以有机形式存在，摄入后在肠道磷酸酶的作用下游离出磷酸盐，并以磷酸盐的形式被吸收。植酸形式的磷不能被机体充分吸收利用。此外，人的年龄愈小，磷的吸收率愈高。

3. 参考摄入量和食物来源　磷的需要量与年龄关系密切（表 2-6），同时还取决于蛋白质摄入量。据研究，维持平衡时需要磷的量为 520～1 200 mg/d。其无可观察到副作用水平为 1 500 mg。

表 2-6　磷的适宜摄入量标准　　　　　　　　　　　　　　　　单位：mg/d

人群	0 岁	半岁	1 岁	4 岁	7 岁	11 岁	14 岁	18 岁	50 岁
AI	150	300	450	500	700	1 000	700	700	700

磷的来源广泛，一般都能满足需要。磷是与蛋白质并存的，在含蛋白质和钙丰富的肉、鱼、禽、蛋、乳及其制品中，如瘦肉、蛋、乳、动物肝、肾含量很高，海带、紫菜、芝麻酱、花生、坚果含磷也很丰富。粮食中磷为植酸磷，不经加工处理，利用率较低。蔬菜和水果含磷较少。

（三）铁

铁是人体必需微量元素中含量最多的一种，总量约为 4～5 g。

铁主要以功能性铁的形式存在于血红蛋白、肌红蛋白以及含铁酶中，占体内总铁量的 60%～75%，其余则以铁蛋白等贮存铁的形式存在于肝、脾、骨髓中，约占 25%。

1. 生理功能　铁的最主要功能是构成血红蛋白、肌红蛋白，参与组织呼吸过程。铁还参与许多重要功能，如参与过氧化物酶的组织呼吸过程，促进生物氧化还原反应的进行；促进 β-胡萝卜素转化为维生素 A、嘌呤与胶原的合成、抗体的产生、脂类从血液中转运以及药物在肝的解毒等。铁还对血红蛋白和肌红蛋白起呈色作用，在食品加工中具有重要作用。

2. 缺乏症　铁缺乏可引起缺铁性（营养性）贫血。它是一种世界性的营养缺乏症，在我国患病率也很高，处于生长阶段的儿童、青春期女青年、孕妇及乳母若膳食中摄铁不足就可造成营养性贫血。贫血的症状有：皮肤黏膜苍白、易疲劳、头晕、对寒冷过敏、气促、心动过速、记忆力减退等。体内血中红细胞和血红蛋白的含量减少。

3. 吸收、运转及贮留　人体铁的来源有两条途径：一是从食物中摄取，二是再次利用血红蛋白破坏时释放出的血红蛋白铁。

人体对铁的吸收利用率很低，只有 10%～20%。植物性食物的铁吸收率一般较低，低于 10% 以下，如大米 1%、大豆 7%、玉米和黑豆 3%、小麦 5%、莴苣 4%。动物性食品中铁吸收率较高，鱼类 11%、动物肌肉及肝 22%。蛋黄因含一种卵黄磷蛋白干扰铁的吸收，其吸收率仅为 3%。通常混合膳食铁的吸收率可以 10% 计。

铁的吸收主要在小肠上部。食物铁先被胃酸作用释放出亚铁离子，再与肠内抗坏血酸、某些糖及氨基酸等形成螯合物以利铁离子的吸收。被吸收进入小肠黏膜细胞的铁，首先与一种称为脱铁铁蛋白的黏膜受体结合形成铁蛋白贮留在黏膜细胞中。当身体需要时铁又从铁蛋白中释放出与另一种称为运铁蛋白的 β-球蛋白结合而带入血液中运往需要铁的组织中。失去铁的脱铁铁蛋白又从肠道吸收新的铁而恢复其铁蛋白形式。

铁主要以铁蛋白形式贮存于肝、脾、骨髓及肠黏膜细胞中，贮存铁的总量约为 1 g。铁在体内的代谢中可反复被利用，红细胞因无细胞分裂能力，平均寿命 120 d，衰老的红细胞被破坏分解为胆红素、氨基酸及铁。铁又通过血液循环运输到红骨髓参与造血，这样每日约 20～25 mg。

通常除肠分泌以及皮肤、消化道等的上皮脱落造成一些损失外（每日约 1 mg），铁几乎不从其他途径损失。因此只要从食物中吸收的铁能弥补这些损失，就能满足身体对铁的需要。妇女月经期由于失血或怀孕妇女需将铁转移给胎儿，消耗较多，故应提高铁供给量。影响铁吸收利用率的因素主要有：

（1）铁的存在形式。二价铁盐比三价铁盐更容易被机体利用。

（2）食物成分。维生素 C、核黄素、某些单糖、有机酸、动物蛋白有促进非血红素铁吸收的作用。

（3）肉因子。动物肉类、肝可促进铁吸收，一般将肉类中可提高铁吸收利用率的因素称为肉因子或肉鱼禽因子。

（4）生理因素。体内铁的需要量与贮存量对血红素铁或非血红素铁的吸收都有影响。当贮存量多时，铁吸收率降低；反之，贮存量低，需要量及吸收率增高。随着年龄的增长，铁的吸收率下降。

4. 在食物中的存在方式　铁广泛存在于动植物食品中，其存在形式对吸收率影响很大。铁在食物中的形式主要有以下两类：

（1）非血红素型铁或离子铁。这类铁主要以 $Fe(OH)_3$ 络合物的形式存在于食物中，与它结合的有机分子有蛋白质、氨基酸及其他有机酸等。这种形式的铁需与有机部分分开，被还原成亚铁离子才能被吸收，许多膳食因素可能影响此过程，如食物中较多植酸根或磷酸根存在，则可形成不溶性铁盐而影响铁的吸收率，谷类等植物食品因以上原因铁的吸收率可降低至 5% 以下。抗坏血酸存在有利于铁的吸收，它一方面可把高铁还原为亚铁，另一方面与亚铁离子形成可溶性螯合物以利吸收，半胱氨酸对铁的吸收也有类似作用。

（2）血红素型铁。是与血红蛋白及肌红蛋白的卟啉结合的铁。血红素型铁不受植物酸、磷酸的影响，也不受抗坏血酸的加强作用，血红素型铁以卟啉形式直接被肠黏膜上皮细胞吸收，然后在黏膜细胞内分离出铁与脱铁蛋白结合，因此吸收率较高。

5. 参考摄入量与食物来源　我国建议铁的膳食适宜摄入量（AI）见表 2-7。其无可观察到副作用水平为 65 mg（UL 50 mg）。

表 2-7 我国建议铁的膳食适宜摄入量 单位：mg/d

人群	儿童	青少年	成人	孕妇	乳母
AI	10	20	15	35	25

食物含铁量通常都不高。但是，肉、禽、鱼类及其制品却是食物铁的良好来源，尤其是肌肉、肝、血液含铁量高，利用率高。海米、蟹黄、蛋黄、红糖等也是铁的良好来源。植物性食品以豆类、坚果类、山楂、草莓、发菜、口蘑、黑木耳、紫菜、莲子、糯米等含铁较多。蔬菜中含铁量不高，油菜、苋菜、菠菜、韭菜等含有植酸等，铁利用率也不高。

（四）碘

人体内约含碘 20～50 mg。甲状腺组织内含碘最多，约占体内总碘量的 20%（约 8 mg）。其余的碘存在于血浆、肌肉、肾上腺和中枢神经系统等组织中。

1. 生理功能 碘在体内主要参与甲状腺素合成，故其生理作用也通过甲状腺素的作用表现出来。机体缺乏碘，可导致甲状腺肿，幼儿缺碘还导致先天性生理和心理变化，引起呆小症。

2. 吸收与代谢 膳食与饮水中的碘基本以无机碘的形式存在，极易被吸收，有机碘在人体肠道内被降解释放出碘化物而被吸收，而约有 80% 的甲状腺素未经变化即可被吸收。

吸收的碘，迅速转运至血浆，其中大约 30% 的碘被甲状腺利用，合成为甲状腺素，并被贮存于体内唯一贮存碘的甲状腺内。其余的碘常与血液中蛋白质结合，遍布各组织中。

在代谢过程中，甲状腺素分解脱下的碘，部分被重新利用，部分通过肾排出体外，部分在肝内合成甲状腺素葡萄糖酸酯或硫酸酯，随胆汁进入小肠，从粪便排出体外。

体内的碘约 90% 由尿排出，近 10% 由粪便排出，其他途径如随汗液或通过呼吸排出的较少。哺乳妇女可从乳汁中排出一定量碘（7～14 μg/d）。

3. 碘缺乏症与碘过量症 碘缺乏造成甲状腺素合成分泌不足，引起垂体促甲状腺激素代偿性合成分泌增多，刺激甲状腺增生肥大，称为甲状腺肿。甲状腺肿可由于环境或食物缺碘造成，常为地区性疾病，称为地方性甲状腺肿。若孕妇严重缺碘，可殃及胎儿发育，使新生儿生长受损，尤其是神经组织与肌肉组织。如果摄入碘过高，也可导致高碘性甲状腺肿。

4. 参考摄入量与食物来源 人体对碘的需要量受年龄、性别、体重、发育及营养状况等影响。中国营养学会建议的供给量为成人 150 μg，孕妇加 25 μg，乳母加 50 μg。碘的无可观察到副作用水平为 1 000 μg（UL 850 μg）。

人体所需的碘可由饮水、食物和食盐中获得，其中 80%～90% 由食物摄入。食物及饮水中碘的含量受各地土壤地质状况的影响。海洋是天然的"碘库"，海洋食物往往含有丰富的碘，碘含量一般高于陆生食物，有些食物还具有聚碘的能力。含碘量丰富的食物有海带、紫菜等；鲜鱼、蚶干、蛤干、干贝、淡菜、海参、海蜇等含碘比较高。每 100 g 海带（干）含碘 24 000 μg，紫菜（干）含 1 800 μg，淡菜（干）含 1 000 μg，海参（干）含 600 μg。海盐中含碘一般在 30 μg/kg 以上，但随着加工精度提高，海盐中含碘量降低，有时低于 5 μg/kg。

（五）锌

锌是人体必需的微量元素。人体含锌 2～2.5 g，主要存在于肌肉、骨骼、皮肤。按单位重量含锌量计算，以视网膜、脉络膜、前列腺为最高，其次为骨骼、肌肉、皮肤、肝、肾、心、胰、脑和肾上腺等。

1. 生理功能及缺乏症

（1）锌可作为酶的组成成分或作为酶的激活剂。

（2）锌能促进生长发育与组织再生。

（3）锌作为味觉素的结构成分，可促进食欲。

（4）锌参与创伤组织的修复。缺锌时伤口不易愈合，锌对于维持皮肤健康也是必需的。

（5）锌可维护免疫功能。锌能直接影响胸腺细胞的增殖，使胸腺素分泌正常，以维持细胞免疫功能。

人体缺乏锌表现为食欲不振、生长停滞、少年期性器官发育幼稚化、自发性味觉减退、伤口愈合慢等症状，孕妇缺锌严重时可使胎儿畸形。

2. 吸收与排泄

锌主要在小肠内被吸收，与血浆中的蛋白质或传递蛋白结合进入血液循环。锌的吸收率为 20%～30%。锌的吸收受许多因素的影响，高蛋白、中等磷酸含量的膳食有利于锌的吸收，维生素 D、葡萄糖、乳糖、半乳糖、柠檬酸有利于锌的吸收。

锌在体内代谢后，主要通过粪便、尿液、汗液、精液、乳汁等排出。

3. 参考摄入量与食物来源

同位素实验研究发现，人体每日需要锌 6 mg，考虑到不同膳食中的锌吸收率不同，其供给量亦有异。若以我国居民膳食中锌的平均吸收率为 25% 计算，锌的推荐摄入量为：1～9 岁为 10 mg，10 岁以上为 15 mg，成年男子为 14.6 mg，孕妇、乳母为 20 mg。锌的无可观察到副作用水平为 30 mg。

锌的来源广泛，但动、植物性食物的锌含量和吸收率有很大差异。植物性食品由于含植酸盐、膳食纤维等较多，锌的吸收率较低。一般以动物性食物如贝壳类海产品、红色肉类、动物内脏等作为锌的良好来源。按每 100 g 含锌量计算，牡蛎最高可达 100 mg 以上，畜禽肉及肝、蛋类在 2～6 mg，鱼及其他海产品在 1.5 mg 左右，畜禽制品 0.3～0.5 mg。植物中，豆类及谷类 1.5～2.0 mg，但利用率低，且在碾磨中含量下降，其中谷类发酵后，由于植酸减少，有利于锌的吸收。蔬菜及水果类含量较低，牛乳中锌的含量也较低。

（六）硒

硒在人体内的含量很低，总量为 14～20 mg，广泛分布于所有组织和器官中，其中肝、胰、肾、心、脾、牙釉质等部位含量较高，脂肪组织最低。

1. 生理作用

①抗氧化作用；②解毒作用；③保护心血管，维护心肌健康；④增强机体免疫功能。此外，硒还有促进生长、保护视觉器官等作用。

2. 吸收与代谢

硒在小肠吸收，无机硒与有机硒都易于被吸收，其吸收率在 50% 以上。硒吸收率的高低，与硒的化学结构、溶解度有关。例如，蛋氨酸硒的吸收率大于无机形式的硒，溶解度大者吸收率也高。

硒被吸收后，通过与血浆蛋白结合，被转运至各器官与组织中。代谢后大部分硒经尿排出，粪中的硒绝大多数为未被吸收的食物硒，少量为代谢后随胆汁、胰液、肠液一起分泌到肠腔的。此外，硒也可从汗中排出。

3. 参考摄入量与食物来源

硒缺乏可导致克山病与大骨节病。我国根据膳食调查结果确定预防克山病所需的硒最低日需要量为 19 µg/d（男）、14 µg/d（女）。中国营养学会提出硒的 RNI 值为 50 µg/d（7 岁以上人群）。

硒摄入过多可致中毒。我国湖北恩施县的地方性硒中毒，与当地水土中硒含量过高，导致粮食、蔬菜、水果中含硒高有关。硒的无可观察到副作用水平为 200 µg（UL 为 400 ug）。

食物中硒含量受当地水土中硒含量的影响很大。食物中硒的分布规律为：动物＞鱼类＞肉类＞谷类和蔬菜，动物性食品，肝、肾、肉类及海产品是硒的良好食物来源，蔬菜和水果含硒较少。食品加工可损失部分硒。可以通过酵母硒、硒代半胱氨酸等有机硒，亚硒酸钠等无机硒进行营养强化和补充。

（七）铜

铜在人体内总量为 50～200 mg，分布于体内各器官组织中，以肝和脑中浓度最高，其他脏器相对较低。

1. 生理作用

（1）铜可影响铁代谢，维持正常造血机能。

（2）铜可促进结缔组织形成。

（3）铜能保护机体细胞免受超氧离子的损伤。铜是超氧化物歧化酶的成分，能催化超氧离子成为氧和过氧化氢，有利于超氧化物转化，从而保护活细胞免受毒性很强的超氧离子的毒害。

此外，铜与儿茶酚胺、多巴以及黑色素都有关，可促进正常黑色素形成，维护中枢神经系统的健康。

2. 吸收与代谢　铜主要在胃和小肠上部吸收，吸收率约为 40%，某些膳食成分如锌、铁、维生素 C 与果糖影响铜的吸收。

吸收后的铜，被运送至肝和骨骼等脏器与组织，用以合成含铜蛋白和含铜酶。

铜在体内不是一种贮存金属，极易从肠道进入体内，又迅速从体内排出，正常人每日通过粪、尿和汗排出铜，约占总排出量 80% 的铜通过胆汁排除，其次为小肠黏膜，从尿中排出的量，约为摄入量的 3%。

3. 参考摄入量与食物来源　WHO 提出婴幼儿每日每千克体重铜的需要量为 80 µg，儿童为 40 µg，成人为 30 µg。铜的 AI 为 2.0～3.0 mg。

铜广泛存在于各种食物中，牡蛎、贝类、坚果中含量（0.3～2 mg/100 g）特别高，含量较丰富的有肝、肾、鱼、麦芽与干豆类（0.1～0.3 mg/100 g），绿叶蔬菜含铜量较低，牛乳含铜也较少，而人乳中含量稍高。

【拓展材料】

胰岛素启动子——铬

铬在自然界有两种形式：三价铬和六价铬。三价铬是人体必需的微量元素，六价铬则对人体有毒性。铬在人体的量为 5～10 mg，主要存在于骨、皮肤、脂肪、肾上腺、大脑和肌肉中。铬在人体组织中含量随年龄增长而降低。

铬在糖代谢中作为一个辅助因子对胰岛素起启动作用，已知铬是葡萄糖耐量因子的重要组成成分。铬还影响脂肪的代谢，有降低血清胆固醇和提高高密度脂蛋白胆固醇的作用，从而减少胆固醇在血管壁的沉积，可预防动脉粥样硬化。此外，铬还有促进蛋白质代谢和生长发育、增加免疫球蛋白等作用。

当铬摄入不足时，可导致生长迟缓，葡萄糖耐量损害，血糖、尿糖增加，易患糖尿病、高血脂症、冠心病等。

铬的安全和适宜摄入量，美国营养标准推荐委员会 1989 年建议为 $50\sim200\ \mu g/d$。中国营养学会建议成年人铬的 AI 为 $50\ \mu g/d$，孕妇由于葡萄糖耐量明显高于非孕妇女，故应提高铬的供给量。铬的无可观察到副作用水平为 $1\ 000\ \mu g/d$(UL 为 $500\ \mu g/d$)。

无机铬的吸收率很低（<3%），当与有机物结合时，其吸收率可提高至 10%～25%。膳食中某些因素可影响铬的吸收率，抗坏血酸可促进铬的吸收，低浓度草酸盐（0.1 mmol/L）可使体内铬量增高，而植酸盐却明显降低其吸收。膳食中单糖与双糖不利于铬的吸收。铬代谢后主要由肾排出，少量经胆汁从肠道排出体外，皮肤、汗腺也有少量排泄。

铬的良好食物来源为肉类及整粒粮食、豆类。乳类、蔬菜、水果含量低。啤酒酵母、干酵母、牡蛎、肝、蛋黄含铬量高，且铬活性也大。粮食经加工精制后，铬含量明显降低。白糖中铬含量也低于红糖。

任务七　水和膳食纤维营养价值评价

一、水的生理功能和人体对水的需求

水一般占成年人总体重的 60%，体内水分随年龄增长和人体脂肪组织的增加而减少，介于 50%～75%。初生儿为 75%，60 岁的老人下降到 50%。水是人体内一切细胞的成分，不同组织含量不一样。血液中含水高达 97% 以上，肌肉为 72%，脂肪为 20%～35%，骨骼为 25%，牙齿仅含水 10%。

（一）水的生理功能

1. 水是构成人体组织细胞和体液的重要成分　①水具有很强的溶解性，各种物质在适当条件下均可溶于水中，甚至一些脂肪和蛋白质也可分散于水中形成乳浊液或胶体溶液，这使水成为体内各种生化反应的重要媒介和场所。②水的流动性很强，可作为各种物质的载体，对于营养物质的吸收和运输、代谢产物的运输和排泄有着重要作用。③水本身直接参加体内物质代谢，促进各种生理活动和生化反应。

2. 水能调节体温　水能调节体温：一方面，因为水的比热容大，人体遇热时体温升高不多；另一方面，人可通过出汗调节体温。此外，水是血液的主要成分，血液循环可以把物质代谢产生的热迅速均匀地分布于全身各处。

3. 水具有润滑作用　水除了具有润滑作用外，还能使皮肤保持柔软、有伸缩性。

（二）人体水的平衡

水的平衡对人体维持内环境的稳定具有非常重要的作用。人体通过水的摄入和排泄维持水的平衡。

1. 水的来源　补充人体水的来源包括三个部分：饮用水和其他饮料、固体食物中的水、人体代谢产生的代谢水。

代谢水（内生水）是指营养素在人体内氧化代谢过程中产生的水。1 g 糖类在人体内代谢会产生 0.6 g 的水，每 1 g 蛋白质可产生 0.41 g 的水，每 1 g 脂肪可产生 1.07 g 的水。每日人体通过代谢可产生大约 300 mL 的水。

2. 水的排泄　水的排泄主要通过尿液、皮肤、肺、粪便等途径。水摄入不足或丢失过多，可引起机体失水。

（三）水的人体需求

水的需要量主要受代谢、年龄、体力活动、气温、膳食等因素的影响，需要量变化很大。美国营养标准推荐委员会提出：成人每消耗 4.186 kJ 能量，水的需要量为 1 mL。由于婴儿和儿童体表面积较大，身体中水分的百分比和代谢率较高，易发生失水，而水中毒的危险性很小，水的需要量常增加到 0.34 mL/kJ。孕妇、哺乳期妇女由于水分额外分泌，水的需要量也要增加。

二、膳食纤维及生理功能

1. 膳食纤维的概念及理化特性　膳食纤维又称食物纤维，俗称粗纤维，主要是指食物（植物性食物）中所存在的一类不能被人体消化酶类分解，不能被人体消化吸收的多糖类物质的总称。膳食纤维包括了纤维素、半纤维素、果胶、海藻多糖、植物的木质素、抗性淀粉及氨基多糖（也称甲壳素）等。这类物质虽然不能供给热能，但对人体有重要的生理意义。膳食纤维在肠内相对不溶解，但结肠中的细菌酶可以使其一部分分解，产物为短链脂肪酸、水、二氧化碳、氢气和甲烷。一般 50%～90% 的膳食纤维可被降解，但个体差异很大，且与食物来源有关。

膳食纤维按其在水中的溶解性能大致可分为不溶性食物纤维和可溶性食物纤维两大类。

2. 膳食纤维的生理功能

（1）刺激肠道蠕动，减少有害物质与肠壁的接触时间，尤其是果胶类吸水浸胀后，有利于粪便排出，可预防便秘、直肠癌、痔疮及下肢静脉曲张。

（2）促进胆汁酸的排泄，抑制血清胆固醇及三酰甘油的上升，降低人的血浆胆固醇水平，可预防动脉粥样硬化和冠心病等心血管疾病的发生；减少胆汁酸的重吸收，预防胆结石的形成。

（3）不溶性食物纤维能促进人体胃肠吸收水分，延缓葡萄糖的吸收，延缓胃排空速度、延缓淀粉在小肠内的消化速度。同时使人产生饱腹感，对肥胖病人进食有利，可作为减肥食品。

（4）改善神经末梢对胰岛素的感受性，降低对胰岛素的要求，改善耐糖量，可调节糖尿病人的血糖水平，可作为糖尿病人的食品。

（5）改善肠道菌群，增加结肠中的发酵率，发酵产生的短链脂肪酸使肠道有益菌群的增加，有助于正常消化和增加排便量，预防肠癌、阑尾炎等。

但过多的膳食纤维会影响其他营养素如蛋白质的消化和钙、铁的吸收。

三、膳食纤维的摄入量和食物来源

1. 膳食纤维的摄入量　膳食纤维的摄入量贵在适度，过多或过少都不利于人体健康，以适量为宜。过量的膳食纤维对人体健康具有较大的副作用：一方面，大量的膳食纤维不仅会引起肠黏膜的不良刺激，其在结肠内酵解产生气体而形成较大的结肠压力，会引起腹胀造成肌体不适；另一方面，大量的膳食纤维还可能导致人体某些营养素，如无机盐中的钙、铁、锌以及脂溶性维生素中的维生素 A 等的不足甚至缺乏，因此正确把握膳食纤维的适宜摄入量是充分有效发挥膳食纤维生理功能的关键。膳食纤维的摄入标准通常可以根据年龄状况或能量摄入量具体确定。

我国营养专家建议膳食纤维的摄入量：就年龄状况而言，一般情况下，7～10 岁儿童每人每天为 10～15 g，青少年每人每天为 15～20 g，普通成年人每人每天为 20～35 g，成年人中的肥胖者每人每天为 25～30 g；就能量摄入状况而言，低能量（7.52 MJ）饮食为 25 g/d，中能量（10.03 MJ）饮食为 30 g/d，高能量（11.70 MJ）饮食为 35 g/d。

2. 膳食纤维的食物来源　膳食纤维的食物来源包括自然型（内源性）和加工型（外源性）两大途径。自然型（内源性）膳食纤维是指食物自身的组成成分而固有的，如蔬菜中的膳食纤维；加工型（外源性）膳食纤维是指加工制取后作为食品添加剂加入的，如酸乳中的膳食纤维。膳食纤维是植物性成分，植物性食物是膳食纤维的天然食物来源。膳食纤维在蔬菜、水果、粗粮、杂粮、豆类及菌藻类食物中含量丰富。部分常见食物原料中膳食纤维的含量状况为：大白菜 0.9％、白萝卜 1.0％、空心菜 1.4％、韭菜 1.4％、蒜苗 1.8％、黄豆芽 1.0％、毛豆 4.0％、苦瓜 1.4％、生姜 1.4％、鲜枣 1.9％、山药 0.9％、小米 1.6％、玉米面（黄）5.6％、绿豆 6.4％、干银耳 30.4％、水发黑木耳 2.6％、海带（干）6.1％。

四、膳食纤维对其他营养素的影响

膳食纤维对很多营养素的吸收都有影响，有正面的影响也有负面的影响，其影响的不同取决于不同的营养素、纤维的种类及纤维的量。例如，膳食纤维可延缓糖代谢，从而可降低餐后血糖。起到降低血糖作用的纤维是水溶性膳食纤维，常见的水溶性纤维如胍胶、菊粉、果胶、魔芋等均有此作用。膳食纤维摄入过多会影响钙、铁、锌等营养素的吸收。

【拓展材料】

膳食纤维与粗纤维的区别

不同于常用的粗纤维的概念，传统意义上的粗纤维是指植物经特定浓度的酸、碱、醇或醚等溶剂作用后的剩余残渣。强烈的溶剂处理导致几乎 100％水溶性纤维、50％～60％半纤维素和 10％～30％纤维素被溶解损失掉。因此，对于同一种产品，其粗纤维含量与总膳食纤维含量往往有很大的差异，两者之间没有一定的换算关系。

虽然膳食纤维在人体口腔、胃、小肠内不被消化吸收，但人体大肠内的某些微生物仍能降解它的部分组成成分。从这个意义上说，膳食纤维的净能量并不严格等于零。而且，膳食纤维被大肠内微生物降解后的某些成分被认为是其生理功能的一个起因。

任务八　食物的消化和吸收

一、人体消化系统

（一）消化与吸收的概念

食品在消化道内分解成能被生物体吸收利用的小分子物质的过程称为消化。消化作用的化学反应机制是水解作用。食品经过消化后，透过消化道黏膜进入血液或淋巴液循环的过程称为吸收。消化和吸收是两个紧密联系的过程。除了水、无机盐、维生素、单糖、氨基酸和某些脂质以外，其他高分子营养素（多糖、蛋白质、肽和一部分脂质）在被吸收利用以前，都必须先经消化液（唾液、胃液、胰液和肠液）中各种酶的催化水解。

食品的消化有两种形式：一种是靠消化液及其酶的作用，把食品中的大分子物质分解成可被吸收的小分子物质，称为化学性消化；另一种是靠消化道运动，如口腔的咀嚼和消化管的蠕动，把大块食物磨碎，称为物理性消化（机械性消化）。

（二）消化系统组成

1. 消化道是一条从口腔到肛门的肌性管道　它既是食品通过的管道，又是食品消化、吸收的场所。根据位置、形态和功能的不同，消化道可分为口腔、咽、食管、胃、小肠（十二指肠、空肠、回肠）、大肠（盲肠、阑尾、升结肠、横结肠、降结肠、乙状结肠、直肠）和肛门，全长 8～10 m。消化管可以通过蠕动、节律性分节运动、摆动和紧张性收缩等运动方式混合食物和推进食物。

2. 消化腺是分泌消化液的器官　主要有唾液腺、胃腺、胰、肝和小肠腺等。这些消化腺有的就存在于消化道的管壁内，如胃腺、肠腺，其分泌液直接进入消化道内，有的则存在于消化道外，如唾液腺、胰和肝，它们有专门的腺管将消化液送入消化。

（三）消化

食物在人和动物体内的消化过程可分为三个阶段：口腔内消化、胃内消化、小肠消化。在这三个阶段中，分别由不同的消化腺分泌的消化液进行消化。消化液中含有许多成分，其中消化酶是重要的成分。

1. 口腔消化　口腔的主要消化功能就是通过咀嚼把进入口腔内的大块食物初步磨细切碎并与唾液混合形成食团，以利于食物的吞咽。

2. 胃　胃是食物的贮运场和加工厂，对食团进行化学性消化和机械性消化而形成食糜，同时也能调节食糜进入十二指肠的速度，从而调节消化吸收的快慢。

胃液的消化作用主要有：

（1）胃酶的作用。胃中主要的消化酶是胃蛋白酶，它以酶原的形式存在于腺细胞，分泌入胃内的酶原并不具有活性，必须经胃酸或已有活性的胃蛋白酶激活后，才具有催化作用。

（2）胃酸的作用。胃酸是胃腺壁细胞分泌的盐酸，它为胃蛋白酶的活动提供酸性环境，并能杀灭或抑制胃内的细菌。胃酸还可促进胰液、肠液的分泌，以及有利于钙、铁的吸收。另外，胃液中含有一种黏蛋白称为内因子，能与维生素 B_{12} 结合并帮助它吸收。

3. 小肠　小肠是食物消化的主要场所。胰液是含有碳酸氢钠和各种消化酶的碱性液体。食糜先被这些碱性消化液中和，然后它所含的高分子营养素受各种消化酶作用而分解。胆汁含有胆酸盐，能乳化脂肪，使其能更好地分散在水中，有利于它的消化和吸收。小肠腺分泌的肠液中也含有多种消化酶，能进一步对食物进行消化分解。

4. 大肠　在大肠所分泌的碱性黏稠液中，几乎不含消化酶，但是小肠液中的酶随着食糜一起进入了大肠，所以在大肠内，食物的消化作用仍在继续进行。

（四）吸收

1. 吸收的方式　小分子物质的吸收有两种方式：一种是被动吸收，另一种是主动吸收。

被动吸收取决于膜内外被吸收物质的浓度差、物质分子的大小与电荷状态等因素，这是一种简单的物理化学过程，包括滤过、扩散、易化扩散等作用。主动吸收有高度的选择性，所以各种物质吸收的速度不相同。以几种己糖为例，吸收速度依次为：半乳糖＞葡萄糖＞果糖＞甘露糖，而戊糖又慢于己糖。

2. 吸收的部位 营养物质的吸收主要在小肠里进行，小肠黏膜细胞的正常代谢功能是维持正常吸收机制的必要条件。人的小肠长约 4 m，是消化道最长的一段，肠黏膜具有环状皱褶并拥有大量绒毛及微绒毛。绒毛为小肠黏膜的微小突出结构，长度为 0.5～1.5 mm，密度 10～40 个/mm^2，绒毛上再分布微绒毛，其中分布有微血管、乳糜管（淋巴管）和神经。由于皱褶与大量绒毛与微绒毛的存在，构成了巨大的吸收面积（总吸收面积达 200～400 m^2），加上食物在小肠内停留时间较长（3～8 h），这些都是对小肠吸收的有利条件。

一般认为，糖类、蛋白质和脂肪的消化产物，大部分是在十二指肠和空肠吸收，当其到达回肠时通常已吸收完毕。回肠被认为是吸收机能的贮备，但是它能主动吸收胆汁盐和 B 族维生素。

大肠虽然也有一定的吸收能力，但食糜经过小肠后绝大部分可吸收物质都已被吸收，剩下的几乎是不可吸收的废物，所以，大肠的主要功能是大量吸收水分以浓缩肠内腐渣，形成粪便。

3. 物质的吸收途径 物质的吸收通过两条途径进行：一是通过微血管经过肝门脉系统入肝，再运向身体各部；二是通过乳糜管吸收，物质由淋巴系统经过胸导管再进入血液。糖、蛋白质（以氨基酸的形式）、水、无机盐、水溶性维生素等约有 90% 以上是通过微血管被吸收的，而脂肪及脂溶性物质则主要通过乳糜管被吸收。

4. 影响吸收的因素 影响吸收的因素有被吸收物的理化性质（如相对分子量大小、溶解度、分子形状和浓度等）、小肠的生理机能状态（蠕动、吸收面积、一些特殊的生理和病理状况等）和食物在消化管中的停留时间。

二、三大产能营养物质的消化与吸收

（一）糖类的消化与吸收

1. 消化吸收 糖类的消化吸收主要在小肠中进行，但小肠中未彻底消化以及不能消化的糖类在结肠中经肠道微生物发酵后，产生短链脂肪酸，如乙酸、丙酸、丁酸等，能改善肠道微生物菌群，对人体降血脂、调节血糖、清除肠道毒素和废物如氨、酚有帮助。所以，有人也称非消化性糖类，如低聚果糖为"益生元"物质。

膳食中的单糖、糖醇不需消化，可直接吸收，可消化的糖类主要是淀粉，常见的双糖，除海藻糖外也可被消化，而寡糖中多为非消化性糖类。淀粉的消化主要在小肠中进行。肠腔中的 α-淀粉酶作用于淀粉的 α-1,4-糖苷键，使之水解成 α-糊精、麦芽寡糖和麦芽糖，再经 α-糊精酶、麦芽糖酶继续分解为葡萄糖。蔗糖和乳糖可分别经蔗糖酶和乳糖酶水解为葡萄糖、果糖及半乳糖。有些人缺乏乳糖酶，吃了乳品后，乳糖消化不良，出现乳糖不耐症。

糖类以单糖形式在小肠上部被吸收，进入血液，这是一个主动转运过程。各种糖吸收速度各不相同，半乳糖和葡萄糖吸收快，果糖、甘露糖较慢。

2. 糖类的代谢 从来源看，血糖一方面来源于食物中糖类，另一方面来源于肝组织贮存的糖原及乳酸、氨基酸的糖异生作用。

血糖有三条去路：第一，有一部分直接被各组织细胞氧化分解，为这些组织细胞提供能量，特别是神经组织，如大脑神经细胞自身没有能源贮存，主要依靠血液供给能源物质。第二，部分以糖原方式贮存于肝及肌肉组织。第三，多余的葡萄糖则转变为贮存脂肪。其中，在各组织细胞内氧化分解是糖类的主要代谢途径，它包括了不需氧的糖酵解过程和需氧的三羧酸循环。

（二）蛋白质的消化与吸收

膳食中的蛋白质消化从胃开始。胃酸先使蛋白质变性，胃蛋白酶可分解蛋白质。但蛋白质消化的主要场所在小肠，由胰腺分泌的胰蛋白酶和糜蛋白酶使蛋白质在小肠中被分解为氨基酸和部分二肽和三肽，在小肠肽酶作用下进一步分解为氨基酸后被吸收。

氨基酸通过小肠黏膜细胞是由三种主动运输系统来进行的，它们分别转运中性、酸性和碱性氨基酸。例如，亮氨酸、异亮氨酸和缬氨酸有共同的转运系统，若过多地向食物中加入亮氨酸，异亮氨酸和缬氨酸吸收就会减少，从而造成食物蛋白质的营养价值下降。

（三）脂类的消化与吸收

1. 消化、吸收　脂肪需先乳化成亲水性小油滴，然后再消化吸收。这个过程通过胃、小肠的蠕动和胆酸盐、磷脂等乳化剂参与来实现。胰脂肪酶和肠脂肪酶可水解脂肪成甘油、脂肪酸及单酰甘油，然后进入小肠黏膜细胞内被吸收。中、短链脂肪酸可与蛋白质结合成脂蛋白，直接进入血液。长链脂肪酸在肠黏膜细胞内重新合成三酰甘油，并与胆固醇、磷脂和蛋白质结合成一种亲水性微团——乳糜微粒，通过淋巴液循环后进入血液。

2. 代谢　血液中的脂类物质都以脂蛋白形式存在、运输。血浆脂蛋白按密度可有 5 种类型，包括密度最低、主要作为运转外源性三酰甘油的乳糜微粒（CM），运转内源性三酰甘油的极低密度脂蛋白（VLDL），含胆固醇高的低密度脂蛋白（LDL），含脂肪酸、蛋白质高的高密度脂蛋白（HDL）和极高密度脂蛋白（VHDL）。CM、LDL 的高低与三酰甘油和胆固醇的含量相关。当 LDL 低一些，HDL 高一些，对防止动脉粥样硬化有好处。

脂肪酸在组织细胞中可通过 β-氧化分解，为机体供能。β-氧化分解是细胞中脂肪酸的特殊生物氧化方式，它能够把脂肪酸分解成小分子的二碳单位——乙酰辅酶 A。由于脂肪酸的氧化分解产生的乙酰辅酶 A 比葡萄糖多，容易造成堆积，因此脂肪酸没有葡萄糖氧化迅速，所以可把脂肪比喻为机体的"第二能源"。同时，机体能量供给超过需要时，多余的能量，不管它是否来自脂肪，都会以脂肪组织的形式贮存，导致肥胖发生。另外，在肝组织中还可能因脂肪酸大量氧化分解，乙酰辅酶 A 堆积而产生酮体。酮体是丙酮、乙酰乙酸和 β-羟丁酸的合称，它们是缺糖时机体肝外组织能量的供应形式，特别是为脑、心等提供能量，但酮体过高会导致酸中毒。

【拓展材料】

代谢物质的排泄

机体在新陈代谢中，不断产生对机体无用或有害的代谢产物，如不及时清除体外，就会在体内堆积对机体产生伤害，因此，机体必须通过排泄活动将其排泄出去。排泄是指机体在新陈代谢过程中所产生的代谢终产物以及多余的水分和进入体内的各种异物，由排泄

器官向体外输送的生理过程。机体的排泄器官主要是肾，其次是肺、皮肤、肝和肠。肾以尿的形式排出多种代谢终产物和某种异物，如尿素、尿酸、肌酐、马尿酸、水及进入体内的药物等。肺借助呼气排出 CO_2 和少量水，以及一些挥发性物质。皮肤依靠汗腺分泌，排出一部分水和少量的尿素与盐类。肠和肝将胆色素和无机盐排入肠腔，随粪便排出体外。在这些器官中，由肾排出的代谢终产物不仅种类多，数量大，而且，肾还可根据机体情况调节尿的质和量，因而肾的泌尿作用具有特别重要的意义。

项目三 各类食品营养

【案例引入】

帮儿女们带孙子的老人们在一块儿聊天。

老人甲："我家小孙子吃饭可好了，尤其特别喜欢吃肉，肉的营养多好呀！看身体那个叫壮实！"

老人乙："是吗，我家孙子可好养了，只要有馒头就可以了，馒头的营养也不赖。"

到底肉的营养有多好？馒头的营养有多高？我们必须对各类食品的营养价值有个正确的认识，只有明确各类食品的营养价值才能在实际生活中进行科学饮食，达到合理营养、促进健康的目的。

任务一 食物营养价值评价

一、食物营养价值的相对性

食品有三方面的功能：营养功能、感官功能和生理调节功能。食品的营养功能，是人类获取食物的内在动力所在。除去营养素之外，食物中还含有多种有益于人体健康的物质，如膳食纤维、类胡萝卜素、生物类黄酮等。

食物的营养价值是指食物中所含的热能和营养素能满足人体需要的程度，包括营养素的种类、数量和比例，被人体消化吸收和利用的效率，所含营养素之间有何相互作用等几个方面。食物的营养价值并非绝对，而是相对的。在评价食物的营养价值时必须注意以下几个问题：

第一，几乎所有天然食物中都含有人体所需要的一种以上的营养素。除去某些特别设计的食品（如病人用无渣膳食、婴儿乳粉和宇航食品等）以及4个月内婴儿喂养的母乳之外，没有一种食品的营养价值全面到足以满足人体的全部营养需要。例如，牛乳虽然是一种营养价值相当高的食物，但其中铁的含量和利用率都较低；胡萝卜也是一种被公认营养价值较高的蔬菜，但其蛋白质含量很低。通常被称为"营养价值高"的食物往往是指多数人容易缺乏的那些营养素含量较高，或多种营养素都比较丰富的那些食物。

第二，不同的食物中能量和营养素的含量不同，同一种食物的不同品种、不同部位、不同产地、不同成熟程度之间也有相当大的差别。例如，同样是番茄，大棚生产和露地生产的果实维生素C含量不同。因此，食物成分表中的营养素含量只是这种食物的一个代表值。

第三，食物的营养价值也受贮存、加工和烹调的影响。有些食物经过烹调加工处理后会损失原有的营养成分。例如，蔬菜经热加工处理后，维生素C损失较多，但是也有些食物经过加工烹调提高了营养素的吸收利用率，如大豆制品、发酵制品等。

第四，有些食物中存在一些天然抗营养成分或有毒物质。例如，菠菜中的草酸会影响钙的吸收，生大豆中的抗胰蛋白酶影响蛋白质的吸收，生蛋清中的生物素结合蛋白影响生物素的利用，生扁豆中的毒物会引起中毒等。这些物质会对食物的营养价值和人体健康产生不良影响，应当通过适当的加工烹调使之失活。

第五，食品的安全性是首要的问题。如果食品受到来自微生物或化学毒物的污染，就无法考虑其营养价值。

食品除营养功能外，还具有感官功能。食物的感官功能可以促进食欲，并带来饮食的享受，但食品的风味与营养价值没有必然的联系，因此片面追求感官享受往往不能获得营养平衡的膳食。食物的生理调节功能不仅与营养价值相关，还取决于一些非营养素的生理活性成分，与其营养价值的概念并非完全一致。营养与食品工作者应当认识到，食品除了满足人的营养需要之外，尚有社会、经济、文化、心理等方面的意义。食物的购买和选择取决于价格高低、口味嗜好、传统观念和心理需要等多种因素。因此，食物的营养价值常常与其价格不成比例，甚至相去甚远。

二、食品营养价值评价指标

（一）营养素的种类和数量

凡食物必定含有营养成分，但不可能由一种食物供给人体所需要的各种营养素。不同品种的植物性食物，其各种营养素含量各具特色。也可因气候、降水量、地质等因素不同而使其营养成分和含量有所变化。动物来源的食物也会因动物的品种、饲料和饲养方式的不同而各异。为此，要了解人所摄入的食物含有那些营养素，各种营养素的含量有多少，每日由食物摄取的营养素能否满足自身的需要，就必须对食物所含的营养素成分和数量有所了解。

我国营养学家们经过多年的努力和工作在 2002 年制定了《中国食物成分表 2002》，在这个基础上又出版了《中国食物成分表 2004》。

当评定食品中某营养素的营养价值时，应对其所含营养素的种类及含量进行分析确定。食品中所提供的营养素的种类和营养素的相对含量，越接近于人体需要或组成，该食品的营养价值就越高。

（二）食品中各种营养素的人体消化率、利用率以及感官状态

人体消化率主要是蛋白质、脂类和钙、铁、锌等无机盐和微量元素的消化率。

利用率是指食品所含各种营养素在人体内的生物利用率，尤其是蛋白质、必需氨基酸、钙、铁、锌等营养素被消化吸收后，能在人体内被利用的程度。

感官状态是指食品的色、香、味、型，可通过条件反射影响人的食欲及消化液分泌的质与量，从而明显影响人体对该食物的消化能力。

（三）营养质量指数

目前，营养学上常以营养质量指数（INQ）为指标来评定食品的营养价值。所谓 INQ，是指营养密度与热能密度相适应的程度。营养密度是指满足机体某种营养素需要的程度，热能密度是指满足机体热能需要的程度，上述两者的比值即 INQ。

$$INQ = 营养密度/热能密度$$
$$= （某营养素含量/该营养素供给量）/（所产生的热能/热能供给量标准）$$

$INQ \geq 1$，表示该食物的营养价值的供给量高于热能的供给或与人的需要达到平衡，为营养价值高的食物；$INQ < 1$，表示该食物的营养价值的供给量低于热能，长期食用此种食物，可能发生该营养素的不足或能量过剩，为营养价值低的食物。

　　INQ 的主要优点是可以对食品营养价值的优劣一目了然，是一种评价膳食营养价值、指导消费、科学配膳和评价食品强化是否合理的简明适用指标。

　　现以成年男子轻体力劳动者营养素供给量标准为示例，根据食品成分表中的鸡蛋和牛乳的营养素含量计算出每 100 g 鸡蛋和牛乳中主要营养素的 INQ 值，见表 3-1。

表 3-1　鸡蛋和牛乳中几种营养素的 INQ 值

项　　目	热能/kJ	视黄醇/mg	核黄素/mg	蛋白质/g	铁/mg	硫胺素/mg	钙/mg	尼克酸/mg	抗坏血酸/mg
供给量标准	10 868	800	1.3	80.0	15.0	1.3	800	13	60
100 g 鸡蛋	710.6	432	0.31	14.7	2.7	0.16	55	0.1	—
标准/%	6.54	54.0	23.85	18.4	18.0	12.3	6.88	0.77	0
INQ		8.26	3.65	2.81	2.75	1.88	1.05	0.12	0
100 g 牛奶	288	42	0.13	3.5	0.2	0.04	120	0.2	1.0
标准/%	2.65	5.25	10	4.38	1.33	3.08	15	1.54	1.67
INQ		1.98	3.77	1.65	0.50	1.16	0.58	0.58	0.63

　　从表 3-1 可以看出，鸡蛋的几种营养素，除尼克酸和抗坏血酸外，INQ 均大于 1；牛乳中的几种主要营养素除了铁、尼克酸和抗坏血酸外，INQ 也均大于 1，说明鸡蛋和牛乳都是营养价值高的食物。

三、评定食品营养价值的意义

　　(1) 全面了解各种食物的天然组成成分，取长补短，充分利用食物资源。

　　(2) 了解在贮藏、加工、烹调过程中食品营养素的变化和损失，采取措施以充分保存营养素。

　　(3) 了解食品中营养物质的种类和特点，以便趋利避害，有的放矢，充分发挥其潜能。

　　(4) 指导人们科学选购食品及合理配制营养平衡膳食。

【拓展材料】

专家称食品营养评价尚无科学方法

　　"现在儿童食品包装标注的对儿童健康有益的描述，实际传播的是一种错误信息。"在 2010 年 11 月 8 日中国营养学会举行的食物营养素度量法研讨会上，第一个发言的中国疾病预防控制中心营养与食品安全所食物营养评价室主任杨月欣提出的观点，引发了与会者整整一天的讨论。

　　"消费者在购买食品时，只能看到标签上标注的有益营养素的含量，谁也不知道我们不需要的其他营养素的含量是多少，不知道各种营养素之间的平衡关系是什么，更不知道这些营养素的交互作用会对人体产生什么样的不利影响。"杨月欣举例说，牛乳曲奇标注的营养成分含有牛乳，但是实际上牛乳含量仅为 7.5%，总糖量却达到了 25.6%。再比如，巧克力酱的营养成分标注着富含钙、镁和多种维生素，但是实际上 100 g 巧克力酱中却含有 34~25 g 脂肪。"这种误导式的文字，让消费者在摄入了人体健康所需要的牛乳、矿物质及维生素的同时，也摄入了大量的糖类与脂肪，长期食用将会导致肥胖以及心血管等慢性疾病。"

营养学界与食品工业界一致认为，产生上述现象的原因是到目前为止，全球还没有一个纯粹合理的科学营养评价方法。这不仅导致了世界各国无法向消费者直接传播科学营养知识，指导购买健康优质食品，也无法顺利推行世界卫生组织制定的膳食指南以及各国以此为标准并根据国情制定的本国膳食指南。

任务二 谷类食品营养价值评价

谷类是草本植物的种子，我国食用的谷类主要有小麦和稻米，其次有称为杂粮的玉米、高粱、小米、大麦、燕麦、荞麦、莜麦、青稞等。谷类大多可加工制成各种食品，在我国人民的膳食构成中有特别重要的地位，人体所需热能的 60%～70%、蛋白质的 50%～70% 由谷类提供。同时由谷类提供的 B 族维生素及矿物质在膳食中也占有相当比重。

谷类由于种类、品种、地区、生长条件以及气候、施肥和加工方法的不同，其营养素含量有一定的差别。

一、谷粒结构和营养素分布

谷类的结构因品种不同而有一定的差异，但基本结构大致相似，其最外层是种皮，种皮内是谷皮，种皮和部分谷皮在加工时被去除。谷皮里面是一层多角形细胞组成的糊粉层，其中包括占谷粒绝大部分的胚乳。谷粒的一端有胚芽。各部分所占谷粒的质量分数分别为：谷皮占 13%～15%，糊粉层占 6%～7%，胚乳占 80%～90%，胚占 2%～3%。

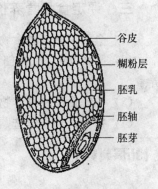

图 3-1 谷粒的纵切面示意
（王莉.2006.食品营养学.）

谷皮主要由纤维素、半纤维素组成，含有较多的矿物质，此外，尚有一定量的蛋白质、脂肪和 B 族维生素，但完全不含淀粉，其中纤维和植酸含量高，因而在加工过程中作为糠麸去除，在加工精度不高的谷物中，允许保留少量谷皮成分。

位于谷皮和胚乳层之间的糊粉层含有较多的脂肪、蛋白质，矿物质含量高于皮层，还含有维生素，纤维素含量较少，糊粉层的营养素含量相对较多，营养密度也高，但糊粉层细胞的细胞壁较厚，不易消化，而且含有较多酶类，影响产品的贮藏性能，因而在高精度碾磨加工时，常与谷皮同时一起磨去。

胚乳属于种子的营养素贮藏组织，含有大量的淀粉，较多的蛋白质、脂肪，矿物质及粗纤维则很少，胚乳中氮含量约占全谷总量的 70%，但其相对含量不如糊粉层的胚芽。蛋白质主要分布在胚乳的外周部分，愈到谷粒的中心蛋白质的含量愈少。胚乳是谷粒中主要营养成分集中之处，加工时应尽量全部保留下来。

胚位于谷粒的一端，是种子中生理活性最强、营养价值最高的部分，其中富含蛋白质、脂肪、可溶性糖、矿物质和维生素等，其营养价值很高，且酶活性也强，加工时如谷粒留胚多则易变质。因而在精白处理中，谷胚大部分被除去，降低了产品的营养价值，但可提高产品的贮藏性。

二、谷类的化学组成及营养价值

由于种类、品种以及气候、地理条件和施肥条件等不同，谷类的营养成分有一定的差别。

1. 蛋白质　谷类蛋白质含量一般在 7%～16%，不同谷类中各种蛋白质组分所占比例有所不同，主要由白蛋白、球蛋白、醇溶蛋白、谷蛋白组成。

谷类蛋白主要是醇溶蛋白和谷蛋白，主要集中在胚乳中，胚芽和谷皮中没有，约占蛋白质总量的 80% 以上。一般白蛋白和球蛋白中含较多赖氨酸，醇溶蛋白和谷蛋白组分中则含赖氨酸较少，而含亮氨酸较多，特别是醇溶蛋白中赖氨酸含量极少。因此，谷类蛋白一般都缺乏赖氨酸而亮氨酸又过剩，从而致使谷类蛋白质氨基酸组成不平衡，营养价值较低。谷类蛋白质一般都以赖氨酸为第一限制性氨基酸、苏氨酸（玉米为色氨酸）为第二限制性氨基酸，它们的生物价一般较低，为 50%～60%（大麦、大米、莜麦可达 70% 左右）。小米、玉米等蛋白质中还有过多的亮氨酸，这对氨基酸平衡更为不利。

为改善谷类蛋白质的营养价值，可采用第一限制性氨基酸进行强化或根据食物蛋白质互补的方法来提高谷类蛋白质的营养价值。例如，精面粉用 0.3% 赖氨酸强化，或加入适量的大豆粉，即可显著提高蛋白质利用率。此外，用基因工程方法改善谷类蛋白质的氨基酸组成已取得突破性进展，如高赖氨酸玉米 opaque-2 和 floury-2 两个突变种，其蛋白组分中醇溶蛋白降低而其他蛋白含量增加，既使赖氨酸和色氨酸含量显著提高，又使亮氨酸含量明显降低，从而使其氨基酸组成更趋合理。各种谷类蛋白质含量见表 3-2。

表 3-2　各种谷类食物蛋白质含量

食物种类	含量/%	食物种类	含量/%	食物种类	含量/%
玉米面	8.1	高粱米	10.4	馒头	7.0
米饭	2.6	挂面	10.3	烙饼	7.5
香大米	12.7	花卷	6.4	小米	69
油条	6.9	面条	8.3	油饼	9.0
小米面	7.2	大黄米	13.6	玉米糁	7.9

2. 糖类　谷类的糖类主要形式为淀粉，占糖类总量的 70%～80%，此外还有糊精、戊聚糖及少量可溶性糖（葡萄糖和果糖）等，主要集中在胚乳中。谷类糖类是人类理想及经济的热能来源。谷类中含有的可溶性糖很容易被酵母菌发酵，在食品加工上有一定意义。

淀粉分为直链淀粉和支链淀粉两种，一般分别占 20%～30% 和 70%～80%。糯米的淀粉几乎全为支链淀粉，胀性小而黏性强，不易消化吸收；籼米含直链淀粉多，米饭胀性大而黏性差，较易消化吸收。在同一种粮食中，这两种淀粉的含量也与品种和成熟程度有关，现代遗传育种技术可以使谷类中的直链淀粉含量升高，如含直链淀粉 70% 的玉米新品种已经问世。

玉米淀粉由于淀粉细胞壁难以破坏，故玉米淀粉粒较粗，也难以消化吸收。但利用玉米可生产高纯度的淀粉，同时还可生产蛋白质浓缩物，玉米淀粉可进一步转化为糖浆和葡萄糖，在食品工业、医药、酿造等方面应用广泛。将玉米淀粉用酶法转化可生产高果糖玉米糖浆，可作为甜味剂，用于饮料、焙烤和乳制品。

3. 脂肪 谷类子粒的脂肪含量很低（1%～3%），玉米可达 4.6%。以三酰甘油为主，主要集中在糊粉层和谷胚部分，不饱和脂肪酸含量很高，如玉米、小麦胚芽中可达 80% 以上，其中亚油酸含量占 60%，脂质中尚有少量植物固醇和卵磷脂，因此胚芽油是一种营养价值很高的食用油，有防止动脉硬化的功效。谷类加工的副产品如糠麸、玉米胚也含有较多的脂质，也是重要的榨油食品，但直接榨得油不易存放。

4. 维生素 谷类为膳食中 B 族维生素特别是硫胺素和尼克酸的重要来源，维生素主要集中在谷胚、糊粉层和胚芽层，米面加工中损失较多。玉米中的尼克酸主要是结合型的，必须经加工处理转变为游离型才能被人体利用。小麦胚中含有较多的维生素 E，是提取维生素 E 的良好食品，称麦芽醇。谷类还含有泛酸和维生素 B_6，在小米和黄玉米中含有少量类胡萝卜素。谷类中不含维生素 A、维生素 D、维生素 C。

5. 矿物质 谷类一般含矿物质 1.5%～3%，其分布常和纤维素相平行，主要存在于谷皮、糊粉层和谷胚部分，胚乳中心部分的含量较低。

在谷类全部灰分中，有 50%～60% 为磷，且多以植酸钙镁复盐形式存在，不易被人体利用；其次是钾，占总灰分的 1/4～1/3。镁的含量也较高，但钙含量低，铁含量更少。出粉率高的面粉中植酸含量高，影响食物中的钙、铁、铜、硒、锌等的吸收利用。

三、加工、烹调及贮存对各类营养价值的影响

食品加工的重要目的是改善食品的感官性状，增加其可利用性。但是，各种加工操作都可能不同程度地造成食品营养价值的改变。

（一）谷类加工

谷类加工的目的是适当地碾磨除去杂质和部分谷皮，便于烹饪制作，增进感官性状，利于消化吸收。但由于谷粒各种营养素分布的不均匀性，谷粒中维生素、矿物质和生物价较高的蛋白质集中在谷粒的外部，越到胚乳内部则逐渐降低，所以加工方法和加工精度就对各种营养素的存留率产生显著的影响，加工愈精则营养素损失愈多（表 3-3、表 3-4）。营养素含量变化最大的是维生素和矿物质，在出粉率为 90% 时，尼克酸、维生素 B_6 和维生素 B_2 含量急剧下降，维生素 B_1 在出粉率为 85% 时陡然降低，至 70% 出粉率时，这些 B 族维生素的含量一般仅保留原有总量的 35% 以下。过分提高面米精度，将使谷皮和谷胚连同内胚乳周围的糊粉层和吸收层大部分或全部转入副产品中，从而使含赖氨酸含量较高的蛋白质及 B 族维生素严重丧失，但这样的米面适口性好且因粗纤维含量极低而易消化。

表 3-3 不同加工精度大米和小麦中主要营养素含量（g/100 g）

	大米出米率			小麦出粉率		
	92%	94%	96%	72%	80%	85%
水分	15.3	15.5	15.5	14.5	14.5	14.5
粗蛋白质	6.2	6.6	6.9	8～13	9～14	9～14
粗脂肪	0.8	1.1	1.50	8～1.5	1.0～1.6	1.5～2.0
糖	0.3	0.4	0.6	1.5～2.0	1.5～2.0	2.0～2.5
矿物质	0.6	0.8	1.0	0.3～0.6	0.6～0.8	0.7～0.9
纤维素	0.3	0.4	0.6	微量～0.2	0.2～0.4	0.4～0.9

表 3-4 不同出粉率的小麦 B 族维生素含量的变化 （mg/100 g）

出粉率	50%	72%	80%	85%	95～100%
硫胺素	0.08	0.11	0.26	0.31	0.40
核黄素	0.03	0.04	0.05	0.07	0.12
尼克酸	0.70	0.72	1.20	1.60	6.00
泛酸	0.40	0.60	0.90	1.10	1.50
吡哆醇	0.10	0.15	0.25	0.30	0.50

但加工精度也不宜太低，如精度太低，虽然保留了较多的营养素，但产品中带有较多的纤维素和植酸，则影响热能、蛋白质和脂肪的消化率，降低食物利用程度，感官性质也不好。纤维过多还将影响微量元素的吸收和利用，如膳食纤维摄入愈多，锌的利用率就愈低。因此，在谷类加工中，如何既能保持产品的良好感官性状和消化吸收，又可最大限度地保留各种营养成分是一项很重要的研究课题。从营养的角度看，为充分保留各种营养素，加工精度不宜过高，我国加工的标准米（九五米）和标准面（八五面）保留一部分糊粉层和谷胚，B 族维生素和矿物质含量较高，其消化吸收率又比糙米或全麦粉高，同时也避免出米率和出粉率低而造成的粮食浪费，对预防某些疾病、节约粮食等方面都有较好的社会及经济效益。

（二）谷类食物的烹调和制作

传统的主食加工品主要是米饭、馒头、挂面、糕点、饼干、面包等。由于它们大多属于日常主食，对营养供应的意义格外重大。

谷类食物经烹调后，改善了感官性状，促进了消化吸收，使纤维素变软，同时提高了主要成分淀粉的适口性，有时也因为添加各种辅料而改善营养价值，但是在烹调加工时会使一些营养素损失。

酵母发酵消耗了面粉中的可溶性糖和游离氨基酸，但增加了 B 族维生素的含量，并使各种微量元素的生物利用性提高。酵母菌所含植酸酶水解了面粉中的大部分植酸，伴随酵母发酵的轻微乳酸发酵所产生的乳酸和钙、铁结合，可形成容易为人体利用的乳酸钙和乳酸铁，从而大大提高了钙、铁、锌的吸收率。

淘米时，可使维生素 B_1 损失 29%～60%，维生素 B_2 和尼克酸损失 20%～25%，蛋白质损失 15.7%，脂肪损失 42.6%，糖类损失 2%，矿物质损失 70%，各种营养素的损失将随搓洗次数增多、浸泡时间延长、水量增多而加重。米面在蒸煮过程中由于加热而受损失的主要是 B 族维生素，各种面制品也因烹饪方法不同可使营养素发生不同程度的损失。制作一般饮食时，蛋白质和矿物质含量很少变化，只有煮面条时，才有部分营养素转入汤内。在维生素方面，一般蒸、烤、烙等制作方法，维生素 B_1、维生素 B_2 和尼克酸损失都比较少，但制作油炸面食时，因加碱和高温可使维生素 B_2 和尼克酸破坏约 50%，维生素 B_1 则完全损失。

在面包、饼干等焙烤过程中，蛋白质中赖氨酸可与羟基化合物（尤其是还原糖）发生美拉德反应，虽然有助于风味和色泽的生成，但却使赖氨酸失去效能，为此应注意控制焙烤温度和糖的用量。

（三）谷类贮存

谷类贮存期间营养素质与量的变化受温度、湿度的影响较大，变化最明显的是其中的油脂。原粮种子含有天然抗氧化剂，可起到保护作用；加工粮则变化较明显，主要变化有两方面，一是被氧化产生过氧化物和不饱和脂肪酸氧化产生醛、酮等羰基化合物，因而大米出现陈米臭，玉米粉产生哈喇味，二是受脂肪酶水解产生甘油和脂肪酸，使粮食的脂肪酸值增高。随着脂肪的劣变，脂溶性维生素，如维生素 E 和黄玉米中的胡萝卜素也被破坏，B 族维生素也减少。蛋白质经酶的催化水解为氨基酸，虽然总氮量变化不大，但蛋白质的醇溶和盐溶性降低。淀粉在贮存期也受淀粉酶作用而水解为糊精麦芽糖、葡萄糖等，但因淀粉占谷粒总量的 80%，故总量减少不明显，但在淀粉的"质"方面，淀粉分子会与游离脂肪酸相络合而使黏度降低，影响其加工利用和品质。在贮藏期间，植酸盐可在植酸酶的作用下释放出水溶性的、可利用态的磷酸化合物，使磷的可利用率增加。

谷类应贮存于避光、通风、干燥和阴凉的环境下，以保持其原有的营养价值，在正常的贮存条件下，控制真菌及昆虫生长繁殖，减少氧气和日光对营养素破坏，可保持谷类原有营养价值。

【拓展材料】

吃糖类容易发胖吗?

近年来，很多人认为富含糖类类食物，如米饭、面制品、马铃薯等会使人发胖，这是不正确的。造成肥胖的真正原因是能量过剩。在糖类、蛋白质和脂肪这三类产能营养素中，脂肪比糖类更容易造成能量过剩。动物实验表明，低脂膳食摄入很难造出肥胖的动物模型。对不控制进食的人群研究也发现，当提供高脂肪食物时，受试者需要摄入较多的能量才能满足他们食欲的要求；而提供高糖类低脂肪食物时，则摄入较少能量就能使食欲满足。因此进食富含糖类的食物，如米面制品，不容易造成能量过剩而使人发胖。

任务三 豆类及其制品营养价值评价

豆类的品种很多，主要有大豆、绿豆、黑豆、蚕豆、豌豆、赤豆等。按照豆类中营养成分含量，可将豆类分为两大类：一类是大豆，含有较多的蛋白质（35%～40%）和脂肪（15%～20%），糖类相对较少（20%～30%）；另一类是除大豆外的其他豆类，含有较多的糖类（55%～65%），中等的蛋白质（20%～30%），少量的脂肪（低于 5%）。所有豆类蛋白质的氨基酸组成都较好，但以大豆为最好，其氨基酸组成接近人体需要，而且富含粮谷类中较为缺乏的赖氨酸。豆类的营养成分见表 3-5。

表 3-5 各种豆类的营养成分表

食物名称	蛋白质/g	脂肪/g	糖类/g	热量/kJ	粗纤维/g	钙/µg	磷/µg	铁/µg	胡萝卜/µg	硫胺素/µg	核黄素/µg
黄豆	36.3	18.4	25.3	1 724	4.8	367	571	11.0	0.4	0.79	0.25
青豆	37.3	18.3	29.6	1 808	3.4	240	530	5.4	0.36	0.66	0.24
黑豆	49.8	12.1	18.9	1 607	6.8	250	450	15.5	0.4	0.51	0.19
豌豆	24.6	10.0	57	1 402	10.7	84	400	5.7	0.04	1.02	0.12
蚕豆	28.2	0.8	48.6	1 314	14.7	71	340	7	—	0.39	0.27
红豆	22	20	55.5	1 373	8.2	100	456	7.6	—	0.33	0.11

一、大豆的化学组成与营养价值

1. 蛋白质　大豆蛋白质含量高达35%～40%，是植物性食品中含蛋白质最多的食品，主要为球蛋白，其氨基酸含量与动物蛋白相似，特别是赖氨酸含量可以与动物蛋白相媲美，是与谷类蛋白质互补的天然理想食品，故大豆蛋白为优质蛋白。而由于膳食纤维等的影响，大豆蛋白质的消化率比动物蛋白低。

2. 脂肪　大豆含有16%～24%的脂肪，传统用来生产豆油。豆油中的不饱和脂肪酸含量高达85%以上，其中亚油酸35%～60%，油酸达30%以上，亚麻酸2%～13%，花生四烯酸0.1%，维生素E含量也很高，是一种优良的食用油脂。另外，大豆脂肪中还伴有微量的不皂化物，如甾醇和生育酚，对人体具有一定的生理作用。植酸、磷脂在大豆脂肪中也含有一定比例。

3. 糖类　大豆中含有25%左右的糖类，其组成较复杂，淀粉含量很少。糖类分为可溶性和不溶性两大类，不溶性糖类主要指纤维素、果胶等多聚糖类，可溶性糖类主要指低聚糖，如蔗糖、棉子糖、水苏糖。这些可溶性糖除蔗糖外，在人体内都难以消化，它们一经发酵就引起肠、胃胀气，所以，在胃、肠中不进行消化，当它们到达大肠后，经大肠细菌发酵作用，可产生CO_2、H_2、CH_4，造成胀气现象。但同时也是肠内双歧杆菌的生长促进因子，因而无碍健康。在豆制品的加工过程中，这些糖类溶于水而基本上被除去，因此食用豆制品不会引起严重的腹胀。

4. 无机盐　大豆中无机盐总量为4.5%～6%，大多为钾、钠、钙、镁、磷、硫、氯、铁、铜、锌、铝等，其中钙的含量高于普通谷类食品。由于大豆中存在植酸，某些金属元素如钙、锌、铁和植酸形成不溶性植酸盐，妨碍这些元素的消化利用。

5. 维生素　大豆中含有脂溶性维生素（如维生素A、β-胡萝卜素、维生素E等）和水溶性维生素（如维生素B_1、维生素B_2、烟酸、维生素B_6、泛酸、维生素C等）。

二、其他豆类的化学组成与营养价值

除大豆之外，其他各种豆类也具有较高营养价值，包括红豆、绿豆、蚕豆、豌豆、豇豆、芸豆、扁豆等。它们的脂肪含量低而淀粉含量高，被称为淀粉类干豆。

1. 绿豆　绿豆又名青小豆，为豆科植物绿豆的种子，是传统的药食兼用食物，含有丰富的营养成分，每100 g绿豆含蛋白质22.1 g、脂肪0.8 g、糖类59 g、热量1388 kJ、钙49 mg、磷268 mg、铁3.2 mg、胡萝卜素0.22 mg、硫胺素0.53 mg、核黄素0.12 mg、烟酸1.8 mg。蛋白质含量比谷类高1～3倍，蛋白质功效比值（PER）在各种食用豆类中最高（1.87），氨基酸种类齐全，赖氨酸含量比一般动物食品还高。据《本草纲目》记载，绿豆具有清热解毒、抗炎症、利尿、消肿、明目降血、促进机体吞噬细胞数量增加或吞噬功能增强等作用，长期食用可减肥、养颜、增强人体细胞活性、促进人体新陈代谢，亦可预防心血管等疾病的发生。

2. 赤豆　红豆又名红小豆、红豆、赤小豆，因红豆富含淀粉，又被人们称为"饭豆"。红豆是一种美味可口的食品，具有良好的保健功效。红豆的营养价值很高，属高蛋白、高糖类、低脂肪食物，是人们生活中不可缺少的高营养、多功能的杂粮。

营养成分分析表明，每100 g红豆含膳食纤维7.7 g、蛋白质21.7 g、脂肪0.8 g、糖类

60.7 g、钙 76 mg、磷 386 mg、铁 4.5 mg、硫胺素 0.43 mg、核黄素 0.16 mg、烟酸 2.1 mg。红豆中的膳食纤维有利于润肠通便，预防结石，健美减肥。它与其他豆类一样富含钙、钾、铁、锌、硒等矿物元素及 B 族维生素，有利于心血管疾病的预防。

红豆蛋白质中赖氨酸含量较高，宜与谷类食品混合成豆饭或豆粥食用，一般做成豆沙或作为糕点原料。

3. 蚕豆 蚕豆是一年生或二年生草本。为粮食、蔬菜和饲料、绿肥兼用作物。蚕豆含 8 种必需氨基酸，糖类含量 47%～60%。营养价值丰富，可食用，也可制酱、酱油、粉丝、粉皮和作蔬菜，营养成分含量见表 3-6。蚕豆还可作饲料、绿肥和蜜源植物种植。蚕豆具有止血、利尿、解毒、消肿、补中益气、健脾益胃、清热利湿、止血降压和涩精止带作用。

表 3-6　每 100 g 蚕豆的营养成分含量

成分名称	含量	成分名称	含量	成分名称	含量
可食部	100	水分/g	13.2	脂肪/g	1
能量/kJ	1 402	蛋白质/g	21.6	胆固醇/mg	0
糖类/g	61.5	膳食纤维/g	1.7	胡萝卜素/mg	0
灰分/g	2.7	维生素 A/mg	0	核黄素/mg	0.13
视黄醇/mg	0	硫胺素/mg	0.09	维生素 E/mg	1.6
尼克酸/mg	1.9	维生素 C/mg	2	钾/mg	1 117
钙/mg	31	磷/mg	418	铁/mg	8.2
钠/mg	86	镁/mg	57	铜/mg	0.99
锌/mg	3.42	硒/μg	1.3		
锰/mg	1.09	碘/mg	0		

4. 豌豆 豌豆，又称毕豆、雪豆、冬豆、麦豆、寒豆等，豌豆苗又称龙须菜，栽培种有两个变种——白花豌豆和紫花豌豆，此外，也有少数紫花和白花混杂种，种子比上述两类更小。在这种几种豌豆中，紫花豌豆鲜草产量高，抗逆性强，播种量稍低，更有利于作绿肥栽培。豌豆营养丰富，子粒含蛋白质 20%～24%，糖类 50% 以上，还含有脂肪、多种维生素。每 100 g 子粒中含有胡萝卜素 0.04 mg、维生素 B_1 1.02 mg、维生素 B_2 0.12 mg。

豌豆性味甘平，有和中下气、利小便、解疮毒的功效，还有去除皮肤表面油脂的作用。

三、豆制品的营养价值

我国传统饮食讲究"五谷宜为养，失豆则不良"，意思是说五谷是有营养的，但没有豆子就会失去平衡。下面是对豆制品营养价值的详细比较。

1. 豆浆 豆浆含有丰富的植物蛋白、磷脂、维生素 B_1、维生素 B_2、烟酸和铁、钙等矿物质。所含的丰富的不饱和脂肪酸、大豆皂苷、异黄酮、卵磷脂具有降低人体胆固醇，防止高血压、冠心病、糖尿病等多种疾病的功效，还具有增强免疫力、延缓肌体衰老的功能，被誉为"心脑血管保健液"。

2. 豆腐 豆腐的主要材料是高蛋白质、低脂肪的大豆。用大豆直接制成食品，人体对蛋白质的消化吸收率只有 65%，而制成豆腐后，消化吸收率就可以提高到 92%～95%。豆腐不含胆固醇，是"三高"人群及动脉硬化、冠心病患者的佳肴；豆腐中丰富的植物雌激素，对防治骨质疏松症有良好的作用；豆腐中的甾固醇、豆甾醇，是抑制癌细胞的有效成分。

3. 冻豆腐　是由鲜豆腐经过冷冻形成，蛋白质、维生素、矿物质破坏较少。豆腐经过冷冻能产生一种酸性物质，可破坏人体的脂肪，经常吃冻豆腐，有利于脂肪排泄，使体内积蓄的脂肪不断减少，达到减肥的目的。冻豆腐具有孔隙多、营养丰富、热量少等特点，不会造成明显的饥饿感，是肥胖者减肥的理想食品，但消瘦者不宜常吃冻豆腐。

4. 豆渣　打磨豆浆后剩下的大豆残渣，富含粗纤维、蛋白质、不饱和脂肪酸等营养素，有降脂、防便秘、防治骨质疏松、降糖、减肥和抗癌等作用。

5. 豆芽　大豆所发的豆芽热量较低，水分和膳食纤维较高。除了含有丰富的维生素 C 之外，还含优质植物性蛋白质和维生素 B_1、维生素 B_2、钙、钾、磷和铁等丰富的矿物质。有清热解毒，利尿除湿，解酒毒、热毒等功效，此外还能起到预防消化道癌症的作用。

6. 腐竹　腐竹是用豆浆加工而成的，吸收了其精华。腐竹具有良好的健脑作用，能预防老年痴呆症的发生。这是因为腐竹中谷氨酸含量很高，为其他豆类或动物性食物的 2～5 倍，而谷氨酸在大脑活动中起着重要作用。此外，腐竹中所含有的磷脂还能降低血液中胆固醇的含量，达到防治高脂血症、动脉硬化的效果；腐竹中的大豆皂苷有抗炎、抗溃疡等作用。此外，腐竹还含有丰富的铁，且易被人体吸收，对缺铁性贫血有一定疗效。

7. 豆腐干　可以说，豆腐干就是"浓缩"了的豆腐，含有大量蛋白质、脂肪、糖类，还含有钙、磷、铁等多种人体所需的矿物质。尤其卤豆腐干在制作过程中会添加食盐、茴香、花椒、大料、干姜等调料，既香又鲜，久吃不厌，被誉为"素火腿"。营养价值与其他豆制品相似，具有清热、润燥、生津、解毒、宽肠等功效。患肥胖病和心脑血管疾病的人，常吃可降低胆固醇，防止血管硬化。

8. 臭豆腐　臭豆腐的维生素 B_2 和维生素 B_{12} 的含量在食品里是数一数二的，可以有效地防止老年痴呆症。但是臭豆腐一般是以新鲜豆腐经"臭卤水"浸泡，卤水中的细菌、霉菌分解豆腐中的蛋白质，进而使豆腐的组织松弛，散发出臭味，然后再油炸，营养含量下降，因此尽量少吃，或与新鲜的蔬菜和水果搭配吃。

所以大豆在食品加工中的用途非常广泛，除去传统用来制作各种豆制品外，还可被添加在多种食品中，改善其营养或品质。

传统豆制品以豆腐为代表，保留了大豆的大部分优点，不仅比大豆容易消化，而且去除了对人不利的各种抗营养因子，一直为我国人民所喜爱。

豆制品富含蛋白质，其含量与动物性食品相当。例如，豆腐干的蛋白质含量相当于牛肉，达 20% 左右；豆浆和豆乳的蛋白质含量接近牛乳，在 2%～3%；水豆腐的蛋白质含量在 5%～8%，相当于猪的五花肉；腐竹的蛋白质含量达 45%～50%，相当于牛肉干。

同时，豆制品中含有一定量的脂肪，但这些脂肪是优质的植物油脂，其中富含必需脂肪酸和磷脂，不含胆固醇，对人体健康有益。

大豆中的水溶性维生素在豆腐的制作过程中有较大的流失，表现为硫胺素、核黄素和尼克酸的含量下降。

豆制品是矿物质的良好来源。大豆本身含钙较多，而豆腐以钙盐为凝固剂，因此豆腐的钙含量很高，是膳食中钙的重要来源。大豆中的微量元素基本上都保留在豆制品中。

素食者往往用大豆制品代替动物性食品，需要注意的问题是，这类食品中蛋白质、不饱和脂肪酸和 B 族维生素含量丰富，但是与动物性食品相比，大豆制品不含维生素 B_{12}，铁的含量和生物利用率也不及肉类，可以通过营养强化加以改善。

四、抗营养因子及其他物质

各种豆类中都含有一些抗营养物质，它们不利于豆类中营养素的吸收利用，甚至对人体健康有害，这些物质统称为抗营养因子。所以利用大豆作为植物蛋白质资源时，须注意以下抗营养因子及其他物质。

1. 蛋白酶抑制剂　大豆中都含有蛋白酶抑制剂，包括抑制胰蛋白酶、糜蛋白酶、胃蛋白酶等多种蛋白酶的物质，最普遍存在的是胰蛋白酶抑制剂或称抗胰蛋白酶因子，其次是糜蛋白酶抑制剂。蛋白酶抑制剂在生豆中含量约 5.2%，对人胰蛋白酶活性有部分抑制作用，对动物生长也有一定影响。因此，对大豆及含有胰蛋白酶抑制剂的食物，要经过有效的钝化措施后才能食用。

2. 植物红细胞凝集素　植物红细胞凝集素是一种能使动物血液中红细胞凝集的物质。大豆中至少有 4 种蛋白质可使兔、鼠红细胞凝集。其实质是一种糖蛋白，能够特异地与人体的红细胞结合，使红细胞发生凝聚作用，对人体有一定毒性。适当的湿热处理可使这种蛋白质失活，蛋白酶处理也可使之分解。

3. 致甲状腺肿因子　1934 年国外首次报道大豆膳食可使动物甲状腺肿大。1959 年和1960 年又报道婴儿食用豆乳发生甲状腺肿大，成人食用大豆膳食，碘代谢异常。

4. 植酸　植酸是肌醇六磷酸酯，在大豆中以盐的形式存在，植酸是一种螯合剂，它能与食物中的金属元素如锌、铁、钙、镁等结合，降低金属元素的吸收率。

5. 胃肠气胀因子　大豆中存在水苏糖、棉子糖等寡聚糖，因其不能消化，却能被肠菌发酵产气，使人腹胀不适，故称为胀气因素，它们主要存留在烘炒过的大豆中，它们对营养素的吸收并无妨碍。

6. 抗维生素因子　在大豆中存在抗维生素 A、抗维生素 D、抗维生素 E、抗维生素 B_{12} 等抗维生素物质。

五、加工、烹调及贮存对大豆营养价值的影响

（一）对消化率的影响

大豆蛋白消化率与大豆食品粗纤维含量、生熟程度、加工方式等许多因素有关。整粒大豆的消化率仅为 65.3%，豆腐消化率为 92%～96%；豆浆中蛋白质消化率可达 84.9%，膨化蛋白消化率为 92%。

（二）对不良气味的影响

大豆不良气味产生的最根本的原因是大豆含有较多的亚麻酸和存在大量的脂肪氧化酶，如果对这两种因素进行处理和控制，会使不良气味得到改善和防止。有关除去豆腥味的方法有不少报道，但概括起来主要有如下几方面。

钝化脂肪氧化酶：将粗碎大豆或大豆粉通以蒸汽，使脂肪氧化酶钝化而失去活性，并使一部分有味物质随蒸汽而挥发。加热钝化脂肪氧化酶与加热温度、时间和含水率有关，直接蒸汽、温度 100 ℃、钝化 3 min 即可使酶活力降至 0.1 以下，含水率愈高，钝化速度愈快。用乙醇的水溶液浸泡大豆或豆粕，可以使 99% 的脂肪氧化酶失去活性，同时还可以将豆粉

中的有味成分提取，使制品风味得到有效提高。酸、碱也可以钝化脂肪氧化酶，在进行热处理后的大豆中，添加酸碱，可使脂肪氧化酶钝化作用显著加快。

化学添加剂：采用化学添加剂可以使大豆有味成分分解而除掉，所采用的添加剂有过氧化氢、亚硫酸还原剂等。多数添加剂在处理后可用离子交换树脂将残存的药剂除去。

气味掩盖：由于大豆食品有不良的气味，在大豆食品中添加适量的香料、谷氨酸钠、酱油等，可适当掩盖豆腥味，改善风味。

（三）对有害物质的影响

1. 蛋白酶抑制剂　对于大多数大豆蛋白来说，胰蛋白酶抑制剂是不难克服的，因为它们在蒸汽加热时容易丧失活性，从而使大豆蛋白的营养价值提高到令人满意的程度，但与加热温度、时间、含湿量、大豆颗粒大小有关。常用方法是采取常压蒸汽加热30 min，由于大豆中的脲酶比蛋白酶抑制剂热抗力强，且易于测定，可用脲酶反应检测蛋白酶抑制剂是否已被破坏。

2. 植物红细胞凝集素　红细胞凝集素易受蛋白酶作用而丧失活力，另外，在湿热条件下易被破坏。因此，对大豆蛋白食品进行加热，红细胞凝集素不会产生不良影响。

3. 致甲状腺肿因子　在生产大豆蛋白食品，如豆乳时，可添加适量碘化钾，以改善大豆蛋白营养品质。

4. 植酸　大豆发芽时，植酸酶活性增强，植酸大多分解，从而可提高大豆中锌、铁、钙、镁等的生物利用率。溶液 pH 为 4.5～5.5 时，大豆中植酸可被溶解 35%～75%，而此时蛋白质最少溶解，所以在此 pH 下提取的蛋白质含植酸最少。

5. 胃肠气胀因子　气胀因子在大豆加工成豆腐时，多已被除掉，发酵或制腐乳时则完全被根霉除去，在分离大豆蛋白质和浓缩大豆蛋白质中含量也不高，制成豆芽也可部分减少。

【拓展材料】

干豆类食品受到营养界关注

美国内布拉斯加大学营养与科学专业施耐夫博士指出：干豆富含蛋白质、纤维素、糖类、B 族维生素和抗氧化物质，一直被认为是一种近乎完美的食品。干豆中的蛋白质含量为 20%～40%，比禾谷类高 1～3 倍，比薯类高 5～15 倍。干豆所含有的蛋白质为全价蛋白质，必需氨基酸组成较好，绿豆、小豆、饭豆、菜豆等每克蛋白质氨基酸含量都在 40 mg 以上，显示出其较高的营养价值。

"每天摄入 2～3 杯食用干豆和其他豆类可改善许多健康、营养不良问题。"来自美国内布拉斯加大学林肯分院食品与技术系的施乐格副教授说。基于以上特性使得干豆在能够提供人体所需营养素的同时，也对人体具有一定的健康功效。很多研究表明，干豆有助于减肥和控制体重，对心血管疾病、癌症、糖尿病、高血压等疾病具有预防作用。可降低患骨质疏松症的风险，促进肠道健康。国外的研究证明，每天饮食中增加两份粗粮可降低Ⅱ型糖尿病 21% 的发病率。

来自美国的数据显示，在美国干豆正越来越多地用于食品加工，主要原因是人们健康意识的增加及干豆自身的营养价值。另外一个原因，当前美国市场上对各种族传统食品的需求越来越多。干豆作为食品配料，也为食品制造商提供了多种益处。值得注意的是，在食品加工过程中，干豆能够在易于纳入各种管理程序而不牺牲产品特性的基础上，保持口味，无致敏成分，非转基因，无麸质成分，处理和存贮方便等，能增加产品的蛋白质和纤维含量。全豆通常被使用在煮汤、炖菜和制作沙拉中。豆泥或其他经加工的豆制品可作为肉类的替代品，用于生产素食汉堡、油炸糕点以及其他各种产品。美国已经开始关注学生的午餐计划，推动加大学生餐中豆类食品的比例。

任务四　蔬菜和水果营养价值评价

　　蔬菜和水果是人们日常生活中的重要食品，消费量很大，种类也很多，含有人体需要的多种营养成分。它们的共同特点是：水分含量大，蛋白质和脂肪含量低，有一定量的糖类，而矿物质（钙、钾、钠、镁等）和某些维生素，如维生素C、胡萝卜素等含量很丰富，它们在膳食中不仅量大，而且其所含的有机酸、芳香物质、色素和膳食纤维等赋予食物以良好的感官性状，不仅口感好，并且有助于增进食物的消化。

一、蔬菜的化学组成与营养价值

　　1. 糖类　蔬菜中所含的糖类包括淀粉、糖、纤维素和果胶。根茎类蔬菜中含有比较多的淀粉，如马铃薯、山药、慈姑、甘薯等，糖类的含量可达到10%～25%，薯类在一些地区人们的膳食中占有一定的比例，成为人体热能的重要来源之一。一般蔬菜中淀粉的含量较低，只有2%～3%。一些有甜味的蔬菜含有少量的糖，如胡萝卜、番茄、甜薯等。

　　蔬菜是人体膳食纤维（纤维素、半纤维素、果胶）的重要来源。叶类和茎类的蔬菜中含有比较多的纤维素与半纤维素，南瓜、胡萝卜、番茄等含有一定量的果胶。

　　2. 无机盐与微量元素　蔬菜中含有人体需要的一些无机盐，特别是钠、钾、钙、镁、铁、磷、氟等，不但可以补充人体的需要，对肌体的酸碱平衡也起很重要的作用。蔬菜中还含有一定量的微量元素，如铜、锌、碘、钼等。其中含钙比较多的蔬菜主要有豇豆、菠菜、蕹菜、冬苋菜、芫荽、马铃薯、苜蓿、芹菜、韭菜、嫩豌豆等；含铁量比较高的蔬菜主要有黄花菜、荠菜、芹菜、芫菜、荸荠、小白菜等绿叶蔬菜；含钠比较高的蔬菜主要有芹菜、马齿苋、榨菜、茼蒿等；含钾比较多的蔬菜主要有鲜豆类蔬菜、辣椒、榨菜、蘑菇、香菇等；含铜比较多的蔬菜有芋头、菠菜、茄子、茴香、荠菜、葱、大白菜等；含锌相对比较多的蔬菜有大白菜、萝卜、茄子、南瓜、马铃薯等。但大多数蔬菜中虽然含有比较多的无机盐和微量元素，却由于这些蔬菜中也含有很高的草酸及膳食纤维，影响了无机盐和微量元素的消化吸收，营养价值不高。草酸含量高的蔬菜主要有菠菜、牛皮菜、蕹菜、鲜竹笋、洋葱等。

　　3. 维生素　蔬菜中含有丰富的维生素，其中最重要的是维生素C、胡萝卜素等。维生素A和维生素D在蔬菜中的含量不高。

　　维生素C主要分布在代谢旺盛的叶、花、茎等组织器官中，与叶绿素的分布相平行，以青椒、菜花、雪里蕻等含量为高，以100 g蔬菜计算，青椒为144 mg，柿子椒为72 mg，芥蓝为76 mg，菜花为61 mg，雪里蕻为52 mg，油菜为36 mg等。与叶菜类相比，大多数瓜类和根茎类蔬菜中的维生素C含量并不高，如黄瓜、番茄，但由于可以生食，不会因烹饪过程而破坏维生素 C，因而其利用率比较高。

胡萝卜素与蔬菜中其他色素共存，凡绿色、红色、橙色、紫色蔬菜中都含有胡萝卜素，深色的叶类蔬菜中胡萝卜素的含量尤其高，如韭菜、油菜、菠菜、苋菜、莴笋叶等，每 100 g 蔬菜中含量可高达 2 mg 以上。表 3 - 7 为部分蔬菜中的维生素 C 和胡萝卜素含量。

表 3 - 7　部分蔬菜中的维生素 C 和胡萝卜素含量（mg/100 g）

（预防医学科学院食品营养与卫生研究所 . 1991. 食品成分表 . ）

名称	维生素 C	胡萝卜素	名称	维生素 C	胡萝卜素
红胡萝卜	13	4.13	菠菜	32	2.92
小红辣椒	144	1.39	绿苋菜	47	2.11
绿菜花	51	7.21	芥蓝	76	3.45
白菜花	61	0.03	小白菜	28	1.68
番茄	19	0.55	黄瓜	9	0.09

蔬菜中含有黄酮类物质，其中生物类黄酮属于类维生素物质，与抗坏血酸有相类似的作用，并具有抗氧化作用，能保护蔬菜中的维生素 C 免受破坏，维生素 E、视黄醇等也有抗氧化作用。生物类黄酮在青椒、甘蓝、大蒜、洋葱、番茄中的含量丰富。

4. 蛋白质、脂肪　蔬菜中蛋白质的含量很低，为 1%～3%，氨基酸的组成不符合人体的需要，不含或仅含有微量的脂肪。

5. 芳香物质、色素及酶类　蔬菜中含有多种芳香物质，其油状挥发性化合物称为精油，主要成分为醇、酯、酮、烃等，有些芳香物质是以糖或氨基酸状态存在的，需要经过酶的作用分解成精油（如蒜油），芳香物质赋予食物香味，能刺激食欲，利于人体的消化吸收。

蔬菜中含有许多种色素，如胡萝卜素、叶绿素、花青素、番茄红素等，使得蔬菜的色泽五彩缤纷，增加食物的色泽，对人体的食欲具有一定的调节作用，在烹饪过程中还用于配菜。

另外，一些蔬菜中还含有酶类、杀菌物质和一些具有特殊功能的物质。例如，萝卜中含有淀粉酶，生食萝卜有助消化；大蒜中含有植物杀菌素和含硫的香精油，生食大蒜可以预防肠道传染病，并有刺激食欲的作用；大蒜和洋葱能降低胆固醇；苦瓜有降低血糖的作用，这与含有一种多肽或特殊蛋白质有关。

二、水果的化学组成与营养价值

水果的营养成分、营养价值与新鲜蔬菜相类似。

水果中糖类包括淀粉、蔗糖、果糖和葡萄糖，鲜果含量多在 10% 左右，干果可达 70%～80%。未成熟果实中淀粉含量较高，成熟之后淀粉转化为单糖或双糖。

水果和蔬菜一样，含有除维生素 D 和维生素 B_{12} 之外的所有维生素，但含量远低于绿叶蔬菜。水果中硫胺素和核黄素的含量通常低于 0.05 mg/100 g，部分水果含有丰富的维生素 C，如鲜枣、猕猴桃、山楂、柑橘、草莓等，大部分水果的维生素 C 含量明显低于蔬菜。黄色果肉的水果中含胡萝卜素，如芒果、柑橘、枇杷、黄杏、菠萝等，但除芒果外，含量均不及绿叶蔬菜的水平。表3-8为部分水果中的维生素C和胡萝卜素含量。

表3-8　部分水果中的维生素C和胡萝卜素含量（mg/100 g）

（预防医学科学院食品营养与卫生研究所．1991．食品成分表．）

名称	维生素C	胡萝卜素	名称	维生素C	胡萝卜素
鲜枣	243	0.24	芒果	41	8.05
猕猴桃	60～250*	0.13	菠萝	18	0.20
山楂	53	0.10	草莓	47	0.03
川红橘	33	0.18	鸭梨	4	0.01
红富士苹果	2	0.60	玫瑰香葡萄	4	0.02

*据中国农业大学食品检测中心1992年对12个猕猴桃品种的测定结果。

水果中的矿物质含量不及蔬菜，但鲜果中的钙、磷、铁、铜、锰等矿物质含量较高，其中红果、柑橘和草莓等含钙稍多，葡萄、枣、红果、香蕉、杏、草莓、樱桃等含铁稍多。而干果所含的又较鲜果所含的为多，因为干制后水分含量降低使矿物质浓缩，因此葡萄干、杏干、无花果、柿饼等干果是矿物质的良好来源。

水果也是膳食纤维的主要来源，果胶物质以原果胶、果胶和果胶酸三种形式存在于水果中，不同形式的果胶具有不同的特点，可以反映果实的成熟度。水果中的果胶使水果制品形成胶冻或黏稠悬浮液，带来特殊的质地与口感。果胶加适量糖和酸可形成凝胶，据此可加工成果胶和果冻制品，如山楂、苹果和柑橘等都含有丰富的果胶，而且凝胶力强，是制作果冻的理想食品。同时，果胶属于膳食纤维中的一类，具有一定的降血糖、降血脂、降胆固醇等作用。

总的来说，水果的营养价值较蔬菜逊色，但是因其使用前不经烹调，营养素不受损失，而且富含有机酸、芳香物质等，也是膳食的必要组成。

三、野菜、野果和食用菌的营养价值

适于食用的野菜、野果和菌类分布广泛、种类繁多、资源丰富，有许多是味美可口、营养价值较高的食品。

（一）野菜

我国野菜种类繁多，资源十分丰富。

野菜营养价值高，主要是指它富含胡萝卜素、维生素 B_2、维生素C及叶酸等维生素，其含量一般都超过常见的蔬菜。许多野菜的胡萝卜素含量高于 4 mg/100 g，维生素 B_2 含量大多在 0.2 mg/100 g 以上，超过一般蔬菜的最高含量，维生素C也较一般蔬菜高。

野菜的蛋白质含量稍高于一般蔬菜，而且蛋白质在氨基酸组成方面比较平衡，其色氨酸和赖氨酸可以补充各类蛋白质的缺陷，蛋氨酸与大豆蛋白接近。

有些野菜的根富含淀粉，可加工提取供人药食两用，如葛根粉、蕨根粉等。现代医学研究表明，葛根中的异黄酮类化合物葛根素对高血压、高血脂、高血糖和心血管疾病均有一定的防治作用。蕨根含有较高的氨基酸、维生素及微量元素等营养素，具有清热解毒、降压、防治冠心病、润肠通便、助眠等作用。

野菜因维生素、矿物质、蛋白质含量比一般绿叶蔬菜高，因此，一个成年人如果每天能吃 150～200 g 野菜即可满足一天所需的维生素 C 和胡萝卜素，所以古书中有荠菜"治夜盲症"的记载。表 3-9 为几种常见野菜的维生素及矿物元素含量。

表 3-9　几种常见野菜维生素及矿物元素的含量（mg/100 g）

名称	胡萝卜素	维生素 B_2	维生素 C	钙	铁
苜蓿	3.28	0.36	92	332	8.0
启明菜	3.98	0.27	28	150	5.2
刺儿菜	5.99	0.33	44	254	19.8
苦菜	1.79	0.18	12	120	3.0
灰菜	5.36	0.29	69	209	0.9
野苋菜	7.15	0.36	153	610	…
马齿苋	2.23	0.11	23	85	1.5
荠菜	3.2	0.19	55	420	6.3

野菜虽富含有多种维生素，也常混有毒性物质，不宜生食，必须先经烫、煮，再用清水浸泡，除去涩味和苦味，方可食用，但这样的处理可致营养素严重损失。

（二）野果

我国现已发现具有开发价值的野果主要有猕猴桃、沙棘、刺梨、酸枣、金樱子等，其特点是富含维生素 C，并含有大量的胡萝卜素、有机酸和生物类黄酮。据报道，生物类黄酮能维护血管的正常功能，是间接通过维生素 C 发挥作用的，它还是一种抗氧化剂，可防止维生素 C 的氧化破坏。

沙棘又名醋柳，盛产于山西、陕西、四川、甘肃，在我国西北、西南分布较广，其果实含油脂 6.8% 左右，种子含脂肪约 12%，其中含有较多的胡萝卜素（20.2 μg/100 g）及维生素 E。金樱子（野蔷薇）在高地山区分布广泛，每 100 克中维生素 C 含量高达 1 000～3 000 mg，可制成浓缩液或加工成干粉作维生素 C 增补剂，猕猴桃含维生素 C 为 40～400 mg/100 g，最高可达 2 000 mg/100 g，含胡萝卜素 130 μg/100 g。研究表明，猕猴桃果汁在模拟胃液条件下，能阻断 N-亚硝酸基化合物的形成，效果高于相同浓度的维生素 C。刺梨的维生素 C 含量比柑橘类高 50～100 倍，生物类黄酮高达 6 000～12 000 mg/100 g。常见几种野果的营养素含量见表 3-10。

表 3-10　常见几种野果的营养素含量（mg/100 g）

（王亚伟 . 2005. 食品营养与检测 .）

名称	胡萝卜素	维生素 B_2	维生素 C	钙	铁
刺梨	2.9	0.03	2 585	68	2.9
番石榴	0.05	0.44	358	97	7.3
酸枣	—	—	1 200	270	3.4
沙棘	—	—	1 000～2 000	—	—

（三）食用菌

食用菌种类繁多，据报道，世界上已发现的食用菌有 2 000 多种，可分为野生和人工栽培两大类。仅野生食用菌类就达 200 多种，目前已被人们利用的有 400 种左右，并能够进行人工栽培的有 40 余种，如香菇、花菇、黑木耳、银耳、猴头菇、松茸、金针菇、平菇、牛肝菌、灰树花等。

食用菌类蛋白质含量丰富，鲜菇达 3%～4%，干菇类达 40% 以上，并含有多种必需氨基酸。食用菌脂肪含量很低，是理想的高蛋白、低脂肪食品。大多数食用菌类有降血脂的作用，木耳所含脂质中有卵磷脂、脑磷脂和鞘磷脂等，对心血管和神经系统有益。

食用菌所含糖类以蛋白多糖为主，食用菌的种类不同，构成蛋白多糖中的单糖和氨基酸种类不同，其生理功能亦不相同。例如，香菇多糖有抗癌、降血脂、抗疲劳作用；银耳多糖可增强巨噬细胞的吞噬能力，提高人体的免疫功能等。一般的食用菌多糖对白细胞减少、病毒性肝炎等有一定功效，同时又具有降低胆固醇、抗癌、降血脂、抗疲劳等功能，只是根据蛋白多糖的结构不同，各种功能的大小有差异而已。因此食用菌类被誉为世界现代保健食品之一。

不同的食用菌所含的鲜味物质不同，如香菇含有 5′-鸟苷酸与肉类中的 5′-肌苷酸鲜味相似，但显味能力要比 5′-肌苷酸强 2～3 倍。

此外，食用菌类还含丰富的 B 族维生素，特别是维生素 B_{12} 含量比乳酪和鱼高，且还含有丰富的钙、镁、铜、铁、锌等多种矿物元素。

四、加工、烹调对蔬菜、水果营养价值的影响

果蔬在食用前需经过加工烹调，加工方法主要有炒、煮、烘干和凉拌等。加工烹调方法不当，对果蔬中的维生素和矿物质会造成损失和破坏，尤其是维生素 C。

维生素 C 在水溶液中极易氧化损失，氧化速度随温度、酸度而不同，温度越高，氧化损失越大，酸性溶液有保护维生素 C 的作用。果蔬在烹调前，如清洗、削皮、切段或切块时，都可能造成维生素 C 的损失，尤其是果蔬经过机械加工后的清洗，会使维生素 C 大量流失。因此，应在较完整的状态清洗，将切好的果蔬尽快热烫，不要把切好的果蔬泡在冷水里，或放置过久，使果蔬中含有的天然维生素被破坏。同时，烹调时不要加入苏打，苏打会使溶液变成碱性而加速维生素 C 的破坏。加工烹调果蔬时，尽量不要使用铜或铁制的器皿，铜和铁对维生素 C 的氧化有催化作用。

过度烹调或加热，会使果蔬损失其全部维生素，应尽量采用急火快炒及缩短加热时间，适宜生食的菜尽可能凉拌生食。所有的果蔬都含有某种酶，当被切断或捣碎时，释放出来的酶就会破坏组织里的维生素 C，加酸或在沸水中短时热烫可破坏酶的活性、软化组织及消毒，并最大限度地避免维生素 C 的破坏。

胡萝卜素和维生素 A 是脂溶性维生素，不易生食，最好是油炒肉炖，便于人体吸收。其性质较稳定，在通常烹调加工条件下损失较少，但在高温下，会与氧接触而被氧化、破坏，如用 100 ℃以上的高温油炸果蔬时，维生素 A 会全部被破坏，强烈的日光也会造成维生素 A 的破坏。

水果、蔬菜在加工成制品时，如罐头、果干、果酱、咸菜等，营养成分较高且外观也较吸引人，但各种加工过程都会造成营养成分不同程度的损失。

【拓展材料】

果蔬营养与膳食平衡五点提示

"中国健康知识传播激励计划"是卫生部等主办的健康知识传播项目，每年选定威胁大众健康的慢性疾病或危险因素作为主题进行系列健康传播活动，2009年针对"果蔬营养与膳食平衡"，卫生部发布了5点"提示"：

1. 天天吃水果，顿顿有蔬菜。新鲜蔬果是平衡膳食的重要组成部分。

2. 果蔬2＋3，抗病又防癌。每天摄取至少200g水果与300g蔬菜，可达到抗病防癌的效果。

3. 果蔬变彩虹，健康添色彩。不同颜色的蔬果能提供不同的营养价值。绿色水果富含叶黄素，橘黄色水果含β-胡萝卜素与维生素C，深绿色蔬菜富含叶酸，红色水果含番茄红素，白色水果含硫化物等。

4. 果蔬新鲜吃，营养更加分。直接从新鲜水果摄入的营养更易于人体吸收。因为维生素C遇热分解，所以新鲜水果更易于补充维生素C。

5. 膳食平衡，健康一生。将果蔬作为孩子的零食，从小养成喜欢吃蔬菜、水果的健康膳食习惯将使其一生受益。

任务五　畜、禽肉与水产品营养价值评价

肉及肉制品是人们日常饮食生活中不可缺少的食物，不仅因为它具有诱人的香味，更主要的是其富含人类所需要的多种营养物质，能满足机体正常生长发育的需要。

一般来说，肉类食品包括动物的肌肉、内脏及其制品。几乎各种动物均可以作为食肉，但人类消费的主要肉来自于家畜、家禽和水产动物，如猪、马、牛、羊、鸡、鸭、鹅、鱼、虾等。肉类食品经加工烹调，味道鲜美，营养素容易消化吸收，饱腹作用强，是营养价值较高的食品。

肉类营养成分含量随动物的种类、部位、年龄及肥瘦程度的不同而有显著差异，如肥瘦程度不同的肉类中，蛋白质和脂肪的含量差别极大。一般内脏中脂肪含量较少，维生素和无机盐则比较丰富，而且氨基酸模式是最靠近人类需要的食物之一。

一、畜肉的化学组成及营养价值

畜肉所含营养丰富，表3-11为每100g猪肉、牛肉、羊肉及内脏中的主要营养素含量。

1. 蛋白质　畜肉含蛋白质10%～20%，畜肉蛋白质的必需氨基酸含量及利用率与全鸡蛋相近，并且富有一般植物性食品蛋白质所缺少的精氨酸、组氨酸、赖氨酸、苏氨酸和蛋氨酸等，所以畜肉蛋白质的营养价值较高。生物学价值在80%左右，氨基酸评分为90以上。

2. 脂肪　畜肉脂肪含量因取样部位不同而有较大差异，一般波动在10%～90%，平均含量10%～30%，其主要成分为各种脂肪酸三酰甘油及少量磷脂、胆固醇和游离脂肪酸，畜肉的脂肪酸多为饱和脂肪酸。胆固醇含量因样品部位不同，差异较大：瘦肉每100g约为70mg；肥肉比瘦肉高2～3倍；内脏更高，为瘦肉的4～5倍；动物的脑每100g含胆固醇30～2 000mg。羊肉含辛酸、壬酸等中链饱和脂肪酸，是羊肉具有特殊羊膻味的原因。

表 3 - 11 每 100 g 猪肉、牛肉、羊肉及内脏中的主要营养素含量

（王莉．2006．食品营养学．）

食品种类	蛋白质/g	脂肪/g	钙/g	铁/g	视黄醇当量/μg	硫胺素/mg	核黄素/mg	胆固醇/mg
猪肉（瘦）	20.3	6.2	6	3.0	44	0.54	0.10	81
猪肝	19.3	3.8	6	22.6	4 972	0.21	2.08	288
猪肾	15.4	3.2	12	6.1	41	0.31	1.14	354
牛肉（瘦）	20.2	2.3	9	2.8	6	0.07	0.13	58
羊肉（肥瘦）	19	14.1	6	2.3	22	0.05	0.14	92

3. 糖类 肌肉中的糖类以糖原形式存在，含量很少。

4. 矿物质 畜肉含矿物质为 0.6%～1.1%，其中磷 127～170 mg/100 g，钙含量为 7～11 mg/100 g，钙的吸收率较高，铁的含量与屠宰过程中放血程度有关，为 0.3～0.4 mg/100 g。猪血中的含铁量约为 37.5 mg/100 g，为血红素铁，生物利用率较高。猪肝和猪肾中铁含量较高，吸收利用率也较高。

5. 维生素 畜肉中的维生素含量以硫胺素为最高，内脏中，特别是肝中的维生素 A、维生素 B_1、维生素 B_2 均高于肌肉，还含有一定量的泛酸、吡哆醇、胆碱等。

二、禽肉的化学组成及营养价值

禽肉通常是指鸡、鸭、鹅肉，此外，还有鸽肉和野禽肉，如野鸡、野鸭等，它们所含的营养成分与大牲畜肉的营养成分相近，是人类食物中蛋白质营养物质的重要来源。禽肉营养很丰富，含有人体所需的各种主要营养物质，如蛋白质、脂肪、糖类以及钙、磷、铁、维生素等。此外，禽肉含有的许多芳香族物质，如肌酸和肌酐等，能给禽肉增添特殊的香味。因此，禽肉一直被人们公认为最好的滋补食品之一。纯种的乌骨鸡是生产"乌鸡白凤丸"的主要原料，而乌鸡白凤丸是妇女滋补治病的良药。表 3 - 12 为每 100 g 鸡、鸭、鹅肉中各种营养素的含量。

表 3 - 12 每 100 g 鸡、鸭、鹅肉中各种营养素的含量

食物名称	蛋白质/g	脂肪/g	视黄醇当量/μg	硫胺素/mg	核黄素/mg	烟酸/mg	维生素C/mg	生育酚/mg	钙/mg	铁/mg	锌/mg	硒/μg
鸡肉	19.3	9.4	48	0.05	0.09	5.6	—	0.67	9	1.4	1.09	11.75
鸭肉	15.3	19.7	52	0.08	0.22	4.2	—	0.27	6	2.2	1.33	12.25
鹅肉	17.9	19.9	42	0.07	0.23	4.9	—	0.22	4	3.8	1.36	17.68

1. 蛋白质 禽肉的蛋白质含量与畜肉的蛋白质含量近似，大约占禽肉总量的 20%，是一类高蛋白质的食物来源。主要禽肉的蛋白质含量如下：鸡肉为 23.5%，鸭肉为 16.5%，鹅肉为 10.8%。禽肉蛋白质是一类全价蛋白质，含有人体自身不能合成而必须从食物中摄取的 8 种必需氨基酸。

2. 脂肪 禽肉的脂肪主要由棕榈酸、硬脂酸、油酸等组成。此外，还含有亚油酸、挥发性酸、不皂化物、甘油和微量的脂溶性维生素。禽肉中脂肪的熔点（33～44 ℃）较低，易于消化，所含的亚油酸占脂肪总量的 20%，是一种重要的人体必需脂肪酸。鸡肉脂肪含量约为 2%，鸭肉、鹅肉含脂肪较高，分别为 7% 与 11% 左右。禽肉中脂肪不是以单独状态

集中存在的，而是散布在肌肉组织间，因此更增加了肉的嫩度，提高了营养价值和适口性。

动物油脂中，必需脂肪酸亚油酸的含量一般比植物油（菜子油、茶油除外）低，相对来说，禽肉中亚油酸含量高于畜肉类，动物的心、肝、肾和肠等内脏含量高于肌肉，而瘦肉中含量又比肥肉多。由于禽肉中结缔组织较柔软，脂肪分布较均匀，所以禽肉比牲畜肉更鲜嫩、味美，而且容易消化吸收。

3. 矿物质 禽肉中还含有少量的钾、钠、钙、镁、磷、硫、氯、铁等无机物，总含量为 1%～2%，其中钙大部分存在于骨骼之中。

4. 维生素 禽肉中维生素含量很低，也不固定。但禽类肝中富含维生素 A 和核黄素。鸡肝中维生素 A 含量相当于羊肝或猪肝的 1～6 倍。禽肉中含有维生素 E，由于维生素 E 具有抗氧化的作用，故一般禽类脂肪在 −18 ℃下冷藏一年也不致酸败。

5. 含氮浸出物 含氮浸出物为非蛋白质的含氮物质，如游离氨基酸、磷酸肌酸、核苷酸类及肌苷、尿素等，这些物质左右肉的风味，是香气的主要来源，如磷酸肌酸分解成肌酸，肌酸在酸性条件下加热则为肌酐，可增强熟肉的风味。

禽类所含的含氮浸出物就同一种禽而言，随禽的年龄而异，幼禽肉汤中含氮浸出物比老禽肉汤中含量少，所以幼禽肉的汤汁不如老禽肉汤汁鲜美，这也是一般人喜欢用老母鸡煨汤而仔鸡爆炒的原因。就不同禽类来比较，野禽肉比家禽肉含有更多的浸出物，能使肉汤带有强烈的刺激味，甚至使肉汤失去香味。因此，野禽肉最好用煎、炒、焖的烹调方法制作。

三、水产品的化学组成及营养价值

我国产鱼种类有 1 500 余种，水产品包括各种鱼类、虾、蟹、贝类等，根据来源可分为淡水类和海水类。水产品是营养价值较高的优质食品，其营养素的种类和数量与畜类、禽类有许多相似之处，但也有许多自身的特点。有些珍贵水产品因稀少而名贵，如鱼翅、海参等，但是所含氨基酸组成不平衡，缺乏色氨酸，蛋白质的营养价值不及一般鱼肉。表 3 - 13 为每100 g部分水产品（可食部分）中的主要营养素含量。

表 3 - 13 每 100 g 部分水产品（可食部分）中的主要营养素含量

（王莉 . 2006. 食品营养学 .）

食品种类	蛋白质/g	脂肪/g	视黄醇当量/μg	硫胺素/mg	核黄素/mg	钙/g	铁/g	胆固醇/mg
黄鳝	18	1.4	50	0.06	0.98	42	2.5	126
青鱼	20.1	4.2	42	0.03	0.07	31	0.9	108
鲢	17.8	3.6	20	0.03	0.07	53	1.4	99
鲫	17.1	2.7	17	0.04	0.09	79	1.3	130
带鱼	17.7	4.9	29	0.02	0.06	28	1.2	76
黄鱼	17.7	2.5	10	0.03	0.1	53	0.7	86
海虾	16.8	0.6	—	0.01	0.05	146	3	117
虾皮	30.7	2.2	19	0.02	0.14	991	6.7	428
虾米	43.7	2.6	21	0.01	0.12	555	11	525
蛤蜊	10.1	1.1	21	0.01	0.31	133	109	156
海参（水浸）	6	0.5	11	—	0.03	240	0.6	50
墨鱼	15.2	0.9	—	0.02	0.04	15	1	226

1. 蛋白质　鱼类是蛋白质的良好来源，一般含量在 $15\%\sim20\%$，鱼肉蛋白质利用率为 $85\%\sim90\%$，氨基酸组成较平衡，与谷类蛋白质相比，所含的蛋氨酸、苏氨酸和赖氨酸较为丰富。鱼肉含水分多，脂肪量少，肌肉纤维短而细，比畜肉细嫩，更易消化吸收。

2. 脂肪　鱼类脂肪含量为 $1\%\sim10\%$，不同鱼种含脂肪量差异很大，如鳕鱼、银鱼含脂肪在 1% 以下，而河鳗脂肪含量为 28.4%，平均为 $1\%\sim3\%$。鱼类脂肪多由不饱和脂肪酸组成，通常多呈液态，熔点较低，其中不饱和脂肪酸占 80%，消化率为 95%。近年来国内外利用海产鱼脂肪（油）中的 EPA 和 DHA 等多不饱和脂肪酸来防治动脉粥样硬化症和冠心病，取得了一定的效果。

3. 矿物质　鱼肉中的矿物质含量为 $1\%\sim2\%$，磷的含量最高，约占总矿物质成分的 40%，此外钙、钠、氯、钾、镁等含量也较多，其中钙的含量高于禽肉，每 100 g 虾皮含钙高达 991 mg，但钙的吸收率较低。海产品类富含碘，有的海产鱼每千克含碘 $500\sim1\,000\ \mu g$，而淡水鱼每千克含碘仅为 $50\sim400\ \mu g$，牡蛎富含铜，每 100 g 牡蛎可达 30 mg。

4. 维生素　鱼类是维生素的良好来源，如维生素 B_2 和维生素 PP，有些生鱼体内含有硫胺素酶，所以新鲜鱼如不及时加工烹调处理，硫胺素则易被破坏。鱼的肝中含有丰富的维生素 A 和维生素 D，由于维生素 A 性质活泼，其分子结构中有 6 个不饱和双键，易被氧化失活，故新鲜鱼必须及时加工处理。

四、加工、烹调对肉类营养价值的影响

畜禽肉、鱼等动物性食物在加工烹调中，除水溶性维生素外，其他营养素含量变化不大，通常的加工烹调方法对蛋白质的影响也不大。各种炖、煮的方法可增加矿物质、含氮物质及水溶性维生素的丢失，但丢失营养素一般溶于汁液和汤中，常被一起食用，真正损失的较少，但在制作罐头时，B 族维生素破坏较大。

1. 肉类蛋白质冷冻时的主要变化　所谓冻肉营养价值不如鲜肉的说法是不科学的，在合理的解冻和冷冻工艺条件下，两者营养素含量无明显差别，当然在缓慢冷冻和快速解冻时，肉中营养素（主要是维生素及矿物质）会有部分损失，合理的方法是快速冷冻和低温下缓慢解冻。

2. 肉类蛋白质加热时的主要变化　肉类在加热时肌肉表面的蛋白质在 50 ℃ 左右就开始变性，肌球蛋白分子的多肽链开始伸展，随着温度的升高（约 70 ℃ 以上），由于副键的作用，多肽链的相互交联卷曲使肉体收缩，并由表及里地推进。同时，蛋白质分子表面的一些基团脱落，如硫基（—SH）脱落后被还原成 H_2S 放出，因鸡肉中蛋白质含硫较多，受热时产生 H_2S 量较多，肌肉中尿素受热分解成 NH_3，这些物质给肉带来的不良气味由烹饪中加入的调味品遮掩和反应去除，有的受热挥发。

在用水作传热介质的烹制方法中，随着加热时间的延长，卷曲的蛋白质开始水解，氨基酸的含量逐渐增多，糖原水解生成的葡萄糖也不断增加，脂肪的分解和氧化反应加剧，使羰基化合物不断产生，羰氨反应的速度加快，大量的香气物质生成，并与各类风味物质综合成特有的肉香，肌肉纤维质松散，肉体酥烂。

用油、金属、空气作传热介质时，能形成较高的温度环境。当表面温度达 120 ℃ 以上时，氨基酸和蛋白质分解反应加速，生成低分子的含氮有机物、含硫有机物、硫化氢和氨，羰氨反应开始进入最终阶段，使肉品呈现黄色。同时，由于脱水，脂肪在此阶段不断地从内部流出聚

合于表面，使外表发亮。此阶段应注意火候的控制，使肉的各种成分的化学变化恰到好处。

如果加热温度太高，表面温度过高，或在热油锅中较长时间加热，就会使肉内部的水分受到损失，肉表面的结合水开始流失，氨基酸和蛋白质会分解出有害物质，使肉的营养价值下降。若肉的表面温度再继续升高，氨基酸和蛋白质会完全分解并焦化，其他物质也能发生分解炭化，随着加热时间的延长，焦化过程由表及里推进，使肉失去食用价值。在烹制时应合理地掌握成品的质量，尽量避免不利的变化出现。

温度在 65 ℃左右时，结缔组织、皮、筋中的胶原蛋白变性，胶原纤维中螺旋状结构被破坏，接着突然收缩，使筋、膜、皮紧缩，同时部分肌肉组织和脂肪细胞受压破裂，脂肪和肉汁开始外逸。随着加热时间的延长及盐的渗透作用，肌肉组织不断地被破坏，肉汁大量外逸，肉汁中的氨基酸、肌酸、肌肽、肌苷酸与脂肪溶解的香气物质，综合在一起赋予肉汤鲜香醇厚的风味。

肉中的肌红蛋白由于溶于水，表色、色泽逐渐变浅，在 45～55 ℃时蛋白质变性，血红素游离出来，肉的内部呈粉红色，而肉的表面由于温度高、氧气多，Fe^{2+} 很快被氧化成 Fe^{3+} 使肉表面呈褐色。在小型的肉片、肉丁、肉丝熟制时，肉的色泽发生变化表示已断生，此时蛋白质刚变性还未凝固，肉质较嫩，如果肉发生卷曲收缩，蛋白质已开始凝固，肉质变老不易嚼碎。

【拓展材料】

合理饮食保健康

孔子一生颠沛流离，周游列国达 14 年，食无求饱，居无求安，食无定点，常常挨饿，可谓历尽磨难，却能得享 73 岁高龄，在当时的生活条件下绝对算是寿星了。从《论语》看孔子的"食经"，孔子独特的养生之道，我们也可以借鉴。

子曰：肉虽多，不使胜食气。

孔子经：席上肉类食品虽多，但吃的数量不能超过"饭量"，这明确地告诉我们主辅食品要合理搭配。只有主辅食品搭配合理，才能充分吸收动物食品中的营养成分，使人得到合理的养分，利于新陈代谢和健康长寿。

现代养生：现代医学研究认为，经常饱食（尤其是肉食过量）会增加胃肠的负担，消化液供不应求，容易造成消化不良。久而久之，还会使血液过多地集中在胃肠，导致心、脑等重要器官产生缺血现象，使人感到困乏，不利于身心健康。

和植物性食物相比，肉食是较难消化的。肉食动物的胃液 pH 小，为强酸，而人的胃液 pH 大，酸性弱，故吃肉不可过多。此外，从牙齿、肠道来说，人也应以植物性食物为主，特别是中老年人群更要注意，动物性蛋白质摄取得越多，钙质就越容易排出体外。建议成年人冬季一天吃肉最好不超过 90 g。对于老年人或患有心脑血管病的人，可以多吃不含胆固醇的"植物肉"，如用黄豆及豆制品代替肉食。

任务六　乳和乳制品营养价值评价

乳类为哺乳动物哺育其幼仔最理想的天然食物，所含营养素种类齐全、比例适宜、容易消化吸收，能适应和满足初生幼仔迅速生长发育的全部需要。各种动物乳的营养成分有些差别，一般来说，生长发育越快的动物乳中蛋白质和矿物质愈丰富。对新生儿来说，母乳是最理想的天然食物，母乳不足可用其他动物乳经调制后替代。此外，乳类食品也是青少年、孕妇、病人和老年人的滋补品。在动物乳中以牛乳最为重要，此外还有羊乳和马乳。乳类食品主要是提供优质蛋白质、脂肪、维生素 A、核黄素及矿物质（特别是钙），也提供乳糖，营养全面，易于消化吸收，而且是碱性食物。因此发展乳品工业，增加乳类食品，对改善我国人民的膳食结构，增加优质蛋白质和钙的供应具有重要意义。

一、乳的组织结构特点和性质

乳类是一种乳白色的复杂的胶态系统，其中主要成分为水，占 83%；组分中粒子小于 1 nm 的矿物质、乳糖及水溶性维生素与水形成真溶液；蛋白质中的酪蛋白粒子为 80~120 nm，白蛋白与球蛋白为 1~100 nm，它们与真溶液形成胶体；脂肪粒子直径为 1.0~10.0 μm，与真溶液及胶体结合形成乳悬液。因此乳是多级分散的乳胶体，性状不太稳定，当乳放置一定时间后，有部分脂肪粒相互密集融合浮于乳的表面，称为稀奶油，这也是一种乳胶体，但脂肪含量高。

正常鲜乳的白色是由于呈胶体分散的酪蛋白胶粒和脂肪球对光的反射，微黄色来自其中的胡萝卜素和核黄素两种色素，故乳的色泽受饲料因素和季节的影响。经微生物污染变质时乳的颜色会有改变。

乳的味道温和、微甜，特有香味来自一些低相对分子质量的化合物如丙酮、乙醛、二甲醛、短链脂肪酸和内酯。正常乳的相对密度为 1.028~1.032，相对密度大小与乳中固形物含量有关。乳中大部分成分的变化范围基本稳定，唯乳脂含量变化较大，其含量可受多种因素的影响。当测定脂肪含量和相对密度后，可近似地推算乳中其他固体物质的含量，故相对密度是一种简便地评价鲜乳质量的指标。

牛乳蛋白质的氨基酸中含较多酸性氨基酸和自由羟基，易受柠檬酸、磷酸盐等影响。正常鲜乳呈微酸性，可用碱溶液滴定法测定，并以"°T"表示酸度，这也是反映鲜乳质量的一个重要指标。

牛乳可经冻结后长期保存，但冻结乳常有不良气味，因为冻结过程易使不饱和脂肪酸氧化。可用加抗氧化剂的方法防止。

初乳及断乳期前的末乳，由于成分和滋味特殊，不适于人类食用。

二、乳的化学组成及营养价值

乳的成分十分复杂，含有上百种化学成分，主要包括水分、蛋白质、脂肪、糖类、矿物质、维生素等。乳类的水分含量为 86%~90%，因此它的营养素含量与其他食物比较时相对较低。表 3-14 为人乳、牛乳与羊乳中的主要成分及含量。

1. 蛋白质 乳中的蛋白质含量平均为 3.3%，主要为酪蛋白，占 80% 左右，其次为乳白蛋白和乳球蛋白及少量的脂肪球膜蛋白等。酪蛋白为含磷的复合蛋白质，不溶于水而溶于稀碱，在正常乳酸度（pH=6.6）下，常与钙、磷等结合，形成酪蛋白胶粒，酪蛋白胶粒对 pH 变化很敏感，当脱脂乳加酸调节 pH=4.6 时，酪蛋白即沉淀。在糜蛋白酶作用下，酪蛋白变为副酪蛋白，在钙的存在下形成不溶性的副酪蛋白盐的凝块，这是制乳酪的主要理论基础。

表 3-14 人乳、牛乳与羊乳中的主要成分及含量

(王莉.2006. 食品营养学.)

种类	水分/%	总乳固体/%	脂肪/%	蛋白质/%	乳糖/%	灰分/%	非脂乳固体/%
人乳	88.23	11.77	3.16	1.48	7.11	0.19	8.61
牛乳	87.67	12.32	3.73	3.18	4.66	0.72	8.7
山羊乳	82.58	17.42	6.24	4.55	5.35	1.00	11.18

乳中酪蛋白经分离去磷后，剩余的液体为乳清，其中含有乳清球蛋白和乳白蛋白，这三种蛋白质为完全蛋白质。但酪蛋白消化率不如白蛋白，而牛乳中酪蛋白含量多而白蛋白较少，人乳则恰相反，这是牛乳蛋白质生物价不如人乳高的主要原因。在乳品加工时，加乳白蛋白调整牛乳的蛋白质组成，使接近人乳，就可生产出母乳化的婴幼儿乳制品。

另外，人乳中常含有双歧杆菌生长因子，可促进肠道乳酸杆菌的和平共处，抑制大肠杆菌繁殖，对婴儿腹泻有预防和治疗作用，而牛乳中双歧杆菌生长因子相对值仅为人乳的 $1/100\sim1/50$。

2. 脂肪 乳中脂肪平均含量为 3.5%，常以较小的微粒分散在乳浆中，每毫升牛乳中有 20 亿～40 亿个脂肪微粒，直径 $3\mu m$。羊乳脂肪球大小为牛乳的 1/3，更易消化吸收。牛乳脂肪中，油酸占 30%，亚油酸和亚麻酸分别占 5.3% 和 2.1%，硬脂酸及软脂酸为 40%，其余是一些低级或中级脂肪酸。静置时，脂肪聚集成奶油浮于上层，乳脂中含有一定量的水溶性挥发性脂肪酸（如丁酸、己酸和辛酸）、必需脂肪酸、卵磷脂以及脂溶性维生素，营养价值较高。

3. 糖类 乳类中天然存在的糖类主要为乳糖，其在牛乳中含量为 4.6%，在人乳中含量为 7.0%。乳糖有调节胃酸，促进钙的吸收和消化腺分泌的作用，并促进肠道中乳酸杆菌的生长和繁殖，抑制腐败菌的生长，改变肠道菌丛，预防肠道疾病发生。在肠中，乳糖经乳糖酶作用分解为葡萄糖和半乳糖。乳糖酶在新生儿消化道内存在较多，但随年龄增长其含量逐渐减少。成年人在食用牛乳后，由于牛乳不能被分解，而产生腹痛、腹泻等症状，称为乳糖不耐症。在生产乳制品时可加乳糖酶使乳糖分解，这样既可增加牛乳制品的甜度，又可防止乳糖不耐症的发生。

4. 矿物质 牛乳中含有丰富的矿物质，含量约 0.7%，包括钙、磷、钠、钾、镁、硫等，尚有部分铜、锌、锰等微量元素，是动物性食品中唯一的呈碱性食品。牛乳中的钙 80% 以酪蛋白酸钙复合物的形式存在，其他矿物质也主要是以蛋白质结合的形式存在。牛乳中钙磷比为 1.2：1，比例适宜，并有维生素 D、乳糖等促进吸收因子，吸收利用效率高，因此牛乳是膳食钙的最佳来源。牛乳也是一种贫铁食品，喂养婴儿时要注意补充。

5. 维生素 牛乳含有人体需要的各种维生素，它含有几乎所有种类的脂溶性和水溶性维生素，可以提供相当数量的核黄素、维生素 B_{12}、维生素 A、维生素 B_6 和泛酸。但含量变化较大，一般在青饲料较多时，牛乳中胡萝卜素、维生素 A 及维生素 C 含量较高，夏季日照较多，乳中维生素 D 含量也相应高些。牛乳的淡黄色来自胡萝卜素和核黄素。

瓶装鲜乳存放时可因光照（紫外线）使乳中维生素 D 和核黄素全部被破坏，故要注意防护。

三、乳制品的营养价值

鲜乳经过加工可制成许多产品，主要有炼乳、乳粉、奶油、干酪、发酵乳制品及冰淇淋等。表 3-15 为乳制品中主要营养成分含量。

表 3-15　每 100 g 乳制品中主要营养成分含量

（唯文.2001.大众科技.）

食品名称	钙/mg	蛋白质/g	脂肪/g	维生素 A/μg	硫胺素/mg	核黄素/mg
牛乳粉	216~1 239	18.9~25.3	18.4~27.6	微量~331	0.03~0.26	0.02~1.04
高钙乳粉	800~1 200	16	12~16	300~600	0.6	0.8
酸乳	78~212	2.1~4.0	0.3~5.6	微量~32	0.02~0.04	0.07~0.38
黄油	35	1.4	98.8			0.02
奶油	1~202	1.1~3.6	48~79	345~1 042	0.01~0.05	0.05~0.16

1. 酸乳制品　酸乳制品是将新鲜牛乳加热消毒后接种乳酸菌或加入乳酸发酵剂发酵而成的制品。酸乳是人们最了解、最受欢迎的乳制品，该制品营养丰富，容易消化吸收。由于牛乳中的乳糖被发酵成乳酸，故对于那些不能摄取饮食中乳糖（乳糖不耐症）的人来说，酸乳是可以接受的，不会出现腹痛、腹泻的现象。乳酸菌在肠道内繁殖产生乳酸，可抑制一些腐败菌的繁殖，调整肠道菌群，防止腐败菌产生毒素对人体产生不利影响。有的酸乳制品，由于在发酵过程中，产生乳酸的同时也产生酒精，因此，也能增进消化腺的机能、促进食欲、增加肠的蠕动和机体物质的代谢。某些乳酸菌还能形成 B 族维生素，总的来说，酸乳制品在增进人体健康方面具有一定的作用。

2. 乳粉　乳粉是鲜乳经消毒、脱水、干燥最终制成粉末状态的乳制品。乳粉的种类很多，根据使用原料乳不同可分为全脂乳粉和脱脂乳粉；根据加糖与否，可分为加糖乳粉和不加糖乳粉；还有添加某些必要的维生素、矿物质、氨基酸以及其他营养成分而制造的，专为喂养婴儿或病弱者食用的强化乳粉。强化乳粉利用率高，容易消化吸收，不仅能促进婴儿的正常生长发育，而且还可以提高其抗感染的能力。此外，还有速溶乳粉、麦精乳粉、冰淇淋粉、干酪粉、乳清粉等。经喷雾干燥法制得的乳粉，用水冲调复原为鲜乳状态时，其复原性良好，不会产生褐变和结晶现象，并且营养成分保存较好。过去使用的滚筒干燥法，由于牛乳与热的金属滚筒接触，使得牛乳中脂肪球膜受到损坏，以及受到机械摩擦作用，结果有些脂肪球结成较大的脂肪团块。因此，这种乳粉的保藏性较差，容易氧化变质。

3. 炼乳　甜炼乳是在鲜乳中加入约 15% 的蔗糖，经减压浓缩到原体积的 40% 左右，直接装罐。甜炼乳是利用高浓度蔗糖来防腐的，其含糖量可达 40% 以上。甜炼乳中蔗糖、蛋白质和无机盐的含量不适宜喂养婴儿，特别是初生儿。由于添加蔗糖并使蛋白质变性，甜炼乳的消化率有所改善，对酸的凝集性也有所改善，所以容易消化。

淡炼乳或称无糖炼乳，是将牛乳浓缩到 1/2.5~1/2 后装罐密封，然后再进行灭菌的一种炼乳。外观呈稀奶油状，在胃酸和凝乳酶的作用下，易形成柔软的凝块，较易消化，适合喂养婴儿。用淡炼乳喂养婴儿时，可在其中增加维生素 D，添加量要控制在复原为鲜乳时每升中应至少含有 400IU，还可添加维生素 A、维生素 B_1、维生素 C 等。淡炼乳加至咖啡中有时变成灰绿色，这是由于炼乳中的铁与咖啡中的单宁起反应产生的。

【拓展材料】

　　2001 年农业部授予新疆岳普湖县为"中国毛驴之乡（疆岳驴）"的美誉。

　　"吃的是中草药，喝的是天然水，全身上下都是宝，皮是阿胶，奶是药，驴肉都叫好，驴鞭、驴肾更是妙，骨头可作雪花膏，驴奶能使女变俏"，这是当地人一直传颂至今的顺口溜。

　　维吾尔族（占当地人口 80%）称驴奶为"上帝赐给的神药"。驴奶高蛋白、低脂肪、驴肉质细、口感好。同样得到了国外营养学家的认可，高品质、低价位、天然营养品。

　　驴奶与人奶极为相近，营养成分比例占人奶所含成分的 99%，味甘、性寒，主治消渴、黄疸、小儿惊痫和风热赤眼，还有滋阴活血和美容等奇特功效，对于气喘、支气管炎、糖尿病、风湿、贫血、前列腺、溃疡、胃炎、阳痿、骨结核、骨髓炎、缺乳、虚痨、心烦等多种病症和更年期症状都有所改善，经常饮用还可以起到长寿的效果。

任务七　蛋类营养价值评价

一、蛋的组成成分与营养价值

　　各种蛋类在营养成分上大致相同。蛋壳不能食用，蛋壳的 95% 为碳酸钙，其次为少量的角蛋白、碳酸镁、磷酸钙、磷酸镁等，蛋壳经洗涤、消毒、烘干、粉碎后可作为钙粉的原料。表 3-16 为每 100 g 部分蛋类及制品（可食部分）中的主要营养素含量。

表 3-16　每 100 g 部分蛋类及制品（可食部分）中的主要营养素含量

（王莉.2006.食品营养学.）

食品种类	蛋白质/g	脂肪/g	视黄醇当量/μg	硫胺素/mg	核黄素/mg	钙/g	铁/g	胆固醇/mg
鸡蛋（白皮）	12.7	9	310	0.09	0.31	176	2	585
鸭蛋	12.6	13	261	0.17	0.35	226	2.9	565
咸鸭蛋	12.7	12.7	134	0.16	0.33	231	3.6	647
松花蛋（鸭）	14.2	10.7	215	0.06	0.18	165	3.3	608

　　1. 蛋白质　蛋的可食部分为蛋清和蛋黄，全蛋蛋白质几乎能被人体全部吸收利用，是食物中最理想的优质蛋白质。

　　蛋类蛋白质的含量是比较高的，鸡蛋的蛋白质含量为 11%～13%，鸭蛋为 12%～14%，鹅蛋为 12%～15%。

　　日常食物中，粮谷类含蛋白质约 80 g/kg，豆类为 300 g/kg，蔬菜为 10～20 g/kg，肉类为 160 g/kg，蛋类为 120 g/kg，鱼类为 100～120 g/kg。上述表明，蛋类的蛋白质含量仅低于豆类和肉类，而高于其他食物，因此，蛋类亦是蛋白质含量较高的重要食物。表 3-17 为鸡蛋蛋白质与其他食物蛋白质的质量比较。

表 3-17 鸡蛋蛋白质与其他食物蛋白质的质量比较

(Avi. 1991. Nutritional Evaluation of Food Processing.)

蛋白质	生物价（BV）	蛋白质功效比（PER）	净蛋白利用率（NPU）
全蛋	100	3.8	94
牛乳	91	3.1	82
酪蛋白	77	2.9	76
乳清蛋白	104	3.6	92
牛肉	80	2.9	73
马铃薯	71	—	—
大豆蛋白	74	2.1	61
稻米蛋白	59	2.0	57

蛋白质消化率是指一种食物蛋白质可被消化酶分解的程度。蛋白质消化率越高，则被机体吸收利用的可能性越大，其营养价值也越高。通常植物性食品蛋白质消化率比动物性食品蛋白质消化率低。

按一般常用方法烹调食物时，各种食品中蛋白质消化率比较如下：蛋类蛋白质消化率为98%，乳类为97%～98%，肉类为92%～94%，米饭为82%，面包为79%，马铃薯为74%。由此可见，蛋类的蛋白质消化率是很高的，是其他许多食品所无法比拟的，而且蛋中蛋白质的生物价均高于其他食品蛋白质的生物价。

禽蛋中必需氨基酸的含量及比例比较平衡。其蛋白质中不仅所含必需氨基酸的种类齐全，含量丰富，而且比例适宜，与人体的需要比较接近或比较相适应。因此，普遍认为蛋类的蛋白质是一种理想的蛋白质。

2. 脂肪 禽蛋含有丰富的脂肪，尤其是磷脂含量较高。蛋中脂肪的含量为12%左右。这些脂肪几乎都在蛋黄里，约占蛋黄的30%，其中20%为真正脂肪，10%为磷脂类。蛋中的脂肪熔点较低，在常温条件下呈乳融状态，很容易消化，其消化率可达94%。蛋中含有丰富的必需脂肪酸，如棕榈酸、油酸和亚麻酸。在蛋黄内含有约34%饱和脂肪酸和66%不饱和脂肪酸。此外，蛋黄中还含有对人体营养特别重要的营养素，即磷脂和胆固醇两类物质。其中，磷脂对人体的生长发育非常重要，磷脂是结合脂肪，主要为卵磷脂、脑磷脂和神经磷脂，这些磷脂对脑组织和其他神经组织的发育有极其重要的作用。每个鸡蛋含胆固醇200 mg左右，胆固醇是机体内合成固醇类激素的重要成分。

3. 矿物质 蛋类矿物质主要存在于蛋黄中，鸡蛋中的矿物质除钙的含量比较少外，其他矿物质元素都较丰富，尤其是磷和铁的含量较多。磷是构成人体骨骼的重要成分，铁是组成血红蛋白的主要成分。此外，蛋内还含有其他人体所必需的微量元素，而且易被人体吸收利用。由于钙含量较少，当儿童用禽蛋补充营养时，必须要与富含钙的牛乳共食。

4. 维生素 禽蛋中含有丰富的维生素，大部分集中于蛋黄。在鸡蛋中除维生素 C 含量甚微之外，其他各种维生素均有一定的含量，而含量较多的是维生素 A、维生素 B_1、维生素 B_2 及维生素 D 等。特别是维生素 A，对人的视力发育和保护具有重要意义。据测定资料表明，在每 100 g 全蛋中，含有维生素 A 264IU。作为维生素 D 的天然来源，鸡蛋仅次于鱼肝油，但维生素 D 的含量与季节、饲料组成和鸡受光照时间有关。

二、蛋制品的营养价值

1. 皮蛋　皮蛋又称松花蛋，是用石灰、碱、盐等配制的料汤制作而成。在加工过程中，水分减少，使蛋内的营养价值相对提高，尤其使蛋白中蛋白质的含量和糖的含量相对增多。禽蛋加工成皮蛋后，大幅度改善了其色、香、味，使其具有特殊滋味和气味，促进人的食欲，有开胃、助食、助消化的作用。在制作过程中，由于各种材料的特性和作用，使蛋内脂肪和蛋白质被分解，产生易于消化的低分子产物，不仅使皮蛋具有独特的鲜味和风味，而且更易于人体消化吸收，但使 B 族维生素被破坏。

2. 蛋粉　干蛋粉是指全蛋粉、蛋黄粉和蛋白粉，是利用高温在短时间内使蛋中的大部分水分脱去，制成的含水量为 4.5% 左右的粉状制品。蛋粉在正常干燥或贮藏条件下，营养损失变化很小，全蛋和蛋黄的色泽和风味保持不变。蛋粉中含有维生素 A，尤其蛋黄粉中含量更多，维生素在空气中易氧化，日光照射易破坏。因此，蛋粉应贮藏在暗处，否则维生素会被破坏，蛋粉颜色变浅，成品质量受到影响。

3. 咸蛋　咸蛋就是将蛋浸泡在饱和盐水中或用混合食盐黏土敷在蛋壳的表面，腌制 1 个月左右即成。营养成分与鲜蛋相似，易于消化吸收，味道鲜美，具有独特风味。

三、加工、烹调对蛋类营养价值的影响

家庭常用加热方法加工蛋类。蛋类进行加热处理有三方面好处：一是生蛋清中含有抗生物素和抗胰蛋白酶，加热后能将其破坏；二是蛋类未经消毒不卫生，加热具有杀菌作用；三是加热还能使蛋白质变性，肽链展开，使蛋白质的消化吸收率更完全。因此，不宜生吃鲜蛋。

在一般的烹调条件下，如煎、炸、炒或带壳煮时，对蛋的营养价值影响较小，仅维生素 B_1 和维生素 B_2 有少量损失（8% ~ 15%），如炒蛋时维生素 B_2 损失 10%，油炸时损失 16%，煎荷包蛋时损失为 13%，煮蛋时蛋白质变得软且松散，易消化吸收，蛋黄则无论生熟均易被人体利用。

我国传统的蛋类加工食品有皮蛋、咸蛋、糟蛋。这些蛋制品经加工处理后形成了特殊的风味，深受广大消费者的喜爱，它们的营养价值基本与鲜蛋相似，经加工后，蛋白质易于消化吸收。皮蛋加工需用碱进行处理，因而对 B 族维生素的影响较大，损失较多。糟蛋在加工过程中，除乙醇外还有醋酸生成，醋酸可软化蛋壳，使蛋壳中的钙渗入蛋内，因此糟蛋钙含量可比普通蛋高出数十倍。

【拓展材料】

吃生鸡蛋更有营养吗？

有些人喜欢吃生鸡蛋，觉得鸡蛋煮熟后营养成分就被破坏了，认为生吃比熟吃补身体。其实，这种吃法非但无益反而有害。

一是鸡蛋由鸡的卵巢和泄殖腔产出，而它的卵巢、泄殖腔带菌率很高，所以蛋壳表面

甚至蛋黄可能已被细菌污染，生吃很容易引起寄生虫病、肠道病或食物中毒。二是生鸡蛋还有一股腥味，能抑制中枢神经，使人食欲减退，有时还能使人呕吐。三是生鸡蛋清中含有一种称为抗生物素的物质，这种物质妨碍人体对鸡蛋黄中所含的生物素的吸收。

　　鸡蛋煮熟后既可将鸡蛋内外的细菌杀灭，又能破坏抗生物素。最新研究表明，若长期大量吃生鸡蛋，生鸡蛋清内的抗生物素蛋白与体内生物素结合成一种稳定的化合物，使生物素不能被肠壁吸收，则可导致精神倦怠、肌肉酸痛、毛发脱落、皮肤发炎、食欲减退、体重下降等；生鸡蛋经过肠道时，容易发酵变质，有时可能产生亚硝基化合物。这种化合物具有致癌作用，所以鸡蛋不宜生吃。

项目四　合理营养与平衡膳食

【案例引入】

　　我国每10年进行一次全国居民营养与健康状况调查。根据最近的调查结果，早在2002年，我国就有近3亿人超重和肥胖，全国18岁以上成年人超重率为22.8%，肥胖率为7.1%。其中，以大城市18岁以上成年人超重率最高，达30%。1992—2002年，我国居民超重和肥胖的人数增加了1亿人。

　　高血压患病率有较大幅度升高。我国18岁及以上居民高血压患病率为18.8%，估计全国患病人数1.6亿多。与1991年相比，患病率上升31%，患病人数增加约7 000多万人。临床发现，食盐增加与血压升高成正比关系，如果减少一半的用盐量，中国每年可以少250万人死于高血压并发症。

　　糖尿病患病率增加。我国18岁及以上居民糖尿病患病率为2.6%，空腹血糖受损率为1.9%，估计全国糖尿病现患病人数2 000多万，另有近2 000万人空腹血糖受损。

　　血脂异常值得关注。我国成人血脂异常患病率为18.6%，估计全国血脂异常患病人数为1.6亿。值得注意的是，血脂异常患病率，中、老年人相近，城乡差别不大。

任务一　膳食营养素参考摄入量的制定

一、营养（生理）需要量与膳食营养素供给量

（一）营养（生理）需要量

营养（生理）需要量是指人体为维持生命、生长发育和各种正常生理活动对营养素的需要。即人体在最适宜环境条件下，正常、健康生长或达到理想生产成绩对各种营养物质种类和数量的最低要求。营养（生理）需要量是一个群体平均值，不包括一切可能增加需要量而设定的保险系数。营养（生理）需要量受年龄、性别、体重、生理特点、劳动状况等多因素影响，个体间存在一定差异。

（二）每日膳食中营养素供给量

每日膳食中营养素供给量（RDA）是在正常生理需要量的基础上，考虑个体间存在的差异、饮食习惯、应激状态、食品生产、社会发展等多方面因素而制定的膳食中必需含有的热能等各种营养素的数量。膳食营养提供量要略高于营养（生理）需要量，以保证群体中绝大多数人都能获得所需的营养素。每日膳食中营养素供给量是营养学上的一个参考标准，如果人体长期摄入某营养素不足，就会发生缺乏症的危险，当摄入量达到某一数值时，人们就没有发生缺乏症的危险。

我国RDA的发展历程，起于1952年，首次提出了RDA，并在1955、1962、1967、

1981 及 1988 年先后 5 次修订 RDA。2001 年中国营养学会根据营养调查和中国膳食特点，参考国外制定文件对营养素的摄入标准提出了新的修改要求。

二、膳食营养素参考摄入量

膳食营养素参考摄入量（DRIs）是在 RDA 基础上发展起来的一组每日平均膳食营养素摄入量的参考值。包括 4 项内容：平均需要量（EAR）、推荐摄入量（RNI）、适宜摄入量（AI）和可耐受最高摄入水平（UL）。

1. 平均需要量（EAR）　EAR 是根据个体需要量的研究资料制定的，是根据某些指标判断可以满足某一特定性别、年龄及生理状况群体中 50% 个体需要量的摄入水平。这一摄入水平不能满足群体中另外 50% 个体对该营养素的需要。

2. 推荐摄入量（RNI）　推荐摄入量（RNI）相当于传统使用的 RDA，是可以满足某一特定性别、年龄及生理状况群体中绝大多数（97%～98%）个体需要量的摄入水平。长期摄入 RNI 水平，可以满足身体对该营养素的需要，保持健康和维持组织中有适当的储备。

$RNI=EAR+2SD$，其中，SD 为标准差，不能计算 SD 时，$RNI=1.2\times EAR$。

3. 适宜摄入量（AI）　在个体需要量的研究资料不足而不能计算 EAR，因而不能求得 RNI 时，可设定适宜摄入量（AI）来代替 RNI。AI 是通过观察或实验获得的健康人群某种营养素的摄入量，AI 有可能超过 RNI。

4. 可耐受最高摄入量（UL）　可耐受最高摄入量（UL）是平均每日摄入营养素的最高量。当摄入量超过 UL 进一步增加时，损害健康的危险性随之增大。UL 并不是一个建议的摄入水平，许多营养素还没有足够的资料来制定其 UL，故没有 UL 并不意味着过多摄入没有潜在的危害。

三、膳食营养素参考摄入量的制定方法

膳食营养素参考摄入量的制定是通过对人体进行全面的生理、生化测定而得出，确定 DRIs 的每一个指标都要做大量的工作，如在有代表性人群中，以特定年龄组内的统计学上的个体差异，求测健康人群所需要增加的营养素数量。这些数值有些是人体直接测定而来的，有些则由于研究技术、人道主义等原因，间接推测估计而来，一般通过以下方法来获得：

（1）在正常的健康人群中收集食物消费种类、数量及营养素摄入量的数据资料。

（2）用生物化学方法研究特定营养在组织中的浓度及饱和度，分析功能适应状况，研究通过合理膳食等方法增加营养食物后的效果改变。

（3）用流行病学方法观察特定人群营养现状以及改进后的效果。

（4）以平衡试验确定特定营养物质的状态与摄入量两者之间的关系。

（5）对营养缺乏病例进行研究，通过耗空和补充试验，对特定受试者，按最低限度供给特定营养素，使之处于低或轻度缺乏的状态，再补充定量的该种特定营养素，观察改善状况。

（6）进行动物试验，并将动物试验的数据资料，外推到人体的需要量上。

（7）由毒理学试验多得最大无作用剂量及人体食用膳食以外的强化食品与膳食补充剂的观察结果，作为提出 UL 的基础。

（8）根据影响各种营养素吸收利用和活性形式转变的因素，结合各国上述特点，考虑提出 DRIS 的有效性。

制定 DRIs 的主要目的是为了满足不断发展的应用需要。以往只有 RDAs，各种用途如制订人群食物供应计划，评价个体和群体的食物消费资料，确定食品援助计划目标，制订营养教育计划，以及指导食品加工和营养标签等都参考同一套推荐值。这样针对性不强，特别是评估过量摄入的危险性很不理想。DRIs 包含多项内容，可以针对个体或群体不同的应用目的提供更适宜的参考数据。DRIs 给出了日常推荐的各种物质的摄入量，并且通过《中国居民膳食营养素参考摄入量 Chinese DRIs》这部营养学科的专著，对各种营养素的理化性质、生理功能、营养评价及主要食物来源等方面进行了系统的论述，对各营养素的参考值都提供了丰富的科学研究依据。

【拓展材料】

欧盟食品安全局制定欧盟膳食营养素参考摄入量

2010 年 3 月 26 日，欧盟食品安全局发布公告，膳食、营养与过敏症专家组制定了糖类、膳食纤维、脂肪和水的膳食营养素参考摄入量。

膳食营养素参考摄入量指明，以人们自身的性别和年龄为根据，为保持健康状态所需要的营养素的量。欧盟委员会要求欧盟食品安全局更新目前这个领域的欧盟推荐值，同时要考虑最新的科学证据和最近国际上公布的建议。目前，这是欧盟食品安全局出版的首份关于糖类、膳食纤维、脂肪和水的膳食营养素参考摄入量，之后还将发布关于维生素和矿物质的膳食营养素参考摄入量。

膳食、营养与过敏症专家组的结论是：

（1）总糖类（包括从淀粉食品如马铃薯和面制品、从简单糖类如食糖中获得）：对于小孩和成人来说，应该占总能量摄入量的 45%～60%。

（2）有充分证据表明经常摄入高糖含量的食品会增加龋齿的风险。证据也表明经常食用饮料而引起的高糖摄入与肥胖之间有一定联系。然而，专家组指出目前的证据仍不足以设定食糖的食用上限。这是因为其产生的潜在健康影响主要涉及食物消费结构，如食物的类型和食用频率等，而不是与糖本身的总摄入量有关。

（3）从正态分布来看，成人每日 25 g 的膳食纤维摄入量是合适的。另外，证据表明对于成人来说摄入高含量的膳食纤维同一定的健康效应（如降低心脏病、Ⅱ型糖尿病和肥胖的风险）存在着联系。

（4）关于升糖指数和升糖负荷这两个指标在保持体重和预防膳食相关疾病方面的作用目前还不确定。

任务二　膳食结构与膳食指南的应用

一、国内外膳食结构和营养模式评价

膳食结构是指膳食中各类食物的数量及其在膳食中所占的比重。由于影响膳食结构的这些因素是在逐渐变化的，所以膳食结构不是一成不变的，通过适当的干预可以促使其向更利于健康的方向发展。

（一）膳食结构的类型及其特点

由于一个地区膳食结构的形成受诸多因素的影响，不同历史时期、不同国家或地区、不同社会阶层的人们，膳食结构往往有很大的差异。当今世界膳食结构主要是依据动物性和植物性食物在膳食构成中的比例来划分的，大致有 4 种膳食结构模式。

1. 欧美发达国家模式　以动物性食物为主的膳食结构，也称富裕型模式，多数欧美发达国家如美国为典型代表。

特点：高能量、高脂肪、高蛋白质、膳食纤维较低；通常动物性食品年人均消费达 750 g/d，而粮食的直接消费量不过 167～194 g/d。

主要健康问题：营养过剩。

2. 发展中国家模式　主要以植物性食物为主的膳食结构，也称温饱模式，大多数发展中国家如印度、巴基斯坦、孟加拉和非洲等一些国家属此类型。

特点：谷物食品消费量大，动物性食品消费量小。能量基本可满足人体需要，但蛋白质、脂肪摄入量均低，动物源性营养素（如铁、钙、维生素 A 等）摄入不足。一些发展中国家年人均消费谷类与薯类达 555 g/d，肉蛋鱼不过 5 g，乳类也不多。

主要营养问题：营养缺乏病。

优点：有利预防冠心病和高脂血症。

3. 日本模式　是动植物食物平衡的膳食结构，也称营养模式，以日本传统膳食为代表。

特点：既有以粮食为主的东方膳食传统特点，也吸取了欧美发达国家膳食长处，加之经济发达，人均年摄取粮食 110 kg，动物性食品 135 kg 左右。

优点：有利于避免营养缺乏病和营养过剩性疾病，有利健康，成为调整膳食结构的参考。

4. 地中海模式　该膳食结构是居住在地中海地区的居民所特有的，以意大利、希腊为代表。

主要特点：①膳食富含植物性食物；②食物加工程度低，新鲜度较高；③食用油是橄榄油；④每天食用乳酪和酸乳；⑤每周食用少量、适量鱼、禽、蛋；⑥以新鲜水果作为餐后食品，甜食每周只食用几次。⑦每月食用几次红肉；⑧具有饮用葡萄酒习惯。

优点：有利于心脑血管疾病的预防。

（二）中国的膳食结构

1. 中国居民传统的膳食结构特点　中国居民传统膳食以植物性食物为主，谷类、薯类和蔬菜的摄入量较高，肉类的摄入量比较低，豆制品总量、乳类消费在大部分地区不高。

特点：①高糖类：谷类食物的供能比例占 70％以上。②高膳食纤维：谷类食物和蔬菜中所含的膳食纤维丰富，是优势之一。③低动物脂肪：动物性食物摄入量很少，动物脂肪的供能比低于 10％。

2. 中国居民膳食结构的现状与问题　2002 年中国居民营养与健康状况调查结果显示：在过去的 20 年中，我国居民膳食质量有所提高，粮食、薯类和蔬菜的摄入量下降，粮谷类食物提供的能量占总能量的比例下降；动物性食物、水果和乳类食物的摄入量有所增加，农村和城市居民畜禽肉类食物的人均摄入量由 1982 年的 22.5 g、62 g 分别增加到 2002 年的 68.7 g、104.5 g，优质蛋白质比例提高。当前中国城乡居民的膳食仍然以植物性食物为主，动物性食品为辅。但中国幅员广阔，各地区、各民族以及城乡之间的膳食构成存在很大差别，富裕地区与贫困地区差别较大。而且，随着社会经济发展，我国居民膳食结构向"富裕型"膳食结构的方向转变。其膳食结构存在的问题主要表现以下几个方面。

（1）经济发达地区居民的膳食结构出现不良偏移。我国各地区及城乡之间的经济发展水平差别很大，因而富裕地区和贫困地区居民的膳食结构也存在较大的差异。城市和发达农村居民的膳食结构正向"富裕型"膳食结构的方向转变，出现了动物性食物和油脂过度摄入，谷类和蔬菜类食物不断减少的状况，这使得居民膳食脂肪供能比急剧上升，达到了 35% 以上。由此造成了我国城市居民中超重和肥胖率迅猛上升，也直接增加了居民患高血压、冠心病、糖尿病等慢性疾病的危险性。

（2）乳类、豆类食物摄入较低是全国普遍现象。2002 年营养调查结果显示：我国居民平均每标准人日乳制品的摄入量为 26.5 g，城市为 65.8 g，农村为 11.4 g；干豆类摄入量为 4.2 g，豆制品摄入量为 11.8 g。较过去 20 年，摄入量有所增加，但增幅不大。这使得乳类、豆类食物在增加优质蛋白质比例、预防钙缺乏病等方面发挥的效力低微。

（3）部分营养素膳食来源欠合理，缺乏和不足问题仍然存在。目前，我国居民膳食以植物性食物为主，而以动物性食物为良好来源的钙、铁、锌、维生素 A 等营养素摄入不足或缺乏仍是我国人群普遍存在的问题，尤其是儿童和经济欠发达地区的人群。另外，由于谷类食物摄入量的急剧下降和谷类食品加工精细度的不断提高，B 族维生素的摄入量持续下降也是一个不容忽视的问题。

（4）食盐摄入量偏高。我国居民平均每标准人日食盐的摄入量为 12 g，城市 10.9 g，农村 12.4 g，超过了建议量的一倍，大大增加了罹患高血压的危险性。

二、中国居民的膳食指南

膳食指南又称膳食指导方针或膳食目标，是指一个国家或地区在一定时期内对所有居民或特殊人群的膳食指导原则，是依据营养学理论，结合社区人群实际情况制定的，用以引导居民合理消费食物、全面摄取营养、促进健康的指导性意见。

中国营养学会于 1989 年制定了我国第一个膳食指南，在指导、教育人民群众采用平衡膳食、增强体质方面发挥了积极作用。依据 2002 年中国居民营养与健康状况调查结果，中国营养学会针对我国居民的膳食需要及膳食中存在的主要缺陷，2007 年再次修订并公布了《中国居民膳食指南（2007 年）》。此膳食指南适用于 6 岁以上人群，根据该人群的生理特点和营养需要，结合我国居民膳食结构特点，制定了 10 个条目，以期达到平衡膳食。具体如下：

1. 食物多样，谷类为主，粗细搭配　除母乳外，任何一种天然食物都不能提供人体所需的全部营养素，应食用多种食物，使之互补，达到合理营养、促进健康的目的。多种食物应包括 5 大类：即谷类及薯类、动物性食品、豆类及其制品、蔬菜水果类、纯热能食品。粗粮、杂粮可为大米、小麦的营养缺陷做一有利补充。谷类加工太精细，可造成大部分维生素和矿物质流失，因此，要注意粗细搭配，每天最好能吃 50～100 g 粗粮、杂粮和全谷类食物。

2. 多吃蔬菜水果和薯类　蔬菜、水果和薯类，对保持心血管健康，维持肠道正常功能，提高免疫力，降低肥胖、糖尿病、高血压等慢性病风险具有非常重要的作用。我国推荐成年人每天吃蔬菜 300～500 g，应尽量选用红、黄、绿等颜色较深的蔬菜，最好深色蔬菜约占一半，水果 200～400 g，并注意增加薯类的摄入。

3. 每天吃乳类、大豆或其制品　乳类是天然钙质的极好来源，不仅含量高，且吸收利用率也高，膳食中充足的钙可提高儿童、青少年的骨密度，延缓骨质疏松发生的年龄，也可减慢中老年人骨质丢失的速度。豆类含丰富的优质蛋白、不饱和脂肪酸、钙、维生素及植物化学物。建议每天每人饮乳 300 g 或相当量的乳制品，摄入 30～50 g 大豆或相当量的豆制品。

4. 常吃适量的鱼、禽、蛋和瘦肉　摄入过多肥肉和荤油是造成肥胖、高脂血症的因素之一。猪肉是我国人民的主要肉食，猪肉的脂肪含量远远高于鸡、鱼、兔、牛肉等，应减少吃猪肉的比例，增加禽肉类的摄入量。鱼类脂肪含量少，且含有较多的多不饱和脂肪酸，对于预防心脑血管疾病有一定的作用。但是，如果禽、蛋和肉类食物摄入过多，必然会伴随着胆固醇和含较多饱和脂肪酸的动物性脂肪的摄入量增加，而引发肥胖及其他一些慢性病。所以，鱼、禽、蛋和瘦肉的摄入应适量，我国推荐成人每日摄入量：鱼虾类 50～100 g，畜禽肉类 50～75 g，蛋类 25～50 g。

5. 减少烹调油用量，吃清淡少盐膳食　即膳食不要太油、太咸。正常成人每日烹调用油不应超过 25 g，食盐 6 g。脂肪摄入过多会增加肥胖、高血脂和动脉粥样硬化等多种慢性病患病率，食盐摄入过多和高血压密切相关。

6. 食不过量，天天运动，保持健康体重　进食量不足或过大都不利于健康，容易患多种疾病，缩短寿命。所以应保持进食量和运动量的平衡，做到食不过量，养成天天运动的好习惯。建议成年人每天进行累计相当于步行 6 000 步以上的身体活动，如果身体条件允许，最好进行 30 min 中等强度的运动。

7. 三餐分配要合理，零食要适当　合理安排一日三餐的时间及食量，进餐定时定量。早餐提供的能量应占全天总能量的 25%～30%，午餐应占 30%～40%，晚餐应占 30%～40%，可根据职业、劳动强度和生活习惯进行适当调整。一般情况下，早餐安排在 6：30～8：30，午餐在 11：30～13：30，晚餐在 18：00～20：00 进行为宜。要天天吃早餐并保证其营养充足，午餐要吃好，晚餐要适量。不暴饮暴食，不经常在外就餐，尽可能与家人共同就餐，并营造轻松愉快的就餐氛围。零食作为一日三餐之外的营养补充，可以合理选用，但来自零食的能量应计入全天能量摄入之中。

8. 每天足量饮水，合理选择饮料　水是膳食的重要组成部分，是一切生命必需的物质，在生命活动中发挥着重要功能。体内水主要是通过尿液、呼出、皮肤蒸发、排汗、随粪便排出，大约 2 500 mL，进人体内的水和排出来的水基本相等，处于动态平衡。水的需要量主要受年龄、环境温度、身体活动等因素的影响。一般来说，健康成人每天需要水 2 500 mL 左右。在温和气候条件下，轻体力活动的成年人每日最少饮水 1 200 mL（约 6 杯）。在高温或强体力劳动的条件下，应适当增加。饮水不足或过多都会给人体健康带来危害。饮水应少量多次，要主动，不要感到口渴时再喝水。饮水最好选择白开水。

9. 若饮酒，应限量　我国酒文化源远流长，迎来送往时饮酒成为一种沟通感情的方式。白酒属高能量食物，不含其他营养素，不具有太多的营养价值。无节制的饮酒会导致多种营养素缺乏、急慢性酒精中毒、酒精性脂肪肝，严重时还会造成酒精性肝硬化。过量饮酒还会增加患高血压、中风、癌症等疾病的危险，还会导致事故及暴力的增加，对个人健康和社会安定都是有害的。若饮酒尽可能饮用低度酒，并控制在适当的限量以下，建议成年男性一天饮用酒的酒精量不超过 25 g，成年女性一天饮用酒的酒精量不超过 15 g。孕妇和儿童、青少年应忌酒。

10. 吃新鲜卫生的食物 吃新鲜卫生的食物是防止食源性疾病、实现食品安全的根本措施，从食物的采购、贮藏、烹制到就餐等各环节都要注意卫生。在采购食物时，应认准市场和品牌，注意鉴别食物的新鲜度，查看食物包装的标志，正确认识食品添加剂，确保所购食物的质量。少吃熏制、腌制、酱制食品。食物需合理贮藏，应根据食物的种类及性质，采取适宜条件，食物做好后应尽快吃掉，减少贮藏对食物质量的影响。食物烹制加工过程中，应注意保持良好的个人卫生以及食物加工环境和用具的清洁，避免食物的交叉污染，要采用合理的烹调加工方法，多用煮、炖、拌、炒等方式，尽量少用煎、炸、熏、烤、腌渍等不良方式，以避免营养物质的过多流失和有毒有害物质的生成。就餐时要注意卫生条件，包括就餐环境、餐具和供餐者的健康卫生状况，集体用餐要提倡分餐制，减少疾病传染的机会。

三、中国居民平衡膳食宝塔

平衡膳食宝塔是膳食指南的量化和形象化的表达，也是人们在日常生活中贯彻膳食指南的方便工具。为了将膳食指南的原则具体应用于日常膳食实践，中国营养学会专家委员会在提出《中国居民膳食指南》之后，又研究了中国居民各类食物消费量的有关问题。

（一）平衡膳食宝塔说明

第一层（最底层）：谷类、薯类及杂豆250～400 g（食物生重），水 1 200 mL。谷类包括大米、小米、玉米、高粱等制品，薯类则如红薯、马铃薯，可适量代替部分粮食。杂豆指除大豆以外的干豆类，如红小豆、绿豆、芸豆等。每天建议的粗杂粮为50～100 g。

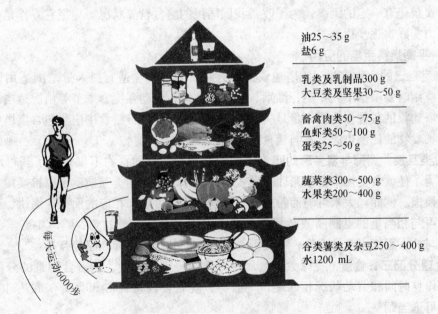

图 4-1 中国居民平和膳食宝塔
（资料来源：中国营养学会 . 2007.）

人体每日需水 2 500 mL，因我们每日吃的蔬菜、水果含的水分有 1 200 mL，而我们体内细胞代谢还可为我们提供大约 300 mL 水，所以饮水量为 1 200 mL。

第二层：蔬菜类 300～500 g，水果类 200～400 g。蔬菜提供维生素 C、维生素 B_2、胡萝卜素、膳食纤维，还包括一定量的矿物质如钾、钙、镁等。水果提供维生素 C、胡萝卜素、有机酸、部分矿物质等。蔬菜及水果中含大量活性成分，因此多吃蔬菜、水果可有效防治疾病：如芹菜降血压、苦瓜降血糖、十字花科蔬菜可抗癌、山药补脾等。

水果中维生素及一些微量元素的含量不如新鲜蔬菜，但由于水果可生食，减少了很多营养素的损失。另外，水果中的有机酸还有促进消化的作用。水果含有的葡萄糖、果酸、枸橼酸、苹果酸、果胶等物质又比蔬菜丰富。

第三层：畜禽肉类 50～75 g、鱼虾类 50～100 g、蛋类 25～50 g。较原来的膳食宝塔，畜禽肉少了 25 g，而鱼虾则多了 50 g，提倡多吃水产品、海产品，但不要过量，少吃红肉。肉类里其实也包括动物内脏，但因动物内脏胆固醇较高，并非每人都吃。青少年每周吃 50 g 肝，可补铁、锌等。蛋类，除有心脑血管疾病的人，每周 5～7 个，青少年每天一个最好。

第四层：乳类及乳制品 300 g、大豆及坚果 30～50 g。乳类 300 g，相当于一袋乳，250 mL。每天推荐量 1～2 袋，再多不宜。豆类要常食，40 g 大豆相当于 80 g 豆腐干、120 g 北豆腐、240 g 南豆腐、650 g 豆浆。坚果可健脑，适量食用还对心脑血管疾病很有裨益，但因油脂高，不宜多食，食用坚果要适量减少其他食量。

第五层（顶层）：油 25～30 g，盐 6 g。可根据一个人一天的油量计算家庭一天一家油用量，不要忽视在外就餐的油量。至于盐，必须计算其他含盐食品，如酱油、黄酱等。

膳食宝塔未建议食糖摄入量。因我国居民食糖摄入量还不多，应继续维持低糖饮食。

膳食宝塔提出的是一个在营养上比较理想的膳食模式。目前，我国居民的食物摄入量与宝塔的建议量仍有一定的距离，为了改善我国居民的膳食营养状况，应把它看作是一个奋斗目标，努力实践，逐步达到。

（二）平衡膳食宝塔的应用

1. 确定自己的食物需要 宝塔建议的每人每日各类食物适宜摄入量范围适用于一般健康成人，应用时要根据个人年龄、性别、身高、体重、劳动强度、季节等情况适当调整。平衡膳食宝塔建议的各种食物摄入量是一个平均值和比例。每日膳食中应当包含宝塔中的各类食物，各类食物的比例也应基本与膳食宝塔一致。

2. 同类互换，调配丰富多彩的膳食 人们吃多种多样的食物不仅是为了获得均衡的营养，也是为了使饮食更加丰富多彩以满足人们的口味享受。同类互换就是以粮换粮、以豆换豆、以肉换肉。例如，大米可与面粉或杂粮互换，馒头可以和相应的面条、烙饼、面包等互换；大豆可与相当量的豆制品或杂豆类互换；瘦猪肉可与等量的鸡、鸭、牛、羊、兔肉互换；鱼可与虾、蟹等水产品互换；牛乳可与羊乳、酸乳、乳粉和乳酪等互换。

3. 合理分配三餐食量 我国大多数居民习惯于一天吃三餐。三餐食物量的分配及间隔时间应与作息时间和劳动状况相匹配，一般早、晚餐食物量各占 30%、午餐占 40% 为宜，特殊情况可适当调整。

4. 因地制宜充分利用当地资源 我国地大物博，各地的饮食习惯及物产不尽相同，只有因地制宜充分利用当地资源才能有效地应用平衡膳食宝塔。例如，牧区乳类资源丰富，可适当提高乳类摄入量；渔区可适当提高鱼及其他水产品摄入量；农村山区则可利用山羊乳以及花生、瓜子、核桃、榛子等资源。在某些情况下，由于地域、经济或物产所限，无法采用同类互换时，也可以暂用豆类替代乳类、肉类；或用蛋类替代鱼、肉；不得已时也可用花生、瓜子、榛子、核桃等干坚果替代肉、鱼、乳等动物性食物。

5. 要养成习惯，长期坚持 膳食对健康的影响是长期的结果。应用平衡膳食宝塔需要自幼养成习惯，并坚持不懈，才能充分体现其对健康的重大促进作用。

【拓展材料】

现代营养学流行着通俗简便的两句话，把合理营养、平衡膳食具体化了。

(1)"一、二、三、四、五；红、黄、绿、白、黑"：

一指每日一杯牛乳或一杯酸乳；

二指每餐 100 g 主食；

三指每日三份优质蛋白质，即肉类 100 g、豆制品 100 g、鸡蛋 1 个；

四指四句话，有粗有细（粗细粮搭配）、不咸不甜、三四五顿、七八分饱；

五指每日吃 500 g 蔬菜和水果；

红指番茄、红葡萄酒；

黄指南瓜、胡萝卜、黄豆、玉米；

绿指绿茶、深绿色蔬菜等；

白指燕麦、茭白、白萝卜；

黑指香菇、黑木耳、黑芝麻。

(2)"三远三近"原则：

远离三白（白糖、食盐、动物油），近三黑（黑木耳、黑芝麻、香菇）。

任务三 营养调查

营养调查是运用科学手段了解某一人群或个体的膳食和营养水平，以判断其膳食结构是否合理和营养状况是否良好的重要手段。我国于 1959 年、1982 年、1992 年、2002 年分别进行过 4 次全国性的营养调查。

营养调查的目的：①了解人群的膳食结构和营养状况；②了解与食物不足和过度消费有关的营养问题；③发现与膳食营养素有关的营养问题；④评价居民膳食结构和营养状况的发展；⑤为某些与营养有关的综合性或专题性研究课题提供基础资料；⑥为国家制定政策和社会发展规划提供科学依据。

营养调查的工作内容包括：①膳食调查；②体格检查；③人体营养状况的特殊化检验。这 3 个部分由表及里，各具特点，又相互联系，能够比较全面地反映人群的营养和健康状况，进而反映其生活质量，也可用于营养学的科学研究。

一、膳食调查

1. 膳食调查的目的 膳食调查的目的是通过不同的方法对被调查对象在一定时间内通过膳食所摄取的能量和各种营养素的数量和质量进行调查，借此来评定该调查对象日常营养得到满足的程度。

2. 膳食调查方法 膳食调查通常采用的方法有称重法、24 h 回顾法、记账法、膳食史法、食物频数法、化学分析法等。每一种方法都有其特殊的优点和不足，在实际应用时可单独进行，也可联合进行。通常采用的方法有称重法、24 h 回顾法、记账法。

(1) 称重法。称重法指通过运用测量工具对食物量进行称重或估计，从而得到被调查对象在调查期间内的各种食物消耗情况。

称重法是一种常用的膳食调查方法，我国进行的 4 次全国性膳食调查均用过此法，适用于个人和家庭或团体的膳食调查，调查天数通常为 3～4 d。其主要优点能准确量化食物摄入量，得到可靠的数据。缺点是花费人力和时间较多。

称重法的一般步骤（以家庭为对象）如下：①准备家庭食物量登记表、家庭成员每人每日用餐登记表，以及食物称量器具（台秤或电子秤）等；②称量调查前家庭各类生熟食物包括调味品的结存量；③在调查期间内，称量每日各类食物的购进量（或自产量）和废弃量；④统计每日每餐就餐人员状况，包括人数、各成员年龄、性别、生理状况、活动强度；⑤调查结束时，称量各种剩余食物的重量；⑥对资料进行整理，根据家庭各类食物结存量、购进量（或自产量）、废弃量和剩余量计算出实际消耗量，根据每人用餐次数和餐次比计算出人日数（人日数是代表被调查者用餐的天数，一个人吃早、中、晚三餐为一个人日）。

(2) 24 h 回顾法。24 h 回顾法是通过询问，使被调查对象回顾和描述在调查时刻前 24 小时内摄入的所有食物的种类和数量，借助家用量具、食物模型或食物图谱对其食物摄入量进行估算和评价，在实际工作中，一般选用三天连续调查方法。24 h 回顾法多用于家庭中个体的食物消耗状况调查，其主要优点是时间短，便于操作。缺点是结果受调查者和被调查者的影响很大。

24 h 回顾法的一般步骤如下：①准备 24 h 膳食回顾询问表，食物图谱、模型和各种标准容器；②登记被调查者姓名、性别、年龄、生理状况、活动强度等基本情况；③在调查期间内，每日询问被调查者前 24 h 内摄入的全部食物的种类和数量，可以借助家用量具、食物模型或食物图谱来帮助被调查者回顾，以便得出较准确的摄入量；④计算被调查者人日数。

(3) 记账法。记账法是根据账目的记录得到调查对象的膳食摄取情况来进行营养评价的一种膳食调查方法，常和称重法一起应用。其原理是通过查阅过去一定时期内的食物消耗账目，并根据同一时期的就餐人日数，计算出每人每日各种食物的平均摄入量。一般多用于建有伙食账目的集体食堂等单位（如幼儿园、学校、部队）。该法的特点是操作简单，费用低，所需人力少，但其调查结果只能获得平均值。

3. 膳食调查结果分析与评价

(1) 计算平均每人每日各种食物的摄入量。无论使用何种调查方法得到的资料都要对其进行整理，计算出平均每人每日各种食物的摄入量，并以此为基础进行其他的计算。

$$平均每人每日各种食物的摄入量＝实际消耗量/总人数$$

但是，在调查中，不一定能收集到整个调查期间被调查者全部进餐次数，因此，由上述公式计算得来的结果不具有实际意义，人日数的计算可解决这一矛盾。

人日数是按照餐次比（早、中、晚三餐提供的能量占全天总能量的百分比）折算而来的。例如，若规定餐次比为早餐占 30％，午餐占 40％，晚餐占 30％，如家庭中某一成员只调查到午餐和晚餐，其当日人日数为 $1×40％＋1×30％＝0.7$ 人日，在做集体调查时，计算方法也一样，即人日数为每餐用餐人数与相应餐次比乘积的和。因此，

$$平均每人每日各种食物的摄入量＝实际消耗量/总人日数$$

如果调查对象为个体或具有相同营养需求的群体（如幼儿园），按人日数计算出的平均每人每日各种食物的摄入量，与其供给量标准作对比，可以得出有意义的结果。但如果是不同营养需求的集体（如既有成年人，又有老人和儿童的家庭），按人日数计算出的结果，则不具有实际意义。解决这一矛盾的方法是计算总标准人日数。

标准人是指体重 60 kg，从事轻体力活动的成年男子，其能量需求为 10 080 kJ，其他各类人员按其能量推荐量与 10 080 kJ 之比得出各类人的折合系数，折合系数与其人日数相乘，即得出标准人日数，集体中每一个标准人日数之和即为总标准人日数。因此，

平均每人每日各种食物的摄入量＝实际消耗量/总标准人日数

如此，得出的平均值和标准人作比较，才具有实际意义。

（2）计算每人每日能量和营养素的摄入量。根据平均每人每日各种食物的摄入量，计算出能量和营养素的摄入量。

（3）计算能量、蛋白质、糖类的来源及分布，并评价其合理性。膳食热能的构成一般为，蛋白质供给的热能占 10％～15％，脂肪占 20％～30％（其中饱和脂肪酸的热能不应超过总热能的 10％），其余的热能由糖类提供，这样的配比较为合适。在生活消费水平低的情况下，动物性食物和豆类摄入少时，谷类、薯类摄取量相对较多，此类食物的热能占总热能的比例高（＞70％），很容易产生蛋白质不足和某些维生素、矿物质的缺乏现象。

蛋白质的营养状况评价，首先要看摄入量是否满足，然后分析品质状况。一般来说，动物性蛋白质和豆类蛋白质应占全部蛋白质的 30％以上，低于 10％就认为是差的。我国膳食中蛋白质的主要来源是谷类，其中赖氨酸、苏氨酸等为限制性氨基酸，应通过摄入动物性食物和豆类，互补搭配提高膳食蛋白质的生物价。当热能供应充足时，蛋白质摄入量在供给量中占 80％以上，多数成年人不致产生缺乏症，长期低于这一水平可能使儿童出现缺乏症状。

（4）评价食物构成。评价食物构成主要是膳食中所含 5 大类食物——谷类及薯类、动物性食物、豆类及其制品、蔬菜及水果类、纯能量食物要齐全，应做到食物多样化，各类食物的摄入量充足。

（5）与 DRIs 比较评价。将实际摄入量和 DRIs 进行比较，看全天能量和各种营养素的摄入量是否适宜。

在进行膳食营养评价时，应当考虑到被调查者的工作和生活环境的特殊需要，如高温、寒冷、噪声、接触有害化学物质等特殊环境下的作业者需要。

二、体格检查

体格测量是评价机体营养状况的良好指标。可以反映人体营养状况的体格测量指标很多，不同年龄、不同生理状况的人应选择不同的指标。成年人最常用的体格测量指标有身高、体重、上臂围、腰围、臀围和皮褶厚度等，其中以身高和体重最为重要。儿童生长发育测量常用的指标有体重、身高、坐高、头围、胸围、上臂围等，其中身高、体重、头围和胸围是主要指标。各种指标常用的评价方法如下：

1. 体质指数（BMI）

$$BMI＝体重（kg）/身高（m^2）$$

评价：$BMI<18.5$ 为低体重，BMI 在 $18.5\sim23.9$ 为体重正常，BMI 在 $24.0\sim27.9$ 为超重，$BMI\geqslant28$ 为肥胖。

2. 标准体重指数

身高 $>165\ cm$：标准体重（kg）＝身高（cm）－100

身高 $<165\ cm$：标准体重（kg）＝身高（cm）－105（男）

标准体重（kg）＝身高（cm）－100（女）

$$标准体重指数 = \frac{实测体重（kg）-标准体重（kg）}{标准体重（kg）} \times 100\%$$

评价：±10％为正常，$<-10\%$ 为消瘦，$>10\%$ 为超重，$>20\%$ 为肥胖。

3. 腰臀比值（WHR）

$$WHR = 腰围（cm）/臀围（cm）$$

评价：正常成人 WHR（男性）<0.9，WHR（女性）<0.85，超过此值为中央型（腹型）肥胖。

以上评价方法适用于成年人，儿童、青少年生长发育的评价方法一般采用标准差法。

4. 皮褶厚度 皮褶厚度主要通过测量身体某些部位皮脂的厚度来反映皮下脂肪量的皮肤测量指标。测量皮褶厚度的常用部位有上臂肱三头肌部（代表四肢）和肩胛下角部（代表躯体），另外还可以测量肱二头肌部、髂上、腹壁侧等。

评价：三头肌＋肩胛下部或脐周＋肩胛下部：男性 10 mm 以下为很瘦，10～40 mm 中等，40 mm 以上为肥胖；女性 20 mm 以下为很瘦，20～50 mm 为中等，50 mm 为肥胖。

上述指标中以身高和体重最重要，因为它综合地反映了蛋白质、热能以及一些无机元素的摄入、利用和贮备情况，反映了机体、肌肉、内脏的发育和潜在能力。当蛋白质和热能供应不足时，体重的变化比身高更为灵敏，因此常作为了解蛋白质和热能营养状况的重要观察指标。皮脂厚度是测定身体构成成分的一项指标，根据皮下脂肪厚度可评价体内脂肪的贮备情况。体内脂肪的变动与热能供给关系密切，测定皮下脂肪厚度的方法也非常简便，可以计算身体的脂肪含量百分数，因此被世界卫生组织（WHO）列为营养调查必测项目。

三、生化检验

生化检验在评价人体营养状况中具有重要地位，特别是在出现营养缺乏症状之前，即所谓亚临床状态时，生化检查就可及时反映过量的程度，评价营养状况的特殊测定方法较多，基本上可以分为：测定血液及尿液中营养素的含量、排出速率、相应的代谢产物以及测定与某些营养素有关的酶活力等。

评价营养状况的实验室测定方法基本上可分为：①测定血液中的营养成分或其标志物水平；②测定尿中排出的营养成分或其代谢产物；③测定与营养素有关的血液成分或酶活性的改变；④测定血、尿中因营养素不足而出现的异常代谢产物；⑤进行负荷、饱和及同位素实验。

我国人体营养水平生化检验常用诊断参考指标及临界值列于表 4-1，供参考用。由于人体存在差异性，所以采用的各种方法和参考数据是相对的。

表 4-1 人体营养水平生化检验临床参考数值

检验项目	常用指标	参考数值
蛋白质	血清总蛋白	60~80 g/L
	血清白蛋白	30~50 g/L
	血清球蛋白	20~30 g/L
	白/球（A/G）比值	1.5~2.5：1
	空腹血中氨基酸总量/必需氨基酸量	>2
	血液比重	>1.015
	尿羟脯氨酸系数	>2.0~2.5 mmol/L
	游离氨基酸	40~60 mg/L（血浆）；65~90 mg/L（红细胞）
	每日必要氮损失（ONL）	男性 58 mg/kg；女性 55 mg/kg
血脂	总脂	4.5~7.0 g/L
	三酰甘油	0.2~1.1 g/L
	α-脂蛋白	30%~40%
	β-脂蛋白	60%~70%
	胆固醇（其中胆固醇酯）	1.2~2.0 g/L（70%~75%）
	游离脂肪酸	0.2~0.6 mmoL
	血酮	<20 mg/L
钙、磷、维生素 D	血清钙（其中游离钙）	90~110 mg/L（45~55 mg/L）
	血清无机磷	儿童 40~60 mg/L，成人 30~50 mg/L
	血清钙、磷乘积	>30~40
	血清碱性磷酸酶的活性	儿童 5~15 菩氏单位，成人 1.5~4.0 菩氏单位
	血浆 25-OH—D_3	36~150 nmol/L
	1,25-$(OH)_2$—D_3	62~156 pmol/L
铁	全血血红蛋白浓度	成人男性>130 g/L，女性、儿童>120 g/L，6 岁以下小儿及孕妇>110 g/L
	血清运铁蛋白饱和度	成人男性>16%，儿童>7%~10%
	血清铁蛋白	>10~12 mg/L
	血液红细胞压积（HCT 或 PCV）	男性>40%~50%，女性 37%~48%
	红细胞游离原卟啉	<70 mg/L RBC
	血清铁	500~1 840 μg/L
	平均红细胞压积（MCV）	80~90 μm³
	平均红细胞血红蛋白量（MCH）	26~32 μg
	平均红细胞血红蛋白浓度（MCHC）	0.32~0.36
锌	发锌	125~250 μg/mL（各地暂用：临界缺乏<110 μg/mL；绝对缺乏<70 μg/mL）
	血浆锌	800~1 100 μg/L

（续）

检验项目	常用指标			参考数值	
锌	红细胞锌			12~14 mg/L	
	血清碱性磷酸酶的活性			儿童 5~15 菩氏单位，成人 1.5~4.0 菩氏单位	
维生素 A	血清视黄醇			儿童>300 μg/L，成人>400 μg/L	
	血清胡萝卜素			>800 μg/L	
	24 h 尿	4 h 负荷尿	任一次尿/克肌酐	血	
维生素 B₁	>100 μg	>80 μg >200 μg（5 mg 负荷）	>66 μg	RBC 转羟乙醛酶 活力 TPP 效应<16%	
维生素 B₂	>200 μg	>800 μg（5 mg 负荷）	>80 μg	>140 μg/L RBC	
烟酸	>1.5 mg	>2.5 mg（5 mg 负荷）	>1.6 mg	3 mg/L 血浆	
维生素 C	>10 mg	>3 mg（500 mg 负荷）	>10 mg	3 mg/L 血浆	
叶酸				0.16 μg/L RBC	
其他	尿糖（一）；尿蛋白（一）；尿肌酐每 24 h 0.7~1.5 g；尿肌酐系数男性每千克体重 23 mg； 女性每千克体重 17 mg；全血丙酮酸 4~12.3 mg/L				

【拓展材料】

中国学生营养日的由来

食物与营养是人类生存的基本条件，营养状况是影响人口素质的重要因素，直接影响青少年的体能与智能发育，关系国家的经济发展以及人力、财力和智力资源。全国抽样调查结果表明，我国儿童青少年膳食中热量供给已基本达到标准，但蛋白质供给量偏低，优质蛋白质比例少，钙、锌、维生素 A 等营养素供给明显不足。由于我国膳食中铁的吸收利用率低，0~20 岁人群贫血患病率为 6%~29%。1995 年全国学生体质健康调查，我国 7~18 岁男女生营养不良患病率分别为 26.87% 和 38.27%，比 1985 年分别上升了 4.66 和 3.46 个百分点。据世界银行估计，由营养素缺乏导致的疾病和劳动能力下降，对发展中国家造成的经济损失可达 GDP 的 5%。

在城市和经济发达地区，因缺乏合理营养知识，膳食摄入不平衡，加上活动量不足，青少年肥胖发生率逐年升高，有的地方高达 15.3%。青少年不良的饮食习惯和生活方式，将给他们的健康带来危害，是成年后罹患心脑血管病、高血压、糖尿病、肝胆疾病等慢性病的诱发因素。

《中共中央、国务院关于深化教育改革全面推进素质教育的决定》中指出："健康体魄是青少年为祖国和人民服务的基本前提，是中华民族旺盛生命力的体现。学校教育要树立健康第一的思想。"学校学习阶段是青少年培养良好品德、增长知识、成长身体的重要时期。在学生中开展营养教育工作，倡导合理营养、平衡膳食，对于普及营养知识，预防营养不良和营养过剩的发生有很大的促进作用。自 1990 年起，中国学生营养促进会在每年的 5 月 20 日均组织开展学生营养宣传活动。11 年来，这项宣传活动得到广大师生、家长的欢迎和许多营养学专家的积极参与、支持，在有些地方已经形成了固定的"学生营养日"。

为了使学生营养宣传工作更加广泛、深入、持久地开展下去，促进学生营养宣传工作的制度化，经研究，决定每年的 5 月 20 日为"中国学生营养日"。

任务四　营养监测

一、营养监测的概述

营养监测是指长期动态监测人群的营养状况，同时收集影响人群营养状况的有关社会经济等方面的资料，探讨从政策上、社会措施上改善营养状况和条件的途径。营养监测不同于营养调查，它是宏观的营养信息分析和社会性营养措施的制定和推行。

（一）营养监测工作的特点

社会营养监测工作与传统概念中的营养调查有几点不同之处：

（1）以生活在社会中的人群，特别是需要重点保护的人群为对象，分析影响其营养状况的社会因素和探讨能采取的社会性措施。

（2）营养状况向营养政策上反馈。在分析营养状况与影响关系因素之后，直接研究、制定、修订和执行营养政策，研究营养政策是它的主要任务。

（3）它以一个国家或一个地区全局作为研究对象，以有限的人力、物力分析掌握全局的常年动态，因而它在工作方式上向微观方面深入的可能性服从于完成宏观分析的必要性。

（4）它比传统的营养调查多了一个重要方面，即与营养有关的社会经济和农业资料方面的分析。

（5）它在材料的取得上，为保证广度，而提倡尽可能搜集现成资料。

（二）营养监测的目的

营养监测的目的是为政府有关部门决策、制定干预项目提供信息，主要有以下几个方面：

（1）估计人群营养问题发生状况及人、时、地的分布。

（2）动态监测营养状况的变化趋势。

（3）从长期监测资料分析，通过人群中患病率、发病率的变化，评价干预措施的效果。

（4）找出营养状况不良的易感人群，为制定合理的干预措施提供依据。

（5）确定影响人群营养状况的有关因素。

（6）为制定预防策略确定优先突破点。

（7）为充分服务社会，制定合理的干预措施和为社会服务机构提供信息。

（三）营养监测的作用

（1）调查营养不良或过剩的原因。

（2）营养水平是政府发展计划的目标和社会经济的指标。

（3）制定保健战略的依据。

（4）建立食物安全保障系统的依据。

（四）营养监测指标

营养监测指标是由能够说明人群当前或将来营养状况的一组数据所组成的。不同的监测目的应选择不同的指标。常用的营养监测指标有：

（1）健康指标。健康指标的选择随地区不同而不同，应根据可得到的资料及基线调查数据而定，如出生体重，按年龄的体重、按身高的体重、喂养方式、营养缺乏病等。

（2）社会经济指标。社会人群营养状况的变化在大多数情况下受当地生态环境的影响，其中社会经济和农业方面的变化是可以测量的，可以作为营养监测的重要部分。

（3）人群营养状况指标。如食物与营养素摄入量、膳食结构变化、钠摄入水平等。

（4）饮食行为与生活方式指标。如职业、膳食、吸烟、饮酒、高血压、高血脂、高血糖、体力活动及生活规律等情况，以及知识、态度和行为的改变等。监测频率为每季度一次。

（5）用于特定目的所需的营养监测指标。如用于制订国家发展计划及政策的营养监测指标，用于评价改善营养规划的营养监测指标，为预警和干预规划的营养监测指标，与实施相关慢性病营养危险因素监测指标等。

二、制订保健和发展计划的营养监测

（一）制订保健和发展计划的营养监测目的

此类营养监测可使有关部门在预防和减轻营养不良方面做出正确的决策。决策的内容包括：

（1）根据现在的营养情况、发生的变化及其原因，确定是否需要修改现行的或已计划的措施方案。

（2）是否需要采取新的措施来改善其营养状况，确定为哪些人采取这些措施。

（3）为了达到预期的营养效果，如何给计划制定目标。

用这些内容制订国家发展计划和政策，全国或省级大规模的社会福利、食物供应和营养规划的指标，鉴定需要特别重视的某些问题等。

（二）监测系统

此类监测系统的机构设有三大部分：数据收集、数据分析和做出决策。监测系统执行以下几个主要功能：

（1）保障数据来源（表格、设备、培训等）。

（2）组织数据交流。

（3）分析与解释。

（4）与计划或规划部门联系。

通过行政途径搜集数据，主要是与数据直接有关的部门取得联系。在卫生系统中，门诊系统中资料（体质量、年龄、疾病等），通过常规渠道（乡镇、县、地区、省）将这些结果送到分析中心。学校的资料（儿童身高等）由老师汇总，逐级传送。表格的修改、穿孔、处理及分析由营养情报系统集中进行。

监测系统所用器材包括：测量设备、调查图表、培训教材、计算机、印刷出版。

（三）数据来源与分类

1. 数据来源　营养监测时所用数据大部分取自现成的行政报表和调查，有时为了调查特殊问题需搜集特殊数据。

2. 数据分类　在我国可分成两类：

（1）行政数据。行政数据的来源有赖于现有的服务机构，常为政府机构。行政数据比抽样调查数据的范围更为广泛和分散。其数据来源于卫生、学校、当地政府和农业等部门。如体重、身高和年龄及相互比值，出生体重，确认疾病，农产品生产，食品深加工比值，人均收入，恩格尔系数，农村和城市居民平均寿命及差别，人口结构，死亡率，婴儿母乳哺育率，营养缺乏发病率，"富贵病"发病率等。应由行政部门提供表格，统一程序，安排数据搜集，对工作人员进行技术培训，提供设备并负责维修和标准校验，数据由基层搜集，然后上报省、国家。利用现有检查机构对所收集数据进行质量管理。

（2）家庭抽样调查。由于大规模的营养调查需要大量的人力和费用，实际中系统的调查并不多。许多国家正在发展连续或常规的家庭抽样调查，集中于特定主题（食品供应量、各种食物消耗量、膳食结构）或者多重目的。对营养监测有价值的调查内容有：购买食物数据的常规记录，食物消费的时间和金额记录，家庭人口特点，一定时间内（1 d、3 d、1 周）家庭成员摄入的食物数量，将这些数据填入标准营养调查表，并分析统计，按营养学特点做出客观解释和结论。取样时，先选择特定的城乡，再将人群分组，每组按 2 000～10 000 户抽样调查，对统计员、监督员应进行技术培训。

三、计划管理和评价的营养监测

（一）计划管理和评价的营养监测目的

这种方法主要是对计划实施过程中的监测和营养状况改变结果的监测。如是否严格按照现行程序管理，更改或制定新的程序，延续计划，用较少的食物资源、经费维持相同的结果，将良好的计划扩展到新的不同地区，研究计划活动与效果的因果关系，以编制新的计划调整目前的计划。

（二）营养和保健计划的评价监测

以蛋白质-热量营养不良为例，改善这类营养不良的措施是制订合宜的膳食计划，提出计划目的，并且列出评价监测指标（表 4－2）。

表 4－2　儿童营养和保健计划的评价监测

规划类别	目　　标	指　　标	
		在评价中广泛应用推荐	不常用（主要用于研究工作）
学龄前儿童计划	减少蛋白质-热量营养不良	体重和身高　　身高/年龄 体重/年龄　　体重/身高	临床症状　　膳食摄入 臂肢围　　皮褶厚度
	减少发病率	A/B 发病率 发作次数	
	减少婴儿死亡率	持续时间	婴儿死亡率
	改善营养状况	身高体重的纵向测量	其他人测量和生化检验
学校供膳计划	提高入学和到校人数	入学和到校人数记录	
	改进学习质量		教学质量检查
	收入转移：在家食物摄入		支出、收入、消费
营养加餐计划	提高生产率	A/B 家庭支出调查	体力活动
	收入转移：在家食物摄入		热量消耗
紧急救济	康复：儿童	临床症状人体测量体重增加	
	康复：成人	体重增加	
母亲的补充供膳	减少：分娩危险、低体重出生婴儿、婴儿死亡率	孕期体重增加 出生婴儿体重增加	围产期和婴儿死亡率

在许多种类的人体测量指标中，体重、身高对营养和保健计划更为重要和敏感，特别是同一儿童在不同年龄时期的测量。从统计学意义上，身高比体重的增加更为敏感。有些指标，如死亡率和发病率（单位时间内新发生的病例）不是改善营养的敏感指标。

计划管理和评价的营养监测，其组织系统由计划种类、建立管理结构的方式，以及评价原因所决定。在所有情况下，评价机构都必须与评价计划的管理相联系，许多常规计划（如营养保健）是全国、全省规模的，有些计划则可下放到地、县等部门（如膳食计划），当地可实施对贫困地区营养缺乏的学龄前儿童进行的供膳计划，并筛选受益人群。

计划管理和评价的营养监测，其收集数据的原则和方法与上文基本一致，但要监测的人群一般较少，抽样数量有限，可从制订计划过程中取得数据，如从接受补助食物的儿童，还必须包括最新进展数据。

四、及时报警和干预

（一）目的

及时报警和干预主要包括预定或适时采取干预措施以及获取实施中所必备的数据。目的是针对局部短期的营养恶化，出现地区性季节性（如干旱洪涝）的严重食物短缺或某些营养素摄入过量，防止及缓解这些情况的发生。

当下列 3 种情况同时存在时，制定报警和干预是有价值的：①间歇性严重食物短缺或营养过剩引起的某种营养失调的危险影响着一些人群；②现有食物资源和组织机构对预防短缺或过剩的干预是有效的；③缺少进行干预的适宜数据和信息。

（二）干预的内容

及时报警和干预是一种弥补短期营养恶化的措施。解决问题的长久方法，是应消除造成营养短期恶化的根本原因。通常干预有 4 种情况：

（1）用于预防引起食物生产和消费不足的原因。因涝灾减产，需要种子、化肥、农药和设备等，农产品跌价，政府给予补贴。

（2）克服继发性影响。如收入降低，食物涨价，食物库存减少等。在食物消费尚未大量减少之前，即应实施干预，如粮价补贴，调运粮食、副食等，实施食物和供膳计划，恢复计划等。

（3）预防营养强化食品、膳食补充剂或高蛋白、高脂肪、高糖膳食的过量供应和摄取，根据 UL 进行早期报警。如限制营养强化食品和膳食补充剂的供应，控制"三高"膳食的摄入，改变膳食结构，用动物试验确认营养素或食物成分可能对人体产生的毒副作用。

（4）减轻或解除长期不良影响，提出避免再度发生食物短缺或营养素摄入过量的措施，如营养教育、食品强化、膳食习惯以及营养恢复方案等。

【拓展材料】

国家启动全国农村义务教育学生营养改善计划

2011 年 10 月 26 日，国务院常务会议决定，为贯彻落实《国家中长期教育改革和发展规划纲要（2010—2020 年）》，提高农村学生，尤其是贫困地区和家庭经济困难学生的健康水平，从 2011 年秋季学期起，启动实施农村义务教育学生营养改善计划。

按照农村义务教育学生营养改善计划，中央财政按照每名学生每天 3 元的标准，为集中连片特殊困难试点地区的农村义务教育阶段学生提供营养膳食补助。在试点范围的680个县，有约2 600万在校生，每年需资金160多亿元，由中央财政负担；将家庭经济困难寄宿学生的生活费补助标准每名学生每天提高1元，达到小学生每天4元、初中生每天5元，中央财政按一定比例奖补。充分发挥政府主导作用，坚持地方为主，分级负责，统筹人民团体、基层组织、企业、慈善机构以及所有热心公益的社会力量，形成共同推进的合力，完善补助家庭经济困难学生生活费政策，建立健全保障农村义务教育学生在校膳食营养的长效机制。从实际出发，因地制宜创新供餐机制，科学制定供餐方案，合理选择供餐内容，着力改善就餐条件。

这是继"农村寄宿制学校建设工程"、"中西部农村初中校舍改造工程"等项目以及"两免一补"政策之后，国家出台并实施的又一重大民生工程、民心工程，是党和政府坚持以人为本、执政为民、为老百姓办实事办好事的具体体现。这一计划的贯彻落实将有力促进贫困地区农村学生营养膳食水平及身体智力发育水平的提高，有力推动中西部贫困地区的教育发展和社会进步。

项目五　不同人群营养需求

【案例引入】

　　某住宅小区里，刚好几位怀孕的女士碰在了一块，很自然地，她们聊了起来。

　　女士甲："你几个月了，怎么看起来这么瘦？"

　　女士乙："5个月了，平日里不敢多吃，怕太胖了，生完小孩减不下来。"

　　女士甲："我吃得不多还长这么胖，以后怎么减肥呀！生的小孩不会是小胖墩吧！"

　　女性朋友都爱美，都追求苗条的身材，处于妊娠时期的女性对产后的身材更是有些担忧。现代人们已经意识到营养过剩会导致肥胖，但对于如何合理的、正确的饮食不是特别的清楚，很多人仅片面地理解为少吃、吃八分饱。现代健康饮食的要求不是多与少的问题，而是膳食平衡的原则，即膳食中各种营养素及其能量能够满足机体的需求。要达到膳食平衡，一方面需要对食物所含营养素的种类及其特点有所了解，另一方面还要对处于不同生理或工作环境状况下机体的需求有所认识。只有明确人群处于不同生理状况或不同工作环境下的营养需求特点，才能据此制定出一份符合其要求的合理膳食。

任务一　评估孕妇及乳母的营养需求与合理膳食

　　妇女从妊娠期至哺乳期由于孕育胎儿、分娩及乳汁分泌等特殊生理需求，对多种营养素的需要量都较正常时增高。母体营养不良不仅会使低出生体重儿、早产儿及先天性畸形婴儿的发生率大幅增加，而且会因乳汁的质与量问题而影响出生后婴幼儿的发育；此外，母体营养不良也会损害自身的健康。因此，对孕妇及乳母的营养需求进行全面的、正确的评估并指导其合理膳食显得尤为重要。

一、孕妇的营养需求

　　孕妇的营养与膳食主要是为了满足其妊娠的生理需要，而妊娠是一个时程长达 40 周（约 10 个月）的非常复杂的生理变化过程。妊娠期，机体在多种激素的影响下，出现以下特征：基础代谢水平升高；消化液的分泌及肠蠕动减少；肾血浆流量增高，尿量增多；由于孕育胎儿使心脏超负荷工作；体重增加。这些生理变化对能量及各种营养素的需求及利用也发生了较大的变化。

　　1. 能量　孕妇的能量不仅要供应自身的基础代谢、食物的特殊动力作用及日常活动外，还要供给胎儿合成新组织、新器官及其功能活动等所需，因而，总能量需求是增加的。但是，妊娠各个时期所需能量并不是呈现均匀增加的特点，一般将妊娠分为三期，第 1～3 月为孕早期，第 4～6 月为孕中期，第 7～10 月为孕晚期。孕早期时胎儿的生长发育较慢，基础代谢与正常时差别不大，所需能量基本不变或稍有提高，而孕中、晚期能量则增加得较快。中国营养学会于 2000 年制定的中国居民膳食营养素参考摄入量中建议妊娠自第 4 个月开始，每天可增加 840 kJ 热能摄入量，周体重增加 350～400 g 为宜。

2. 蛋白质 整个孕期蛋白质的需要量共计增加约 910 g，其中，400～500 g 用于胎儿的生长发育，这些增加的蛋白质必须于孕期在维持基础蛋白质摄入量的基础上持续地从食物中获取，否则就会对胎儿的正常生长发育造成很大影响。我国营养学会建议，蛋白质 RNI：孕早期每天增加 5 g，孕中期每天增加 15 g，孕晚期每天增加 20 g，其中，豆类、乳类及动物类等优质蛋白应占 1/3 以上。

3. 脂类 孕晚期至胎儿临分娩时，胎儿体内的脂类占其体重的 5%～15%，这些脂类物质对于胎儿神经系统的形成与发育至关重要，占胎儿脑固有成分干重的 50%～60%。因而整个妊娠期，母体所摄取的脂类物质必须要能够满足自身及胎儿的需要。一般认为，妊娠全过程中脂类物质的增加平均为 2～4 kg，每天约 60 g 的增量，包括饱和脂肪酸、单不饱和脂肪酸与多不饱和脂肪酸，其中，应提供 3～6 g 必需脂肪酸以及适量的磷脂和胆固醇等，脂类物质提供的能量占全天总能量摄入的 20%～30% 为最佳。

4. 糖类 糖类不仅是母体能量的主要提供者，也是胎盘与胎儿代谢所必需的，若此类营养物质供应不足，母体势必动用其他的供源物质如脂类来供能，如此一来则极易出现酮症酸中毒而影响胎儿。目前，多建议孕妇每天至少要摄取 150～200 g 糖类，其提供的能量占总能量的 55%～60% 为最宜。此外，因孕妇极易便秘，膳食纤维也应适量摄取些。

5. 无机盐 由于妊娠期特殊的生理变化，孕妇极易缺乏的无机盐为钙、铁、锌、碘等营养物质。中国营养学会推荐妊娠时期各阶段无机盐的摄入情况见表 5－1。

表 5－1 推荐的孕妇易缺乏的无机盐的膳食摄入量

孕　期	钙（AI）/mg	铁（AI）/mg	锌（RNI）/mg	碘（RNI）/μg
孕早期	800	15	11.5	200
孕中期	1 000	25	16.5	200
孕晚期	1200	35	16.5	200

6. 维生素 由于妊娠期神经内分泌的生理调节，孕妇体内多种维生素的含量都较低，孕期尤其要注意维生素 A、维生素 D、维生素 C 及 B 族维生素的膳食供给，可适当补充一些维生素制剂。

二、孕妇的合理膳食

（一）孕早期膳食

孕早期胎儿的发育较迟缓，对各种营养素的需求量相对少。母体因初孕育胎儿产生的早孕反应及消化功能差等生理特点对各种营养素的摄取欲及吸收下降，故此期的膳食宜清淡、易消化、少量多餐，膳食中热能与各种营养素的摄入量与孕前相同或稍略高。

（二）孕中、晚期膳食

此期胎儿、胎盘的发育迅速，母体早孕反应消失、食欲好转，此外，因泌乳而产生的各种生理变化等因素，对能量及各种营养素的需要量骤增。因此，此期的膳食要求应该是：食物多样，能为孕妇提供足够的糖类等能量物质的食物，能提供多种脂类物质尤其是多不饱和脂肪酸的食物，豆类、乳类等优质蛋白来源丰富的食物，富含各种维生素及钙、铁等矿物元素的食物等。在需要量上，按中国营养学会推荐的摄入量进行，即在平时的基础上，每种营养素的增量都有相应的限定，一方面能满足胎儿的快速生长发育及母体的需求，另一方面也要谨防过度摄入而导致营养过剩，防孕妇体重增加过多。

三、乳母的营养需求与合理膳食

同孕妇一样，乳母所摄取的能量及各种营养素不仅要满足自身需求，还要通过分泌乳汁的形式维持乳儿的生长发育，而乳汁质与量的好坏则直接影响乳儿。乳汁分泌是一个十分复杂的神经内分泌调节过程，除精神方面的刺激会影响乳汁分泌的质与量外，乳母的饮食、营养状况是影响乳汁分泌量的重要因素，因而评估分析哺乳期妇女的营养需求并进行合理膳食是保证母婴健康的关键。

（一）乳母的营养需求

1. 热能 乳母需消耗 380 kJ 的热能才能分泌约 100 mL 的乳汁。在我国目前普遍提倡母乳喂养的情况下，乳母至少要提供给乳儿 6 个月的母乳。母体分泌的乳汁量大致为：正常情况下，产后 2 周至 3 个月期间每天分泌 750～850 mL；4～7 个月每天分泌 500～1 000 mL；营养较差的乳母产后 6 个月内每日泌乳量为 500～700 mL。若假定乳母日平均产乳量为 850 mL，则需消耗母体约 3 200 kJ 的热能才能分泌，正常母体所贮存的脂肪可提供 1/3 的能量，还有 2/3 则只能来源食物，因而中国营养学会于 2000 年制订的中国居民膳食营养素参考摄入量中建议乳母的能量供应是在原有孕前供给量的基础上增加 2 100 kJ/d。

2. 蛋白质 母乳的蛋白质平均含量高达 1.2 g/100 mL，按上面描述的乳汁日分泌量 850 mL 来算，则母体每日经乳汁排出的蛋白质有 10.2 g。如母体仍按孕前的水平来摄取蛋白质食物，则极易导致负氮平衡而影响母体自身与乳汁的质量，因而必须增加蛋白质的食物来源。考虑到膳食蛋白质的吸收利用率，母体蛋白质转化为乳汁蛋白的效率等因素，中国营养学会建议乳母的蛋白质摄取量应在原有孕前供给量的基础上增加 20 g/d，且强调供应更多一些优质蛋白质。

3. 脂类 正如孕妇体内的脂类物质对胎儿脑的发育作用大一样，母乳乳汁的脂类的含量与质量也关系到乳儿神经系统与大脑的发育。中国营养学会建议，乳母摄取的脂类物质提供的能量占全天总能量摄入的 20%～30% 为最佳。

4. 糖类 提供的能量占总能量的 60%～70% 即可满足乳母及乳汁分泌的需求。

5. 无机盐 与孕期一样，哺乳期也要注意钙、铁、锌、碘等无机元素的摄取，中国营养学会推荐乳母对这些无机盐的摄取量如下：钙（AI）为 1 200 mg/d；铁（AI）为 25 mg/d；锌（RNI）为 21.5 mg/d；碘（RNI）为 200 μg。

6. 维生素 哺乳期妇女对多种维生素的需求量都是增加的，尤其是维生素 A、维生素 D 及多种水溶性维生素。中国营养学会对哺乳期妇女维生素的推荐量见表 5-2。

表 5-2 推荐的哺乳期妇女维生素的每日摄入量

	维生素 A	维生素 D	维生素 B₁	维生素 B₂	维生素 C	叶酸
RNI	1 200 μg RE	10 μg	1.8 mg	1.7 mg	130 mg	500 μg

7. 水 与孕妇不同，乳母对水的需求尤其要注意，因为乳汁中含水量大，母体水分补

充是否充足会严重影响乳汁的分泌量。乳母除每日多饮水外，还应多喝骨头汤、鱼汤、各种肉汤及稀粥等来补充水分。

（二）乳母的合理膳食

哺乳期妇女因为有泌乳要求对热能及各种营养素的需求量都是增加的，反应在膳食方面则是食物种类要多样、量要足够，此外还要平衡、合理地搭配进食。具体要求如下：产乳期的膳食应是多样化的营养价值高的平衡膳食，以满足营养需要为原则，不可过量；摄入充足的优质蛋白质，如蛋、乳、瘦肉、鱼及海产品，还有大豆类食品等；摄入足够的新鲜水果、蔬菜及富含钙、铁、锌等无机盐的食物；多喝各种汤汁以利泌乳；此外，忌烟酒，避免喝浓茶和咖啡。餐次上一般为每天5～6次。

【拓展材料】

表5-3 妇女在整个妊娠期建议体重增加量

不同妇女	妊娠前 BMI	建议增加体重/kg
低体重妇女	<19.8	12.6～18
正常体重妇女	19.8～26.0	11.25～15.75
超重妇女	26.0～29.0	6.75～11.25
肥胖妇女	>29.0	≥5.85

任务二 评估婴幼儿及青少年的营养需求与合理膳食

一般情况下，孕妇孕育胎儿约280 d即可分娩，从出生开始至满月的小儿称为新生儿，满月至1周岁称为婴儿，1～3周岁称为幼儿，4～6周岁称为学龄前儿童，7～12周岁称为学龄儿童，10～18周岁称为青春发育期（简称青春期）少年（女性较早，男性较晚，约相差2年），这些年龄的人群处在一个生长向上、发育成熟的阶段，尤其是婴幼儿期与青春期是人类生长发育的两个高峰期，因此要对他们的营养需求进行全面的、正确的评估并指导其合理膳食，方可促进生长发育的正常进行。

一、婴幼儿的营养需求与合理膳食

婴幼儿时期是人类生长发育的第一个高峰期，且为最重要的一个时期。该期生长迅速，表现为：体重、身高增长快，正常新生儿出生体重平均为3.2 kg，前6个月的婴儿，体重每月平均增长0.6 kg，后6个月平均每月增长0.5 kg，1周岁时到达或超过出生时的3倍（>9 kg）。足月新生儿平均身长为50 cm，在1周岁时增长约50%，达75 cm；头围、胸围变化大，足月新生儿出生时头围平均约34 cm（男略大于女），婴儿期平均每月增长1 cm，至6个月至1周岁时，胸围和头围基本相等；各器官及系统处于发育中，但功能不成熟，3～4个月时唾液腺才逐渐发育完善，胃肠道的淀粉酶活力差，胃容量正常足月儿约为25～50 mL，出生后第10 d时可增加到约100 mL，6个月约为200 mL，1岁时达

300～500 mL；肾等其他脏器结构与功能也不成熟。鉴于这些生理特征，一方面我们要给婴幼儿提供足够的热能及各种营养素以满足其生长发育的要求，另一方面也要考虑其各脏器，尤其是消化功能不完善的特性，从而为他们提供易消化吸收的合理膳食。

（一）婴幼儿的营养需求

1. 热能　能量是婴幼儿迅速生长发育的动力和源泉，此项能量消耗为婴幼儿所特有的，占总能量需求的 25%～30%（1 周岁以内）与 15%～16%（1～3 周岁）。除此之外，机体所摄取的能量还应用在基础代谢、食物特殊动力作用及各种活动等。婴幼儿时期为机体生长发育的最重要时期，能量供给不足，生长发育就会滞后，各组织器官得不到发育，就会导致重要器官永久发育不良等严重后果，但能量过多又会带来健康问题，因此，以明确婴幼儿的能量消耗来作为评估能量的需求量，即两者达到能量平衡即可。对婴幼儿的能量消耗情况经多年研究分析后，中国营养学会于 2000 年制定出婴幼儿的能量参考摄取量，见表 5 - 4。

表 5 - 4　推荐的婴幼儿能量摄取量

年龄	0～1 周岁 （不分性别）	1～2 岁男孩	1～2 岁女孩	2～3 岁男孩	2～3 岁女孩
所需能量	0.4 MJ/(kg·d)	4.6 MJ/d	4.4 MJ/d	5.02 MJ/d	4.18 MJ/d

2. 蛋白质　蛋白质是机体合成新组织器官的最重要原料，也是组织的最重要功能物质，婴幼儿时期处于组织器官生长发育的重要高峰期，需正氮平衡才能满足需求，且需要更多的优质蛋白质。按每单位体重计算，婴幼儿对蛋白质的需要量远远高于成人，母乳喂养的婴儿需要量为 1.6～2.2 g/(kg·d)，牛乳等人工喂养的需要量为 3～4 g/(kg·d)，因为母乳较其他乳更具吸收。中国营养学会于 2000 年制定的婴幼儿膳食蛋白质 RNI：0～1 周岁为 1.5～3.0 g/(kg·d)；1～2 周岁为 35 g/d；2～3 周岁为 40 g/d。在蛋白质提供能量方面，一般以占摄入总能量的 15% 为最适宜。此外，在蛋白质的质量上，即必需氨基酸种类、含量及相互比例等方面也要符合婴幼儿的生理特点，尤其要注意婴幼儿对必需氨基酸种类的需要上不同于成人。婴幼儿除了需要成人的 8 种必需氨基酸以外，因肝功能还不成熟，还需要由食物提供组氨酸、半胱氨酸和酪氨酸等作为必需氨基酸。

3. 脂肪　为婴幼儿重要的能量来源，亦是脂溶性维生素与必需脂肪酸的载体。与胎儿期一样，脂肪对婴幼儿脑、神经组织的形成和发育特别有益，其需要量按单位体重计算高于成人，且年龄越小，需要量愈多，新生儿约 7 g/(kg·d)，2～3 个月约 6 g/(kg·d)，6 个月时约 4 g/(kg·d)，1 周岁以后约 3 g/(kg·d)。在提供能量方面，一般日摄入量占总能量的适宜比例为：0～6 个月为 45%～50%，6 个月～2 周岁为 35%～40%，2 周岁以上为 30%～35%。

4. 糖类　主要作用就是提供能量、促进生长发育。婴幼儿对碳水化合物的需要量为：0～2 周岁为 10～12 g/(kg·d)，2 周岁以上约为 10 g/(kg·d)。婴幼儿每日摄取糖类以占总能量的 50%～55% 为最适宜。

5. 无机盐　婴幼儿必需的且易缺乏的无机盐主要有钙、铁、锌等。

6. 水和维生素　婴幼儿对水的需要量比较大，且年龄越小需要越大，一般情况下，0～1 周岁为 150 mL/(kg·d)，1～3 周岁为 120 mL/(kg·d)。若不充分补充水，则极容易出现脱水和电解质紊乱等现象。与婴幼儿生长发育有关的维生素有维生素 A、维生素 D、维生素 C 及 B 族维生素等，母乳喂养的婴儿一般不会发生明显的维生素缺乏，但尤要注意维生素 D 的补充，因为人乳中含量较少，因此，要让婴儿多晒太阳及服用维生素制剂等方式来补充，其他人工喂养的婴幼儿则要注意多种维生素的摄取。

（二）婴儿的喂养

婴儿喂养的总原则为：提倡母乳喂养、母乳无法提供者人工喂养或混合喂养、科学添加辅食。

1. 母乳喂养 是指用母亲的乳汁喂养婴儿的方式。乳汁有 3 种，其形成原因如下：孕妇分娩出胎儿后，在最初的 5 d 内，乳汁分泌功能未完全建立，泌乳量较少，乳汁呈淡黄色，质地黏稠称为初乳，之后第 6～10 天的乳汁称为过渡乳，约两周后为成熟乳，乳白色，泌乳量大。多年的研究显示，母乳是婴儿最适宜的食物，用母乳喂养的婴儿更健康。

母乳喂养的优点主要有如下几个方面：首先，母乳的营养价值高，各种营养素的含量丰富及构成比例适宜，符合婴儿的生理需求，能完全满足 6 个月以下的婴儿生长发育所需而不会出现营养不良。具体表现为：母乳中富含优质蛋白，以白蛋白为主，易于消化吸收，氨基酸组成丰富，必需氨基酸的含量与构成与机体相符，能被婴儿最大程度利用；母乳中含丰富的亚油酸、亚麻酸及 DHA 等必需脂肪酸，且含有脂肪酶，能乳化脂肪，易于消化吸收；母乳含有丰富的乳糖，这是婴儿最易吸收的糖类，不仅作为最主要的能量物质，而且乳糖因有利于肠道益生菌的生长而具有保健功能；母乳中的维生素（除维生素 D 外）含量相当丰富；母乳中含多种无机盐，虽大多数矿物元素的含量低于牛乳，但钙、磷比例适宜，铁的吸收率高，其他的也足够满足婴儿的需要。其次，母乳中含有大量的分泌型免疫球蛋白抗体、溶菌酶及特异性免疫球蛋白等免疫物质，能增强婴儿对疾病的抵抗力。大量的研究证实，在婴儿出生后的前 6 个月给予全母乳喂养可明显降低婴儿的发病率及死亡率。第三，母乳喂养可以增进母子感情、促进婴儿的智力发育，母亲也可因婴儿的吸吮而促进子宫恢复等。这些优点充分说明母乳是婴儿唯一理想的均衡食物，我们应大力支持及倡导母乳喂养，希望所有的母亲们给予婴儿至少 4 个月，最好一年的母乳喂养。

在母乳喂养的过程中，还应注意：早期开乳，尤其是初乳，营养价值最高；按婴儿的需要进行哺乳；及时添加辅食，母乳喂养 4～6 个月时，母乳的分泌量并不随婴儿的生长而相应增加，应添加断乳食物作为母乳的补充。

2. 人工喂养与混合喂养 因各种原因不能用母乳喂养，而采用配方乳粉、牛乳、羊乳等动物乳或其他乳制品喂养称为人工喂养。严格来讲，动物乳只适合相应种属动物的幼子，并不是婴儿的理想食物。人工喂养中最常见的动物乳是牛乳，牛乳与母乳的热能大致相等，但其他营养成分差异大，多数不易消化吸收，营养素之间的比例也不适宜，不能被婴儿完全吸收利用，目前多制成配方乳粉来进行喂养。

绝大部分婴儿配方乳粉是指以牛乳为基质，按照母乳的营养构成对各种营养素的含量水平、质量等进行适当调整后的产品。目前市面上主要是根据婴儿的年龄不同而调配成不同阶段婴儿专用的配方乳粉，为人工喂养中母乳最好的替代品。

另外，还有一种混合喂养的形式，所谓混合喂养是指母乳不足或母亲因工作等原因不能按时进行哺乳时，采用牛乳或其他代乳品作为部分补充的喂养。这是一种以母乳为主，人工喂养为辅的喂养形式。

3. 科学添加辅食 无论是母乳喂养还是人工喂养的婴儿，在喂养到 4～6 个月时都要及时添加各种辅食。添加辅食与母乳喂养同样重要。

(1) 原因。首先,通过添加各种辅食来满足婴儿不断增长的营养需求:母乳能满足0～6个月婴儿的各种营养需要,但随着婴儿的迅速生长,食量及各种营养需求增长的也同样迅速,而母乳的分泌量最大也只能约1 000 mL,能提供的能量和营养是有限的;其次,为断乳作准备,断乳是一种过渡形式,应在不停止母乳喂养的过程中,在一段时间内,逐步有规律地添加母乳以外的补充食品,由少到多,最后完全替代母乳喂养的这一转变过程;第三,适应消化系统发育及心理发育的需求,4～6个月以后的婴儿消化系统的淀粉酶有了一定的活性,乳牙开始萌出,对食物的质与量有了新的需求。早期训练婴儿用小勺、碗、杯等来摄取各种辅食也有利于其心理成熟。

(2) 方法。对于婴儿的辅食,首先添加谷类与果蔬类,后添加鱼、蛋、肉等。方法上,应由稀到稠、由细到粗、从少到多,视婴儿的消化适应力而循序渐进。最先开始添加的食物为液体状,如稀粥、青菜羹等,其次可添加粥、米糊、水果泥、鱼泥、豆腐等;视婴儿的适应情况,最后可添加烂饭、面包、馒头、肉末等。在食物的种类上,应先适应一种,再去尝试其他品种,不要一次性同时添加几种食物。

(三) 幼儿的合理膳食

大多数幼儿已度过断乳的过渡期,尝试过多种食物,其食物构成已由液体、半固体过渡到与普通的家庭食物。但幼儿体内的消化能力有限,牙齿还没完全长全,幼儿的膳食应是符合其生理特性易消化吸收又能满足其生长发育需求的均衡膳食。要保证优质蛋白质的充分供给,蛋类、豆类、肉、鱼等,尤其是牛乳,每天不可缺少;多吃新鲜蔬菜与各种水果;主食等其他的食物也要能满足幼儿的生理需求。膳食安排可采用三餐两点制:三次正餐,两次点心(牛乳、点心、水果等)。此外,幼儿的膳食还要注意每次的食入量及烹调的方法及饮食习惯的培养等。

二、儿童与青少年的营养需求与膳食

(一) 学龄前儿童营养需要与膳食

4～6周岁的小儿为学龄前儿童,其生长发育虽不及婴幼儿时期旺盛,但也处于快速生长期,对能量及各种营养素的需求按每千克体重计算也是高于成人的。同时,此时期因儿童对外界具有强烈的好奇心、善于模仿等特点,是培养良好饮食习惯的重要时期。根据《中国居民膳食营养素参考摄入量》推荐来看,此时期儿童的营养需求大体如下:总能量5 400～7 100 kJ/d,蛋白质为45～55 g/d,维生素A为500～600 μgRE/d,铁与锌均为10 mg/d,钙为800 mg/d,其他营养素按供给标准。学龄前儿童的膳食应该是符合其营养需求而提供的平衡膳食,即食物种类多样,以谷类为主,粗细粮交替摄取,荤素搭配,也要保证足够的蛋白质供应。牛乳仍是首选食品,牛乳或豆浆至少250 g/d,此外,每日一个鸡蛋,1～2个水果,蔬菜100～200 g等。此外,餐次主要还是三餐两点制,三餐要合理分配,上、下午各加一次点心,还要注意食物的软硬度适中,控制温度及色、香、味等方面。在保证膳食供给均衡的同时,还要重视良好饮食习惯的培养,不挑食、偏食,饮食要卫生,不边玩边吃,进食时不看书或电视,少吃零食等。

(二) 学龄儿童营养需要与膳食

7～12岁的小儿为学龄儿童,与学龄前儿童一样,也是处于快速生长发育期,只是稍逊于婴幼儿时期，但此期小儿的智力发育迅速，活动能力加强，也是各种饮食及生活习惯培养的重要时期。从营养需求来看，能量的需求为 8 400～9 200 kJ/d，蛋白质为 60～70 g/d，维生素 A 为 600～700 μgRE/d，铁与锌均为 12～18 mg/d，钙为 800～1 200 mg/d，其他营养素与学龄前儿童差异不大。鉴于这些营养需求，也要保证学龄儿童的合理膳食，供给充足的能量与各种营养素，由于儿童活跃好动、长时间用脑学习易饥饿，可增加餐次，多为三餐两点心，其他膳食的种类、饮食习惯的培养等与学龄前儿童差别不大，只是在数量上要高一些而已。

（三）青春期的营养需求与膳食

青春期多指 12～18 周岁的青少年，是人生长发育的第二个高峰期，各个器官尤其是性器官发育成熟，第二性征出现，身高、体重出现明显变化。充足的营养是保证其体格正常发育的基础，也是增强学习记忆能力、劳动能力、免疫防病能力等各方面的物质基础。总体来讲，青春期少年对营养素的需求情况大体为：从事轻体力活者对能量的需求为 9 200～12 100 kJ/d，蛋白质为 75～85 g/d，钙约 1 000 mg/d；男性对铁的需求为 16～20 mg/d，女性对铁的需求为 18～25 mg/d；男性对锌的需求约 19 mg/d，女性对锌的需求约 15.5 mg/d。从这些数据可以看出，青春期对各营养素的需求都远高于成年人，因此，尤其要重视从膳食中补充。青少年的膳食选择仍然是以谷类为主，粗细搭配，每天 400～500 g，保证足够的热能；摄取足够的动物性食品及豆类、蛋、乳等优质蛋白质，每天 1～2 个鸡蛋，至少 250 g 乳；多吃蔬菜与水果，500～700 g/d，注意平衡膳食。膳食安排基本与成人一致，为一日三餐，合理分配各餐，一般早餐热量占 30%，午餐热量占 40%，晚餐热量占 30%。

【拓展材料】

婴 儿 配 方 乳 粉

婴儿配方食品是指除了母乳外，适合婴儿期生长发育需要的食品，最常见的是婴儿配方乳粉。大多数的婴儿配方乳粉是在牛乳的基础上，尽可能模仿母乳的构成，调整蛋白质的构成及其他营养素含量以满足婴儿需要。例如，将乳清蛋白比例增加至 60%，降低蛋白质的总量，以减轻肾负荷，同时减少酪蛋白至 40%，以利于消化吸收；增加婴儿需要的牛磺酸和肉碱等；在脂肪方面，脱去牛乳中全部或部分含饱和脂肪的奶油，加入富含多不饱和脂肪的植物油，添加有助于大脑发育的长链多不饱和脂肪酸，如DHA、花生四烯酸使脂肪酸的构成接近母乳；减少矿物质总量，也可减轻肾负荷；调整钙、磷的比例，增加铁、锌、维生素 A、维生素 D、维生素 K 等矿物质和维生素含量，满足婴儿营养需要。

婴儿配方乳粉的种类主要有：

（1）起始婴儿配方乳粉：主要适用于 1～6 月龄的婴儿，其中蛋白质含量相对较低，既满足这一阶段的营养需要，又与这一阶段婴儿肾的功能相适应。

（2）后继配方或较大婴儿配方乳粉：适用于 6 月龄后的婴儿，蛋白质含量相对较高。后继配方乳粉是 6 月龄后婴儿混合食物的主要组成部分。

（3）婴儿医学配方乳粉：适用于特殊膳食需求或生理异常需要的婴儿配方乳粉。如为早产儿、低出生体重儿、先天性代谢缺陷儿设计的配方食品。

任务三 评估老年人的营养需求与合理膳食

从生理角度来讲，身体的各组织器官从功能成熟走向衰退，形态与整个外形都出现变化，对疾病的抵抗能力差，易患各种老年病的时期即为老年期。我国通常把 60 岁以上称为老年人。老年人的营养需求相比成年人来讲是下降的，但又易患营养与代谢性疾病，如易缺钙出现骨质疏松，易患高血脂、高血压、糖尿病等。正确评估老年人的营养需要，并进行合理膳食可预防并减少老年性疾病的发生率。

一、老年人的生理特点

1. 体成分的改变 主要表现为身体内细胞数量下降，体水分减少；重要的维生素、无机盐在体内的含量下降；骨组织矿物质含量下降，骨质疏松易骨折；骨骼肌组织萎缩、皮肤皱缩而出现各种衰老现象。

2. 基础代谢下降 与青壮年人相比，老年人的基础代谢下降 10%～15%。其中，物质代谢方面主要表现为分解代谢加快，合成代谢减慢，蛋白质代谢表现为负氮平衡，脂肪与糖类的分解与合成代谢失去平衡，出现紊乱现象。能量代谢主要表现为对能量的分解、利用下降，多余的能量易转化为脂肪组织而堆积，老年男性的体脂占总体重的比例由青壮年时期的 11% 上升至 30%，老年女性由之前的 33% 上升至 45%，而这又是诱发高血脂、高血压等老年病的主要危险因素。

3. 器官功能衰退 消化系统的消化液、胃酸及各种消化酶的分泌量下降，胃肠蠕动减慢，肝的胆汁分泌及代谢、解毒功能也下降；学习记忆等神经系统功能减弱；心的泵血功能、肾的泌尿功能等机体各个器官的功能均随年龄增加而出现不同程度的减弱。

二、老年人的营养需求

1. 能量 由于老年人的基础代谢下降、各种体力活动减少、饮食量相对少所致的食物特殊动力作用减少等方面，老年人对能量的需求量随年龄增加而呈现递减的趋势，尤其是女性。60～70 岁的老年人较青壮年时减少约 20% 的热能需求，70 岁以后减少约 30% 的热能需求。老年人热能的 RNI：60～70 岁，轻体力活动者，男性 8 000 kJ/d，女性 7 600 kJ/d；70 岁以后的轻体力活动者，男性 8 000 kJ/d，女性 7 100 kJ/d。

2. 蛋白质 老年人体内的蛋白质呈负氮平衡，以分解代谢为主，对蛋白质的需求是增加的，但同时因组织器官对蛋白质的吸收率、利用代谢等情况也下降，因而对蛋白质的摄取也不能过高。老年人蛋白质的 RNI 为：男性 75 g/d，女性 65 g/d，其中应供应多一些优质蛋白质，约占 50%。

3. 脂肪 老年人体内的脂肪含量是增高的，尤其血清中的胆固醇、三酰甘油等较青壮年为高，再加上老年人对脂肪的消化能力差，因而不宜过多地摄入脂肪物质。一般每日膳食中脂肪供能占总能量的 20%～30% 为宜，不宜过多进食动物性脂肪、高胆固醇食物，以摄取富含多不饱和脂肪酸的植物油为主。

4. 糖类 老年人的糖耐量低，胰岛素分泌量有所减少，对血糖的调节能力变差，易患高血糖而诱发糖尿病，血液黏稠易致动脉粥样硬化而出现冠心病、高血压等老年性常见病。

所以，老年人糖类的供应要适宜，一般以占总能量的 55％～65％为宜。不宜摄取含蔗糖高的食品，果糖对老年人最适宜，可多摄取含较多果糖的糖类，此外，膳食中还应供给富含膳食纤维的食物，以促进老年人肠道的蠕动能力，防便秘及肠道癌症。

5. 维生素　老年期是一个不断走向衰老、机体对疾病的抵抗力减弱，各方面功能下降的时期，因此，应多摄取一些抗氧化、防衰老、具有抗病能力、具有组织保护作用的维生素。例如，维生素 C、维生素 E 具有较强的抗氧化、防衰老的功能；维生素 A 可维护上皮组织的健康、保护视力及抗癌作用；维生素 D 可促进钙的吸收，对骨质疏松的老年人有好处；叶酸与维生素 B_{12} 有利于预防老年性贫血等。中国居民膳食营养素参考摄入量中推荐老年人维生素 E 的 AI 为 14 mg/d，维生素 C 的 RNI 为 100 mg/d，维生素 D 的 RNI 为 10 μg/d，其他维生素的供给量同青年人。

6. 无机盐　老年人骨质疏松的发生率较高，也易骨折，再加上老年人对钙的吸收、利用等能力下降。因此，应保证摄取足够的钙，钙的 AI 为 1 000 mg/d，钙磷比要适宜，约 1∶1.5；老年人对铁的吸收、利用能力也下降，易发生缺铁性贫血，也应供给足量的铁，铁的 AI 约 15 mg/d；硒具有抗氧化、抗癌症及增强免疫系统的功能，老年人每日应至少摄入 50 μg；其他无机盐，如锌、镁、碘、铜等也很重要，都应按标准进行补充。

三、老年人的合理膳食

相对青壮年人来讲，老年人对能量及各种营养素的需求是下降的，这就要求为老年人提供的应是符合其生理需求的平衡膳食，膳食种类应多样化，以谷类为主，粗细搭配；供给适量的牛乳、鱼、瘦肉、禽及豆制品，以获取足够的优质蛋白质，蛋白质供能占总能量的 10％～15％；多吃蔬菜和水果，摄取丰富的维生素与无机盐；少吃肥肉等动物脂肪，少吃含胆固醇高的动物内脏，食物胆固醇小于 300 mg，摄取适量的多不饱和脂肪酸食品，少吃油炸或过于油腻的食物；游离糖小于食物总量的 10％，膳食纤维为 16～24 g；老年人还应清淡少盐，食盐小于 6 g；食物加工方面，应软、硬度适中，易消化，还要注意食物的色、香、味、形状等。因老年人糖原贮备少、易饥饿，两餐之间的间隔时间不能太长，最好是少吃多餐、定时定量。

【拓展材料】

粗粮与老年人的健康

粗粮，是指含植物纤维成分多的食物，是相对于精米、白面等细粮而言的粮食食品，主要包括谷物类、杂豆类、块茎类等。粗粮对于老年人最大的好处就是能有效预防和治疗便秘。老年人消化系统的蠕动、吸收等功能逐渐减弱，加上吃的食物细化，食物残渣长期积留在肠道内，导致大量毒素积累，从而引发相关肠道疾病，甚至癌症，最容易引起的是便秘。因而，适当摄取粗粮对老年人通便及预防结肠癌等方面是相当有意义的，但是摄取多了会腹胀。一般建议，老年人的粗杂粮占每天主食的 1/3 为宜。另外，还要注意制作方法，最好采用粗粮细作的方法，是指把粗粮磨成面粉、压成泥、熬成粥或与其他食物混合加工成花样翻新的食品，不仅能使粗粮变得可口，增进食欲，而且可以提高人体对粗粮营养的吸收率。

粗粮并不适合所有的老年人，有下列情况的老年人则要少吃粗粮：①患有骨质疏松症的老人不要过多地食用粗粮，因为过量的膳食纤维会影响人体对钙质的吸收；②患有胃病、肠道消化不良疾病的老年人应少量摄入粗粮，以防膳食纤维刺激肠胃，使病情恶化；③营养严重缺乏、热量蛋白质缺乏及病后的老年人应少摄入粗粮，多补充高蛋白及热量高的食物。

任务四 评估特殊环境条件下人群的营养需求与合理膳食

一、高温环境下人群的营养需求与膳食

高温环境一般指 35 ℃以上的生活环境或 32 ℃以上的工作环境。人体在高温环境下最主要的生理变化体现在体温调节上面。正常人体的体温，以腋窝温度来看，维持在 36.0～37.4 ℃，是一个相对稳定的数值，当环境温度、精神因素有变化及进食时，机体均通过产热或散热的多种方式来维持正常体温值。人体在高温环境时产热减少，主要通过蒸发的形式进行体表散热，而蒸发会带走大量的水及无机盐等营养素，此外，高温下机体各器官的活动加快，物质代谢的酶活性增加，代谢反应速率增快，心率加快等对各种营养素的需求也会相对增多，因此，正确评估高温环境下人群的生理变化导致的各种营养需求并指导其合理膳食是非常重要的。

（一）高温环境下人群的营养需求

1. 水和无机盐 高温环境下，机体通过出汗的形式来保持体温相对稳定，汗液中 99％为水，固体成分约占 1％，大部分为 NaCl，也有少量 KCl、尿素等。机体出汗量的多少依劳动强度、高温程度而异，每日出汗量 3～5 L。若不及时将丢失的水与无机盐补充回来，则机体极易出现水与电解质紊乱，甚至中暑。一般认为，强体力劳动及气温特别高时，日补水量约 5 L 以上。无机盐的补充以食盐为主，视出汗量多少而异，若日出汗量少于 3 L，则补食盐约 15 g，日出汗量超过 5 L，则补食盐 20～25 g。钾盐与其他无机盐也要注意适量补充。

2. 维生素 尤其是水溶性维生素会随汗液被排出体外，一般推荐：维生素 C 应摄取 150～200 mg/d，核黄素为 2.5～3.5 mg/d，硫胺素为 2.5～3 mg/d。

3. 能量、蛋白质及其他营养素 高温环境下汗液会带走部分热量，机体的基础代谢加快、心率加快等需消耗一定的热量，因而，机体对能量的需求是增加的。一般认为，环境温度在 30 ℃以上时，每上升 1 ℃，热能在原供给量的基础上增加 0.5％。高温环境下的机体物质代谢快，蛋白质为负氮平衡，汗液中也带走部分含氮物质，因而机体对蛋白质的需求也是增多的，但由于高温下人群食欲下降，应供应多一些优质蛋白质，约占 50％。其他营养素的需求量与普通人群一样。

（二）高温环境下人群的合理膳食

高温环境下消化液分泌减少，食欲也下降，而机体对能量及各种营养素的需求又是增加的，这一对矛盾要通过精心的合理膳食来解决。对于高温环境下的人群来说，水和无机盐的补充相当关键，可通过喝盐水、菜汤、含盐饮料等来补充水和钠盐；钾盐与其他无机盐与维生素通过新鲜的水果、蔬菜等来补充，必要时可口服维生素制剂；精心烹制谷类、豆类、鱼、瘦肉、禽蛋等食品，以补充足够热能、B 族维生素及优质蛋白质。食品加工方面，不要太硬太干，汤汁多一些，还要具备一定的色、香、味、形等。

二、低温环境下人群的营养需求与膳食

低温环境多指环境温度低于 10 ℃以下，机体在低温环境下为了保持体温的相对恒定，通过各种方式使产热增加，散热减少，此种条件下对能量及各种营养素的需求及膳食特点有其自身的特性。

（一）低温环境下人群的营养需求

1. 能量与供能营养素 低温环境的机体需要增大产热，即需要加快供能物质代谢而提供更多的热能，因而机体基础代谢增高，对能量的需求也增高，一般情况下，较常温时增加 10%～15%。总能量需求 23 000～25 000 kJ，其中，糖类供能约 50%，为主要的供能物质；低温环境下机体对脂肪的利用增加，脂肪供能 25%～35%；蛋白质占 11%～15%。

2. 维生素与无机盐 低温环境下机体对多种维生素的需要量都是增加的，且维生素 A 与维生素 C 可提高机体对低温的耐受力，应多补充，每日可额外摄取维生素 C 为 70～120 mg，维生素 A 为 1 500 μg，维生素 D 因天气寒冷，皮肤紫外合成方式减少，也应注意补充，每天应为 10 μg。低温环境下的人群对多种无机盐，尤其是钠与钙的需要量也是增加的。

（二）低温环境下人群的合理膳食

首先要保证足够的热能，三大供能物质按比例进行摄取，以供机体产热抗寒的需要。膳食种类上仍是以谷类为主，粗细搭配；适当补充牛乳、鱼、瘦肉、蛋、豆类等蛋白质丰富的食物，其中优质蛋白质至少占 50%；多吃蔬菜和水果等富含各种维生素、无机盐等的食物；食盐的摄入量应较常温人群为高，一般 15～20 g/d。

三、运动员的营养需求与膳食

运动员在比赛及训练时基础代谢增快、体力活动量巨大、机体各功能器官的活动增强，如肺活量增大、心搏出量增多等。总体上讲，运动员对能量及各种营养素的需求是增加的，正确评估其营养需求并进行合理膳食是运动员们高水平发挥的膳食保障。

（一）运动员的营养需求

1. 能量与供能营养素 运动员在运动初期时，机体的无氧代谢加快，长时间运动则有氧代谢增强，均会消耗大量的能量，同时产生大量的酸性代谢产物。此外，运动员的体力活动，尤其是骨骼肌的运动量大，因而运动员的能量需求是增加的，能量的需求量与运动项目、运动强度、气候等有关，一般来讲，大多数运动员的能量需求在 14 644～16 736 kJ/d。运动期间的主要供能营养素为糖类与脂肪，运动初期主由糖类来供能，随运动时间的延长，脂肪供能的比重逐步增加。运动员体内的糖原贮备是短时运动的爆发力与持久力的保障，多数运动员体内贮备的糖 375～475 g，可供给 90～180 min 的运动，因而在运动间期（运动前后阶段）补充足够的糖类是非常有必要的，一般强度的运动员摄入的糖类供能应为总能量的 50%～55%，高强度运动员应为总能量的 60%～70%。长时间的有氧运动，脂肪供能也很重要，约占总能量的 30%，因而在运动期间也需适量补充。

2. 水和无机盐 运动员运动时往往都会大量出汗，导致水及钠、钾等无机盐丢失，低运动强度的运动员对水的需要量为 2 000～3 000 mL，运动强度大、出汗多则视情况给予相应的补充，要注意不能一次性补水过多，应以少量多次的原则来进行，不宜只喝纯净水、白开水等，最好补充富含电解质的水，如盐水、盐饮料及各种汤水等，因为运动员对各种无机

盐需要量也是增加的。

3. 维生素 水溶性维生素易随汗液排出，要注意补充，运动员易缺乏的维生素为维生素 B_1、维生素 B_2、维生素 C 及维生素 A。

（二）运动员的合理膳食

根据运动员的运动强度、运动项目及生理需求特点，运动员的合理膳食应能够满足身体所需的能量及各种营养素，使各营养素的量充足、种类齐、比例适宜，并合理分配于三餐中。膳食中的糖类、脂肪及蛋白质按其供能比适量摄取，所提供的总能量与机体的需求保持平衡即可，多摄取蛋、鱼、肉、豆及乳类等含蛋白质丰富的食物；适量摄取糖类，尤其是易消化的降解淀粉；多吃蔬菜及水果类食物，一方面可补充体内的无机盐及维生素，另一方面这些碱性食物可缓冲运动员体内的代谢性酸性产物。水根据运动情况少量多次进行补充，在炎热潮湿的环境下，持续 1 h 以上运动的运动员，在运动期间每隔 30 min 补液 150～250 mL 效果最好。食品加工方面以易消化为主，还要注意一定的色、香、味、形。餐次安排上，以一日三餐为主，可适当加一两次点心，另外，还要注意进餐与运动时间错开，一般进食后 1.5～2 h 才能运动，运动结束后要休息 30 min 才能进食，最好不要空腹运动。

【拓展材料】

饭后不适宜的运动

1. 不宜立即刷牙。否则会使松弛的牙釉质受损。

2. 不宜立即洗澡。洗澡会促使四肢皮肤血管扩张，血液汇集身体表面，使胃肠血流量减少，消化液分泌减少，降低消化功能，若经常饭后洗澡，会引起胃肠疾病。饭后 1～3 h 洗澡比较适宜。

3. 不宜立即散步及其他运动。饭后胃处于充盈状态，即使是很轻微的运动（如散步等活动）也会使胃受到震动，增加胃肠负担，影响消化功能，长此下去甚至会引发胃病。此外，饭后大量血液集中到消化道，大脑供血相对减少而出现轻微的缺血，因而有昏昏欲睡的感觉，此时散步，尤其是老年人，易出意外。因此，用餐后最好坐上半小时，然后再外出从事散步等轻量活动及其他运动。

4. 不宜立即伏案工作或看书读报。这些用脑活动会使血液集中于大脑，从而导致消化系统血液量相对减少，影响食物消化，而且此时脑部的血液供应也没有平时的充足会影响工作效率。

5. 不宜立即上床。因为刚吃了饭，胃内充满食物，消化功能正处于运动状态，这时睡觉会影响胃的消化，不利于食物的吸收。同时，饭后脑部供血不足，如果饭后立即上床，很容易因大脑局部供血不足而导致中风。另外，入睡后，人体新陈代谢率降低，易使摄入食物中所含热量转变为脂肪而使人发胖。

项目六　营养食谱编制

随着下课铃声的响起，某中学上百名学生走出校园大门，三五成群地涌向学校门前的一家家小吃摊，原本寂静的校园门前一下子变得热闹非凡。从大饼鸡蛋、烧烤炸串、自制汉堡到各种炒饭、炒面，10分钟之后，校园周边的各个摊位周围便人满为患，而附近的小饭店更是挤满了等待点菜的学生。

学生甲："虽然也考虑过小摊上的食品不卫生，但是每天午饭时，学校食堂里都挤满了人，与其跟大家挤在一起，还不如在学校门口随便买点。"

学生乙："学校食堂的饭菜没有味道，而且总是那几种菜，变化很小，菜量也不大。午餐能吃饱就行，至于有没有营养从来就没有考虑过。"

为了健康，人体必须从膳食中获取各种各样的营养物质。所以设计切实可行、符合平衡膳食原理的食谱，保证食物多样和建立科学的饮食制度，是实现合理营养的重要手段。设计合理的营养食谱，引导人们合理饮食，也是保证健康的重要举措之一。

任务一　营养食谱认知

营养食谱是指将一定时间（一日或一周）内的膳食做一个计划和安排，即各种食物定量搭配、烹饪等具体实施的方案。其中包括食物种类、数量及在各餐中的分配。

营养配餐是实现平衡膳食的一种措施，平衡膳食的原则通过食谱才能得以表现出来。

一、营养食谱编制目的和意义

食谱的编制是合理营养、平衡膳食的一种重要措施。

（1）可按照各类人群的膳食营养素参考摄入量，具体落实到用膳者的每日膳食中，使人们能按需要摄入足够的能量和各种营养素，同时又防止营养素或能量的过高摄入或营养缺乏。

（2）根据不同人群对营养素的需要，结合当地食物的品种、生产季节、经济条件，合理选择各类食物，达到平衡膳食。

（3）可指导食堂管理人员有计划地管理食堂膳食，也有助于家庭有计划地管理家庭膳食。从而获得合理营养，促进健康。

二、食谱分类

按时间划分：餐食谱、日食谱、周食谱、月食谱。

按进餐对象划分：个人食谱、家庭食谱、单位食谱（食堂）。

按就餐时间划分：早餐食谱、午餐食谱、晚餐食谱。

按就餐人群年龄划分：婴幼儿食谱、儿童食谱、青少年食谱、中年人食谱、老年人食谱等。

按工作环境划分：高/低温环境人员食谱、接触有害物质人员食谱、放射性环境人员食谱、粉尘环境人员食谱等。

按特殊生理状况划分：糖尿病人食谱、肥胖病人食谱、贫血病人食谱、高血压患者食谱、高血脂患者食谱、孕妇食谱、乳母食谱等。

三、食谱的基本内容

食谱的基本内容应包括：进餐对象、餐次、饭菜的名称、食物的种类、数量等。一般以表格的形式体现。

任务二　营养食谱编制

人类从事一切活动所需要的能量和营养素来源于一日三餐，要使人们的身体素质和营养水平有较大的改善，就必须认真做好营养配餐，根据不同人群的营养需求，科学搭配三餐食物，使人们达到合理膳食、平衡营养的目的。

食谱编制就是根据合理膳食的原则，把一天或一周各餐中主、副食的品种、数量、烹调方式、进餐时间作详细的计划并编排成表格形式的过程。

一、营养食谱编制原则

编制食谱是为了把膳食营养素参考摄入量（DRIs）和膳食指南的原则和要求具体落实到用餐者一日三餐，使其按照人体的生理需要摄入适宜的热能和各种营养素，以达到合理营养、促进健康的目的。

编制食谱的总原则：满足平衡膳食及合理营养的需要，满足膳食多样化的原则，尽可能地照顾进餐者的饮食习惯和经济能力。

结合我国膳食管理的整体要求，在膳食调配过程中要遵循营养平衡、饭菜适口、食物多样、定量适宜和经济合理的原则。

1. 保证营养平衡　营养平衡是膳食调配的重要基础。不仅品种要多样，并且数目要充足，膳食既要能满足就餐者需要，又要防止过量。对一些特殊人群，如生长期的儿童和青少年、孕妇和乳母，还要注意易缺营养素如钙、铁、锌等的供给。

各营养素之间的比例要适宜。膳食中能量来源及其在各餐中的分配比例要合理。要保证蛋白质中优质蛋白质占适宜的比例，要以植物油作为油脂的主要来源，要保证糖类的摄入，同时各矿物质之间也要配比适当。

食物的搭配要合理。注意酸性食物与碱性食物、主食与副食、杂粮与精粮、荤与素等食物的平衡搭配。

2. 强调食物多样化　食物多样是膳食调配的重要原则，也是实现营养平衡的前提。综合营养平衡、酸碱平衡和性味调和理论，每日膳食中选用的食物品种应达到 5 大类 18 种以上。其中，包括 3 种以上谷薯类食物，3 种以上动物类食物，6 种以上蔬菜和藻类，2 种以上水果类食物（包括坚果），2 种大豆及其制品，2 种食用植物油。

3. 膳食制度要合理　应该定时、定量进餐，一般以每天三餐较为合适，成人一日三餐，儿童三餐以外再加一次点心，老人也可在三餐之外加点心。在三餐分配上，通常早餐占全天总能量 25%～30%，午餐占 30%～40%，晚餐占 30%～35%。特殊情况下，可根据具体情况进行合理安排。

4. 照顾习惯，注意饭菜的适口性　在可能的环境下，既能使膳食多样化，又照顾进餐者的膳食习惯。注意烹调方法，做到色香味美、质地宜人、形状优雅。

5. 考虑季节和市场供应环境　选择食物要注意食物生产的季节性和市场供应状况，以免造成"无米之炊"。

6. 兼顾经济条件　膳食调配必须讲求经济原则。既要使食谱符合营养要求，又要使进餐者在经济上有承受能力，这样才会使食谱有实际意义。

二、营养配餐的理论依据

（一）中国居民膳食营养素参考摄入量（DRIs）

（1）DRIs 是营养食谱编制中能量和主要营养素需要量的确定依据。

（2）DRIs 中的 RNI 是个体适宜营养素摄入水平的参考值，是健康个体膳食摄入营养素的目标。

（3）编制营养食谱时，首先需要以各营养素的推荐摄入量（RNI）为依据确定需要量，一般以能量需要量为基础。

（4）制定出食谱后，还需要以各营养素的 RNI 为参考评价食谱的制定是否合理，如果与 RNI 相差不超过 10%，说明编制的食谱合理可用，否则需要加以调整。

（二）中国居民膳食指南和平衡膳食宝塔——食谱设计的原则

（1）中国居民膳食指南。膳食将营养理论转化为通俗易懂、简明扼要的可操作性指南。其目的就是合理营养、平衡膳食、促进健康。营养食谱的制定需要根据膳食指南考虑食物种类、数量的合理搭配。

（2）中国居民平衡膳食宝塔。平衡膳食宝塔是膳食指南量化和形象化的表达，宝塔建议的各类食物的数量既以人群的膳食实践为基础，又兼顾食物生产和供给发展，具有实际指导意义。

同时，平衡膳食宝塔还提出了实际应用时的具体建议，如同类食物互换的方法对制定营养食谱具有实际指导作用。根据平衡膳食宝塔，我们可以很方便地制定出营养合理、搭配适宜的食谱。

（三）食物成分表——食谱的计算

食物成分表是编制食谱必不可少的工具。有了较准确的食物营养成分数据，就能较好的开展食谱编制工作。在编制食谱时，利用食物成分表才能将营养素的需要量转换为食物的需要量，从而确定食物的品种和数量。

各种食物的营养素含量常因品种、土壤、气候、成熟度和加工处理等因素的影响而有较大的差异。所以许多国家针对本国食物生产的特点，研制各自的食物成分表。我国新版的食物成分表《中国食物成分表 2010》也是具有我国代表性的数值，它不是全国含量最高的，也不是含量最低的数值，而是一个适中的数值，也就是说全国各地的人都可以采用此数值，而不至于过高或过低的估计食物成分。

1. 食物成分表的简介 表 6-1 为食物成分表的示例。

表 6-1　食物成分表示例

谷类及其制品

食物名称	地区	食部/%	能量/kJ	蛋白质/g	脂肪/g	糖类/g	抗坏血酸/mg
稻米	北京	100	1 460	8.0	0.6	77.7	

禽蛋类及其制品

食物名称	地区	食部/%	能量/kJ	蛋白质/g	脂肪/g	糖类/g	抗坏血酸/mg
鸡蛋(红皮)		88	655	12.8	11.1	1.3	

蔬菜类及其制品

食物名称	地区	食部/%	能量/kJ	蛋白质/g	脂肪/g	糖类/g	抗坏血酸/mg
芹菜	广东	67	84	1.2	0.2	3.3	8

（1）"地区"主要指采集食物样品的地区，即食物的产地。

（2）"食部"是指按照当地的烹调和饮食习惯，把从市场上购买的样品去掉不可食的部分之后，所剩余的可食部分所占的比例。列出食部的比例是为了便于计算市品每千克的营养素含量。

（3）表中符号的说明。"空格"表示"未检出"或"未测定"，"未检出"就是说这种营养素未能检测出来，但不表示这种食物中绝对没有这种营养素，而是含量太少了，测不出来。"未测定"这种营养素未做检测，但不表示该食物中没有这种营养。

"微量"表示测出的营养素含量太少，由于表格位置的限制无法将具体数值列入表中。

"0"表示该食物中不含这种营养素。

2. 食物成分表的使用

（1）食品与食部之间的换算。食物成分表中所列各种营养素的含量均以每 100 g 食部中所含营养素的量来计算。因此当你买到 100 g 芹菜时只吃芹菜的茎，那么就要去掉根和叶子。剩下的茎即为食部，称一下食部的重量，若为 67 g，即食部占总重量 100 g 中的 67%，也就是食部为 67%。

在计算芹菜的营养素含量时，就只能用 67 g 食部来计算，而不能用买到的带叶子和根的芹菜 100 g 来计算。如果买了 500 g 芹菜，食部为 67%，那么 500 g×67%＝335 g（食部），因此就只能用 335 g 来计算芹菜中的各种营养素的含量。

（2）食物中营养素计算举例：

【例 6-1】计算 500 g 芹菜中蛋白质含量。

解：食物中某种营养成分的含量＝该食物的重量×食部×某成分的含量/100 g

查食物成分表知 100 g 芹菜中蛋白质含量 1.2 g，

则 500 g 芹菜中蛋白质含量＝500 g×67%×1.2 g/100 g＝4.0 g

食物中其他营养素和能量均以此算法计算。

（四）营养平衡理论

（1）膳食中 3 种宏量营养素需要保持一定的比例平衡。

（2）膳食中优质蛋白质与一般蛋白质保持一定的比例。

（3）饱和脂肪酸、单不饱和脂肪酸和多不饱和脂肪酸之间的平衡。

三、营养食谱编制方法

（一）计算法编制食谱

计算法编制营养食谱流程如图 6-1 所示。

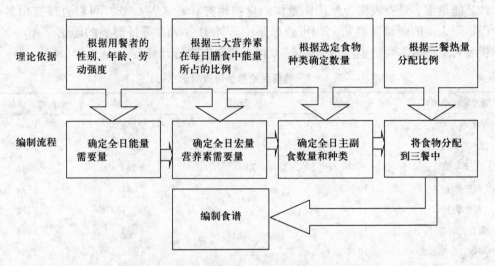

图 6-1　计算法编制营养食谱流程

1. 确定全日能量需要量　能量需要量计算方法有两种：一种是通过查表知，另一种是根据人的身高、体重劳动强度及身体成分情况来计算。

（1）能量需要量计算法。根据成人的身高，计算其标准体重。公式为：

$$标准体重（kg）＝身高（cm）－105$$

根据成人的体质指数（BMI），判断其属于正常、肥胖还是消瘦胖瘦。公式为：

$$体质指数（kg/m^2）＝实际体重(kg)/[身高(m)]^2$$

中国人体质指数≤18.5 为体重不足；在 18.5～23.9 为正常体重；24～27.9 为超重；≥28 肥胖。

了解就餐对象体力活动及其胖瘦情况，根据成人日能量供给量表（表 6-2）确定能量供给量。公式为：

$$全日能量供给量（kJ）＝标准体重（kg）×单位标准体重能量需要量（kJ/kg）$$

表 6-2　成年人每日能量供给量（kJ/kg）

体型	体力活动量			
	极轻体力活动	轻体力活动	中体力活动	重体力活动
消瘦	126	147	168	168～189
正常	84～105	126	147	168
肥胖	63～84	85～105	126	147

注：年龄超过 50 岁者，每增加 10 岁，比规定值酌减 10%左右。

【例6-2】张先生30岁，身高174 cm，体重68 kg，从事中体力劳动，求其每日所需要的能量。

解：标准体重=174-105=69(kg)。

体质指数=68/(1.74×1.74)=22.5(kg/m²)，属于正常体重。

查表6-2知，正常体重、中体力劳动者单位标准体重能量供给量为147 kJ/kg，因此，每日所需总能量=69×147=10 143(kJ)。

（2）能量需要量查表法。使用能量供给量快速查看表（表6-3）可以直接查出各个年龄阶段不同人群的能量需要量。如可查出某中等体力劳动者每日需要的能量是10 920 kJ。集体供餐对象能量需要量也可根据表6-3得来的数据进行计算。

表6-3 能量供给量快速查看表（kJ）

就餐对象（范围）	全日能量	早餐能量	午餐能量	晚餐能量
学龄前儿童	5 460	1 638	2 184	1 638
1～3年级	7 560	2 268	324	2 268
4～6年级	8 820	2 646	3 528	2 646
初中学生	10 080	3 024	4 032	3 024
高中学生	11 760	3 528	4 704	3 528
脑力劳动者	10 080	3 024	4 032	3 024
中等体力劳动者	10 920	3 276	4 368	3 276
重体力劳动者	＞12 600	＞3 780	＞5 040	＞3 780

注：表中能量供给量为就餐对象各阶段平均值。

【例6-3】根据能量供给量快速查看表计算9～12岁（4～6年级）小学生能量供给量。

解：查表6-3得，9～12岁小学生的平均日能量供给量为8 820 kJ。

根据表6-3可计算出人群一日三餐的能量供给量。健康人的热量需要量主要依据用餐者的性别、年龄、劳动强度等，依据《中国居民膳食营养素参考摄入量》规定的标准来确定，是最常用、方便的一种方法。

【例6-4】用餐者为50岁男性，职业为司机，计算一日能量的供给量。

解：司机劳动强度为中等体力劳动者，查《中国居民膳食营养素参考摄入量》知，该用餐者一日能量供给量为10 920 kJ。

2. 确定每日三大产热营养素需要量　计算方法和步骤：

（1）根据蛋白质、脂肪、糖类分别占总热量的比例，计算出每日需蛋白质、脂肪、糖类所产生的热量。

根据平衡膳食的原理，我国目前推荐每人每天的膳食组成中，三大产热营养素在每日膳食中能量所占的比例分别为：蛋白质占总热能的10%～15%，脂肪占20%～30%，糖类占55%～65%。（若取中等值计算则蛋白质占15%、脂肪占25%、糖类占60%）

（2）根据蛋白质、脂肪、糖类每克所产生的产热系数，计算蛋白质、脂肪、糖类的每日每餐需要量。

三餐能量分配比例为：早餐占30%，午餐占40%，晚餐占30%。

（3）根据三餐能量分配比例，计算蛋白质、脂肪、糖类的每餐需要量。

【例6-5】根据例6-2计算结果，张先生每日需要能量为10 143 kJ，求每日三大产热营养素的需要量？

解：

① 每日膳食中营养素的需要量(g)＝全日能量需要量(kJ)×营养素占总能量的比重(％)÷营养素的产热系数(kJ/g)

即：每日膳食中蛋白质需要量(g)＝10 143×15％÷16.8＝90.6(g)

同理每日膳食中脂肪需要量(g)＝10 143×25％÷37.8＝67.4(g)

每日膳食中糖类需要量(g)＝10 143×60％÷16.8＝362.2(g)

② 每餐膳食中营养素需要量(g)＝全日此种营养素需要量×各餐占总能量的比例(％)

早餐：

蛋白质需要量＝全日蛋白质需要量×30％＝90.6×30％＝27.2(g)

脂肪需要量＝全日脂肪需要量×30％＝67.4×30％＝20.2(g)

糖类需要量＝全日糖类需要量×30％＝362.2×30％＝108.7(g)

午餐：

蛋白质需要量＝全日蛋白质需要量×40％＝90.6×40％＝36.2(g)

脂肪需要量＝全日脂肪需要量×40％＝67.4×40％＝27.0(g)

糖类需要量＝全日糖类需要量×40％＝362.2×40％＝144.9(g)

晚餐：

蛋白质需要量＝全日蛋白质需要量×30％＝90.6×30％＝27.2(g)

脂肪需要量＝全日脂肪需要量×30％＝67.4×30％＝20.2(g)

糖类需要量＝全日糖类需要量×30％＝362.2×30％＝108.7(g)

3. 确定全日主、副食品种和数量

（1）主食品种、数量的确定：已知能量和三种产热营养素的需要量，根据食物成分表含量，就可以确定主食的品种和数量了。

主食的品种主要根据进餐者的习惯而定，南方习惯以大米为主，北方则以面食居多。另外，可以适当地增加一些薯类、粗粮和杂粮。

由于粮谷类是糖类的主要来源，因此主食的品种、数量主要根据各类主食原料中糖类的含量确定。

如果主食只有一种，根据《中国食物成分表2010》查出所选食物糖类的百分含量，则：

主食数量＝膳食中糖类的需要量÷某种食物糖类的百分含量

仍以例6-5计算结果，早餐中含糖类为108.7 g，若以小米粥和馒头为主食，并分别提供20％和80％的糖类，查中国食物成分表得知，每100 g小米含糖类73.5 g。每100 g小麦粉（特一粉）含糖类74.6 g，则

所需小米质量＝108.7 g×20％÷73.5％＝29.6 g

所需小麦粉质量＝108.7 g×80％÷74.6％＝11.7 g

（2）副食品种、数量的确定。根据三种产能营养素的需要量，首先确定主食的品种和数量，接下来就需要考虑蛋白质的食物来源了。

蛋白质广泛存在于动植物性食物中，除了谷类食物能提供的蛋白质，各类动物性食物和豆制品是优质蛋白质的主要来源。因此，副食品种和数量的确定应在已确定主食用量的基础

上，依据副食应提供的蛋白质质量确定。

计算程序如下：

① 计算主食提供蛋白质数量。

② 蛋白质摄入目标量减去主食中蛋白质数量，即为副食应提供的蛋白质数量。即

副食应提供的蛋白质量＝全日蛋白质需要量－主食提供的量

③ 设定副食中 2/3 由动物性食物提供，1/3 由豆制品提供，据此可求出各自的蛋白质供应量的食物。

④ 查食物成分表计算各类动物性食物及豆制品的数量。

⑤ 设计蔬菜的品种和数量，要考虑重要微量营养素的含量。

⑥ 确定纯能量食物的量。油脂的摄入应以植物油为主，并有一定量动物脂肪的摄入。由食物成分表可计算每日摄入各类食物提供的脂肪量，将需要的总脂肪量减去主、副食物的脂肪数量，即为每日植物油数量，即

每日植物油需要量＝每日需要总脂肪量－主食含脂肪量－副食含脂肪量

仍以上一步计算结果为例，已知张先生午餐含蛋白质 36.2 g、脂肪 27.0 g、糖类 144.9 g。

（1）主食。假设以大米（米饭）为主食，查食物成分表得知，每 100 g 大米（粳，标一）含糖类 76.8 g，按上一步的方法，则

主食所需要的大米量＝144.9 g÷76.8%＝188.7 g

（2）副食。计算主食中含有的蛋白质的量。查食物成分表得知，100 g 大米（粳，标一）含蛋白质 7.7 g。

主食含蛋白质量＝188.7 g×7.7%＝14.5 g

副食应提供的蛋白质量＝蛋白质需要量－主食蛋白质量＝36.2 g－14.5 g＝21.7 g

设定副食中蛋白质的量 2/3 由动物性食物提供，1/3 由豆制品提供，因此，

动物性食物含蛋白质量＝21.7 g×2/3＝14.5 g

豆制品应含蛋白质量＝21.7 g×1/3＝7.2 g

如动物性食物由瘦猪肉提供，豆制品由豆腐（南）提供，查食物成分表得知，每 100 g 瘦猪肉含蛋白质 20.3 g，每 100 g 豆腐含蛋白质 6.2 g。

瘦猪肉数量＝14.5 g÷20.3%＝71.4 g

豆腐数量＝7.2 g÷6.2%＝116.1 g

（3）蔬菜量的确定。确定了动物性食物和豆制品的数量，就可以保证蛋白质的摄入。最后，微量营养素和膳食纤维的量用蔬菜补齐。蔬菜品种和数量的选择可根据不同季节市场供应情况，以及考虑动物性食物和豆制品配菜的需要确定。

（4）油和盐量的确定。首先考虑以上食物已经含多少油和盐，如查食物成分表，每100 g 瘦猪肉含脂肪 6.2 g，每 100 g 豆腐含脂肪 2.5 g，每 100 g 大米（标粳）含脂肪0.6 g。则

植物油＝脂肪总量－确定的各种食物中脂肪的含量

＝27.0 g－71.4×6.2%－116.1×2.5%－188.7×0.6%＝18.5 g

早餐、晚餐以此类推。

4. 确定食谱 根据计算的每日每餐饭菜的用量，编制一日食谱，具体分配见表 6-4。

一日食谱确定后，可根据用餐者饮食习惯，市场供应情况等因素在同一类食物中更换品

种和烹调方法，编成一周食谱。

表 6 - 4 张先生一日食谱

餐次	食物名称	原料名称	可食部量/g	市品质量/g	烹调方法
早餐	小米粥	小米	30	30	熬
	花卷	特一粉	110	110	蒸
	卤鸡蛋	鸡蛋	100	（两个）110	煮
	凉拌黄瓜	黄瓜	100	105	拌
		香油	3	3	
午餐	米饭	粳米	190	190	蒸
	肉片炒鲜蘑菇油菜	瘦猪肉	60	60	炒
		鲜蘑菇	50	60	
		油菜	100	110	
		植物油	10	10	
	番茄炒豆腐	豆腐	100	100	炒
		番茄	100	105	
		植物油	6	6	
晚餐	馒头	特一粉	140	140	蒸
	红烧草鱼	草鱼	70	120	烧
		植物油	5	5	
	萝卜丝炒虾皮	青萝卜	100	105	炒
		虾皮	10	10	
		植物油	5	5	
	小白菜紫菜汤	紫菜	5	5	炖
		香菜	5	6	
		小白菜	30	33	
		香油	2	2	

（二）食物交换份法

用计算法设计营养食谱比较准确，但计算工作量较大。而食品交换份法的特点是：简单、实用、易于操作，非专业人员也可掌握。

食物的交换份法是将常用食物所含营养素的特点归类，并将已计算好的、所含营养素类似的（一般是同类的）常用食物进行互换，灵活地组织营养平衡的食谱编制方法。为用餐者提供了更大更方便的食物选择空间。

1. 食物组合分类 在应用食物交换份法来确定营养素的摄入量时，为方便营养素和热量的计算，把各种各样的食物进行分类。如将常用食物归为 4 类：

（1）含糖类较丰富的谷薯类食物。

（2）含维生素、无机盐及食物纤维丰富的蔬果类。

（3）含优质蛋白质丰富的肉、禽、鱼、乳、蛋及豆类。

（4）含能量丰富的油脂、纯糖、坚果等食品。

2. 每类食物交换份中所含三大产热营养素的含量 见表 6-5。

表 6-5 四大类食物单位交换份表

组 别	食品类别	每份质量/g	能量/kJ	主要营养素
谷薯组	谷薯类	25	378	糖类 膳食纤维
果菜组	水果类	200	378	矿物质、维生素、膳食纤维
	蔬菜类	500	378	
肉蛋组	乳类	160	378	蛋白质
	肉蛋类	50	378	
	大豆类	25	378	
油脂组	坚果类	15	378	脂肪
	油脂类	10(1 汤匙)	378	

注：食品交换份分为四大类八小类。

3. 不同能量的食物交换份表 见表 6-6。

表 6-6 不同热量的食物交换份表

热量/kJ	交换份	谷薯类		果蔬类		肉蛋类		豆乳类			油脂类	
		质量/g	份	质量/g	份	质量/g	份	豆浆量/g	牛乳量/g	份	质量/g	份
5 450	14	150	6	500	1	150	2	200	250	2	20	2
5 880	16	200	8	500	1	150	2	200	250	2	20	2
6 720	18	250	10	500	1	150	2	200	250	2	20	2
7 650	20	300	12	500	1	150	2	200	250	2	20	2
8 400	22	350	14	500	1	150	2	200	250	2	20	2
9 240	24	400	16	500	1	150	2	200	250	2	20	2

注：表中所列数据是计算所得数取整数，以便于计算。

根据每个人全日热能的摄入量不同，按照产热营养素的热量供给比例，安排等价交换的食物份数或数量，即可进行食物选择。不同热量的食物交换份数见表 6-6。

4. 各类食物每单位交换份重量 表 6-7 至表 6-14 分别为谷薯类食物、蔬菜、水果、肉、蛋、豆、乳、油、坚果等食物的交换表。

在表 6-7 中，每份谷薯类食品提供蛋白质 2 g，糖类 2 g，能量 376 kJ，即食用 25 g 大米蒸熟的米饭相当于食用 35 g 馒头的营养价值。

表 6-7 谷薯类食物能量等值交换份表

食物名称	市品重量/g	食物名称	市品重量/g
面粉、米粉、	25	苏打饼干	25
大米、小米	25	烙饼、烧饼、馒头、花卷	35
糯米、薏米、高粱米	25	苏打饼干、咸面包	25

（续）

食物名称	市品重量/g	食物名称	市品重量/g
玉米面、玉米渣	25	干粉条、干莲子	25
燕麦面、莜麦面、荞麦面	25	绿豆、红豆、芸豆、干豌豆	25
油条、油饼（熟的）	25	鲜玉米（1个，带棒心）	200
挂面、龙须面	25	红薯、马铃薯（生）	100
通心粉	25	湿粉皮	150

在表6-8中，每份蔬菜提供蛋白质5g，糖类17g，能量376kJ。每份蔬菜一律以市品可食部分百分比计算。食用500g大白菜相当于食用250g洋葱的营养价值。

表6-8　蔬菜类食物能量等值交换表

食物名称	市品重量/g	食物名称	市品重量/g
大白菜、圆白菜、菠菜、芹菜	500	胡萝卜	200
樱桃番茄、番茄、西葫芦	500	倭瓜、南瓜、菜花	350
韭菜、油菜、生菜、茼蒿	500	鲜豇豆、扁豆、蒜苗	250
茄子、苤蓝、茴香、莴苣	500	山药、荸荠、藕、凉薯	150
黄瓜、丝瓜、冬瓜、苦瓜	500	慈姑、百合、芋头	120
蕹菜、苋菜、龙须菜	500	毛豆、鲜豌豆、	70
绿豆芽、鲜蘑菇、水浸海带	500	芥蓝菜、瓢儿菜、塌棵菜	500
白萝卜、青椒、茭白、冬笋	400	洋葱、蒜苗	250

在表6-9中，每份水果提供蛋白质1g，糖类21g，能量376kJ。食用200g苹果相当于食用500g西瓜的营养价值。

表6-9　水果类食物能量等值交换表

食物名称	市品重量/g	食物名称	市品重量/g
苹果、梨、桃	200	柑橘、橙	130
橘子、橙子、柚子	200	香蕉	150
猕猴桃、葡萄	200	芒果	150
草莓	230	鲜荔枝	120
柿子	150	西瓜	500

在表6-10中，每份肉蛋类食物提供蛋白质9g，脂肪6g，能量376kJ。食用50g瘦猪肉相当于80g带鱼的营养价值。

表6-10　肉蛋类食物能量等值交换表

食物名称	市品重量/g	食物名称	市品重量/g
肥瘦猪肉	25	鸡蛋粉	15
熟火腿、香肠	20	鸡蛋（1个，带皮）	60

(续)

食物名称	市品重量/g	食物名称	市品重量/g
牛肉干	30	鸭蛋、松花蛋（1个，带皮）	60
熟酱牛肉、午餐肉、大肉肠	35	鹌鹑蛋（6个，带壳）	60
酱肘子、酱牛肉、酱鸭肉	35	鸡蛋清	150
瘦猪、羊、牛肉	50	带鱼	80
猪排骨（生，带骨）	50	草鱼、鲤、甲鱼、比目鱼	80
鸭肉	50	大黄鱼、黑鲢、鲫、鳝	80
鹅肉	50	对虾、青虾、鲜贝	80
鸡肉	60	蟹肉、水发鱿鱼	100
兔肉	100	水发海参	350

在表 6-11 中，每份大豆及其制品提供蛋白质 9 g，脂肪 4 g，糖类 6 g，能量 376 kJ。即食用 100 g 豆腐相当于食用 400 g 豆浆的营养价值。

表 6-11　大豆类食物能量等值交换表

食物名称	重量/g	食物名称	重量/g
大豆（黄豆、青豆、黑豆）	25	豆腐丝	50
大豆粉	25	北豆腐	100
腐竹	20	南豆腐（嫩豆腐）	150
油豆腐	50	内酯豆腐	170
豆腐干	50	豆浆	400

在表 6-12 中，每份乳类食物提供蛋白质 5 g，脂肪 5 g，糖类 6 g，能量 376 kJ。即食用 20 g 乳粉相当于食用 160 g 牛乳的营养价值。

表 6-12　乳类食物等值能量交换表

食物名称	重量/g	食物名称	重量/g
牛乳	160	脱脂乳粉	25
羊乳	160	无糖酸乳	130
乳粉	20	乳酪	25

在表 6-13 中，每份油类食物含脂肪 10 g，能量 376 kJ。

表 6-13　油脂类食物能量等值交换表

食物名称	重量/g	食物名称	重量/g
豆油	10	猪油	10
花生油、玉米油	10	牛油	10
香油、菜子油	10	羊油	10
红花油	10	黄油	10

在表 6-14 中，每份坚果类食物提供蛋白质 4 g，脂肪 7 g，糖类 2 g，能量 376 kJ。即食用 15 g 花生相当于食用 13 g 核桃的营养价值。

表 6-14　坚果类食物能量等值交换表

食物名称	重量/g	食物名称	重量/g
花生	15	核桃	13
葵花子	15	腰果	16
南瓜子	16	炒西瓜子	16
炒葵花子	15	黑芝麻	15

5. 运用食物交换份法编制营养食谱　具体步骤如下：

（1）根据用餐者的年龄、性别、劳动强度、体态等，通过计算或查表的方法，确定用餐者每日能量的需要量

（2）根据能量的需要量，查表 6-6 得出各类食物的交换份数。

（3）根据表 6-7 至表 6-14 确定每日各类食物的具体用量。

（4）将各类食物按比例分配到三餐中。

（5）设计出合理的营养食谱。

【例 6-6】某女性 38 岁、身高 162 cm，体重 58 kg，从事办公室工作。请利用食物交换份法为其编制一日食谱。

解：（1）确定一日总热能。

① 标准体重＝162－105＝57（kg）。

② 体质指数＝58/（1.62×1.62）＝22.1（kg/m²），属于正常体重。

③ 查表 6-2 知正常体重，中体力劳动者单位标准体重能量供给量为 147 kJ/kg，因此，每日需要总能量＝57×147＝8 379（kJ）

（2）查表求知食物总份数。参考表 6-6 得知此人每日需要总食物交换份 22 份，其中，谷薯类 14、蔬菜 1 份、水果类 1 份、肉蛋豆类 3 份、牛乳 1 份、油脂 2 份。

（3）根据各类食物的份数选择食物。参考表 6-7 至表 6-14，得知

① 谷薯类食物 14 份，每份谷类为 25 g，一日需谷薯类食物量为 25 g×14＝350 g。选择小麦粉、大米、玉米粉、燕麦。

② 肉、蛋、豆类 3 份，选择瘦猪肉 1 份、鸡蛋 1 份、豆腐 1 份，则：

一日需瘦猪肉量为 50 g×1＝50 g

一日需鸡蛋量为 60 g×1＝60 g

一日需豆腐量为 100 g×1＝100 g

③ 乳类 1 份，每份 250 g，一日饮乳量为 250 g×1＝250 g。

④ 蔬菜根据不同食用部位、不同色泽果实营养素含量的差别，根据交换表选择，1 份蔬菜包括：韭菜 100 g、冬瓜 100 g、绿豆芽 100 g、蘑菇 100 g、芹菜 100 g。

⑤ 水果每份根据糖类含量不同，根据交换表选择，1 份水果包括：橘子 100 g、苹果 100 g。

⑥ 油脂 2 份，每份 10 g，一日需要油脂 10×2＝20 g。

（4）将 8 400 kJ 能量（22 交换份）的食物，大约按早餐 30%、午餐 40%、晚餐 30%分配，就可得到该女性一日食谱，具体分配见表 6-15。

表 6 - 15　提供 8 400 kJ 能量（22 交换份）饮食的各餐交换份数

食品类别	早餐/份	午餐/份	晚餐/份	合计/份
谷类	4	5	5	14
蔬菜	0.5	0.5	0.5	1
水果	1	0.5	—	1
肉蛋豆	1	1	1	3
乳类	1	—		1
油脂		1	1	2
合计（份）	6.5	8	7.5	22

表 6 - 16　提供 8 400 kJ 能量（22 交换份）的一日食谱

餐次	食物名称	原料名称	重量/g	烹调方法
早餐	牛乳麦片粥	牛乳	250	煮
		燕麦片	10	
	卤鸡蛋	鸡蛋	60	煮
	花卷	小麦粉（精）	100	蒸
	豆腐乳	豆腐乳	10	
	苹果	苹果		
午餐	米饭	大米	140	蒸
	芹菜炒肉	瘦猪肉	50	炒
		芹菜	100	
	冬瓜烧豆腐	豆腐	90	烧
		冬瓜	100	
		豆油	10	
	紫菜虾皮汤	紫菜虾皮	适量	
	橘子	橘子	100	
晚餐	小米粥	小米	30	蒸
	金银卷	小麦粉	50	烧
		玉米粉	30	
	清蒸草鱼	草鱼	80	炒
	韭菜炒蘑菇	韭菜	100	
		蘑菇	100	
		花生油	5	炖
	凉拌绿豆芽	绿豆芽	100	
		香油	2	

　　一日食谱完成后，根据同类互换的原则可以编制出一周食谱。

任务三 食谱分析和评价

通过食谱的分析，可以了解我们所设计的食谱或提供的膳食中所含热能及各种营养素的量，是否能满足进膳者的营养需要，营养素搭配是否合理，并加以修正，以满足平衡膳食的要求。

食谱评价包括食物和营养素的质和量的分析和评价。

一、食谱评价包含的内容

（1）食谱中所含五大类食物是否齐全，是否做到了食物种类多样化？

（2）各类食物的量是否充足？

（3）全天能量和营养素摄入是否适宜？

（4）三餐能量摄入分配是否合理？早餐是否保证了能量和蛋白质的供应？

（5）优质蛋白质占总蛋白质的比例是否恰当？

（6）三种产能营养素（蛋白质、脂肪、糖类）的供能比例是否适宜？

二、科学评价食谱的具体过程

（1）首先按类别将食物归类排序，并列出每种食物的数量。

（2）从食物成分表中查出每 100 g 食物所含营养素的量，算出每种食物所含营养素的量，计算公式为：

食物中某营养素含量＝食物量（g）×可食部分比例×100 g 食物中营养素含量/100

（3）将所用食物中的各种营养素分别累计相加，计算出一日食谱中三种能量营养素及其他营养素的量。

（4）将计算结果与中国营养学会制订的"中国居民膳食中营养素参考摄入量"中同年龄、同性别人群的水平进行比较、评价。

（5）根据蛋白质、脂肪、糖类的能量折算系数，分别计算出三种营养素提供的能量及占总能量的比例。

（6）计算出动物性及豆类蛋白质占总蛋白质的比例。

【例6-7】以例6-5为张先生设计的食谱作分析，评价食谱是否符合营养要求。

张先生一日食谱

餐次	食物名称	原料名称	可食部量/g	市品质量/g	烹调方法
	小米粥	小米	30	30	熬
	花卷	特一粉	110	110	蒸
早餐	卤鸡蛋	鸡蛋	100	（2个）110	煮
	凉拌黄瓜	黄瓜	100	105	拌
		香油	3	3	

（续）

餐次	食物名称	原料名称	可食部量/g	市品质量/g	烹调方法
午餐	米饭	粳米	190	190	蒸
	肉片炒鲜蘑菇油菜	瘦猪肉	60	60	炒
		鲜蘑菇	50	60	
		油菜	100	110	
		植物油	10	10	
	番茄炒豆腐	豆腐	100	100	炒
		番茄	100	105	
		植物油	6	6	
晚餐	馒头	特一粉	140	140	蒸
	红烧草鱼	草鱼	70	120	烧
		植物油	5	5	
	萝卜丝炒虾皮	青萝卜	100	105	炒
		虾皮	10	10	
		植物油	5	5	
	小白菜紫菜汤	紫菜	5	5	炖
		香菜	5	6	
		小白菜	30	33	
		香油	2	2	

解：

①食物结构和数量的评价。首先按类别分别将食谱中的食物归类排序，并列出各种食物的数量，见表6-17，与中国居民膳食宝塔进行比较看食物种类是否齐全，数量是否适当。

表6-17　食谱中食物种类及数量

食物类别	原料质量	合计/g	宝塔推荐/g
谷薯类	小麦粉（特一）250 g、大米190 g、小米30 g	450	325
蔬菜、水果类	黄瓜100 g、油菜100 g、番茄100 g、鲜蘑菇100 g 小白菜30 g、青萝卜100 g	530	400
	水果	0	300
禽畜肉、鱼、蛋类	瘦猪肉60 g	60	50~75
	草鱼70 g、虾皮10 g	80	50~100
	鸡蛋100 g	100	25~50
乳、豆类	豆腐100 g	100	30~50
	牛乳	0	300
纯热量食物	植物油18 g	18	25~30

评价：该食谱五大类食物齐全，但缺乏水果和乳类，蛋类和豆类、谷类超量，油脂不足。

② 计算评价食谱的各营养素含量。根据食物成分表，计算出各种食物所含营养素的量，计算公式：

食物中某营养素含量＝食物量（g)×可食部分比例×100 g 食物中营养素含量/100

以 190 g 大米（粳，标一）所含营养素为例，从《中国食物成分表 2010》查出大米 100 g 食部为 100%，含能量 1 435 kJ，蛋白质 7.7 g，脂肪 0.6 g，糖类 76.8 g，维生素 B₁ 为 0.16 mg，钙 11 mg，铁 1.1 mg，故 190 g 大米可提供：

能量＝190×100%×1 435÷100＝2 726(kJ)

蛋白质＝190×7.7÷100＝14.6(g)

脂肪＝190×0.6÷100＝1.1(g)

糖类＝190×76.8÷100＝146(g)

维生素 B₁＝190×0.16÷100＝0.3(mg)

钙＝190×11÷100＝20.9(mg)

铁＝190×1.1÷100＝2.1(mg)

其他食物计算方法和过程以此类推，计算结果见表 6-18。

表 6-18 张先生一日食物成分情况

原料名称	可食部量/g	热能/kJ	蛋白质/g	脂肪/g	糖类/g	钙/mg	铁/mg	维生素 A/IU	维生素 B₁/mg	维生素 C/mg
小麦粉（标一）	250	3 598	28	3.75	179	77.5	8.75		0.7	
大米（粳，标一）	190	2 726	14.6	1.1	146	20.9	2.1		0.3	
小米	30	449	2.7	0.9	22	12.3	1.5		0.1	
北豆腐	50	205	6.1	2.4	0.8	69	1.3	2.5	0.03	
黄瓜	100	—	0.8	0.2	2.4	24	0.5	15	0.02	9
油菜	100	84	1.8	0.5	2.7	108	1.2	103	0.04	36
番茄	100	77	0.9	0.2	3.5	10	0.4	92	0.03	19
小白菜	30	19	0.45	0.09	0.48	27	0.6	84	0.006	8
青萝卜	100	130	1.3	0.2	6	40	0.8	10	0.04	14
鲜蘑菇	50	176	1.4	0.05	1	3	0.6	1	0.04	1
香菜	5	6	0.09	0.02	0.25	5.05	0.145	9.7	0.002	2.4
鸡蛋（红）	100	655	12.8	11.1	1.3	44	2.3	194	0.13	—
瘦猪肉	60	360	12.2	3.7	0.9	3.6	1.8	26.4	0.32	—
草鱼	70	328	11.6	3.6	—	26.6	0.6	7.7	0.028	—
紫菜	5	42	1.3	—	1.1	13.2	2.7	11	0.01	—
虾皮	10	6	3	0.2	0.25	99.1	0.67	1.9	0.02	—
豆油	26	982	0	26	0	3.4	0.52			
香油	5	189	0	5	0	0.45	0.11			0
盐	6	0	0	0	0	1.3	0.06			0
合计	—	10 032	97.6	58	375	588	23.5	555.7	1.7	90.4
RNI	—	11 340	80	60～90	371～400	800	15	800	1.4	100
占推荐百分比		88%	122%			73%	156%	69%	121%	90.4%

将上述计算结果与中国营养学会制定的《中国居民膳食营养素参考摄入量》中同年龄、同性别人群的水平比较，若食谱提供的营养素含量与参考摄入量比值不超过±10％，则视为合理，食谱也不需要修正。

本例参照成年男性中体力劳动者每日膳食营养素参考摄入量中 RNI 或 AI 值，该食谱提供的能量、脂肪、维生素 B_1、维生素 C 基本符合要求，脂肪、钙、维生素 A 不足，铁含量过高。在烹调食物中，可以增加植物油的用量，以补充脂肪的欠缺，增加乳制品及豆制品的摄入，补充钙的不足，每周通过补充 1～2 次动物内脏来弥补维生素 A 的不足，适当控制含铁丰富的食物。

③ 分析评价能量的来源。根据蛋白质、脂肪、糖类的能量折算系数，分别计算出三种营养素提供的能量及占总能量的比例。计算公式：

产热营养素提供能量占总能量比例＝该营养素质量×该营养素生理系数÷全日总能量

该食谱计算结果见表 6-19。

表 6-19　张先生一日摄入的三大产热营养素占一天总热能的百分比

类别	质量/g	热能/kJ	占总能量/％	推荐供能比/％
蛋白质	95	380	15.7	10～15
脂肪	59	531	22.3	20～30
糖类	375	1 500	62.2	55～65

从表 6-19 中分析，该食谱三者供能比例较为合适。

④ 分析评价蛋白质来源。将来自动物性食物及豆类食物的蛋白质数量累计相加，本例结果为 46 g，食谱中总蛋白质含量为 95 g，可以求得：

动物及豆类蛋白质占总蛋白质比例＝46 g÷95 g＝48.4（％）

优质蛋白质占总蛋白质比例超过 1/3，接近一半，可认为优质蛋白质供应比例适宜。

⑤ 分析评价三餐能量分布。将早餐、午餐、晚餐所有食物提供的能量分别按餐次累计，求出每餐摄入的能量，然后除以全天摄入的总能量，得到每餐提供能量占全天总能量的比例。计算结果见表 6-20。

表 6-20　张先生三餐热能分配比例

餐次	热能/kJ	占总能比/％	推荐适宜比例/％
早餐	674	28	30
午餐	1 032	42	40
晚餐	705	30	30
合计	2 411		

早餐供能略低，午餐略高，晚餐合适。

⑥ 评价烹饪方法。烹饪方法可以调整油、盐、糖的用量，也可以对风味进行调整。应该避免油炸等方法，尽量减少营养的损失。

总的来看，该食谱食物品种较齐全，考虑蛋白质的供应，三餐能量分配基本合理，但存在着部分营养素数量的不足，只要稍作调整就是一个比较合理的营养食谱。

项目七　膳食营养和疾病预防

任务一　营养缺乏病的预防与改善

营养缺乏病指长期严重缺乏一种或多种营养素而造成机体出现各种相应的临床表现或病症，如维生素C缺乏病、缺铁性贫血、眼干燥症、地方性甲状腺肿等。营养缺乏病的病因有原发性和继发性两类：原发性病因指单纯营养素摄入不足，继发性病因是指由于其他疾病而引起的营养素不足。

营养缺乏病的发生与社会经济、文化教育、饮食习惯、地域风俗、宗教信仰、食品生产供应状况、食品加工、贮运烹调、销售以及营养知识等都有密切关系。营养缺乏病的预防要从营养素之间的相互关系综合考虑，在现有条件下充分利用各种食物来预防营养素的缺乏。

一、蛋白质—能量营养缺乏病

蛋白质—能量营养不良，是因食物供应不足或因某些疾病等因素而引起的一种营养缺乏病。主要患者是5岁以下的儿童。

（一）病因

由于社会的、自然的、生理的、病理的原因使能量和蛋白质摄入不足时，都可能发生蛋白质-能量营养不良。常见的原因有：食物摄入不足，如食物缺乏、长期低蛋白质、低能量膳食；需要量增加，如妊娠、生长发育；消耗增加，如肿瘤、肺结核；其他疾病，如胃肠道疾病等。

（二）临床表现

蛋白质—能量营养不良在临床上一般可分为干瘦型、水肿型和混合型。

1. 干瘦型　由于能量严重不足所致，干瘦为其特征。儿童明显矮小，皮下脂肪消失，皮下脂肪消减的顺序为腹部、胸部、背部、上肢、下肢、臀部、额部、颈部，最后是面颊部，当面部脂肪层消失后，颧骨突出，颏部变长，皮肤干燥松弛，头发纤细松稀，貌似"小老头"。成人突出表现为消瘦无力，常并发因维生素A缺乏而导致的干眼症。脱水、酸中毒及电解质紊乱常为死亡原因。根据与同年龄正常体重比较不足的程度，临床上将能量营养不足分为三级。

轻度：体重为同龄、同性别正常体重的75%～90%；

中度：体重为同龄、同性别正常体重的60%～74%；

重度：体重为同龄、同性别正常体重的59%以下。

2. 水肿型　严重蛋白质缺乏所致，周身水肿为其特征。儿童多见于4～5个月时，病儿身高可正常，体脂未减少，肌肉松弛，腮似满月，身体低垂部位水肿，皮肤明亮，其他部位皮肤干燥萎缩，角化脱屑，毛发枯燥。病儿生长迟缓，虚弱无力，表情冷漠，情绪烦躁。体重是其标准体重的60%～80%，可见全身浮肿，且伴有腹泻及突发感染。常伴有维生素A和B族维生素缺乏症状。支气管炎合并肺水肿、败血症、胃肠炎及电解质紊乱等常为死因。

成人严重蛋白质缺乏时可表现出明显的水肿症状。

3. 混合型 临床表现介于上述两型之间。病人生长迟滞、体重低于标准体重的 60％，有水肿。临床表现主要是皮下脂肪消失、肌肉萎缩、急躁不安或表情淡漠、明显饥饿感或食欲不振，常伴有腹泻、腹壁变薄、腹部凹陷呈舟状、肝脾肿大，易合并感染和维生素缺乏等。

（三）预防

1. 合理膳食 膳食提供充足的能量和蛋白质是基本的预防措施。应充分利用各种食物资源，通过合理搭配，补足每天的能量和蛋白质需要，并注意充分发挥食物蛋白质的互补作用，全面改善营养。

婴儿尽可能给予母乳喂养，断乳时间不要过早；采用含蛋白质丰富的断乳食品，及时添加辅食；改进饮食卫生、个人卫生和家庭卫生，控制儿童的腹泻和感染；进行有计划的营养调查和监测，及时采取卫生保健措施。

2. 推广生长发育监测图的应用 定期测量婴幼儿体重并将体重值在生长发育监测图上标出，二次结果连接成线；如果发现体重增长缓慢、不增或下跌者应寻找原因，予以及时纠正。

3. 合理安排生活制度 适当安排户外活动，坚持锻炼身体以增进食欲，提高消化能力。

4. 减少感染，早期诊断和治疗 营养不良和感染互为因果，营养不良幼儿很容易感染疾病，而感染的儿童又很容易患营养不良。有营养不良的儿童，要注意防止呼吸道和消化道感染，并尽早进行诊断，尽早治疗；患腹泻的儿童应及时喂食适合腹泻儿童的食品，以预防营养不良的发生。

二、维生素缺乏病

（一）维生素 A 缺乏病

维生素 A 缺乏可由于膳食中维生素 A 及其前体的摄入不足引起，也可因某些因素干扰了维生素 A 的吸收、运输以及在肝中的贮存所致。由于维生素 A 是由一种在肝中合成的特殊蛋白质运转的，所以蛋白质营养不良和肝疾病均可促使维生素 A 的缺乏。

1. 临床表现 维生素 A 缺乏病在临床上主要表现为夜盲，严重者可发生干眼病、角膜软化乃至失明。维生素 A 作用于人体的视觉感受器，缺乏时人便很难适应由明到暗的光线变化，在暗环境中视物能力极差甚至消失，这种暗适应能力差的表现临床称为夜盲症。夜盲是维生素 A 缺乏的初始症状，也是经治疗最容易恢复的症状。

除夜盲外，还有干眼病的表现，由于角膜内在改变加之泪管阻塞引起泪液缺乏，造成角膜干燥、皱褶、失去透明性；眨眼运动失去正常的反应。症状严重时结膜增厚变粗，形同皮肤；角膜上皮剥落，形成溃疡乃至穿孔，造成失明。

维生素 A 缺乏的另一临床表现为皮肤的变化，主要表现为毛囊角化与皮肤干燥，两者可以单独发生或同时并存。毛囊角化时皮肤形似"鸡皮"，首先发生于上臂与大腿外侧，这是皮脂腺分泌减少的结果，此外还伴有呼吸系统感染、生长发育缓慢、骨骼发育停止、生殖机能退化等症状。

2. 预防

（1）摄入含维生素 A 及胡萝卜素丰富的食物，如动物性食品（肝、鱼类、蛋类、肉类、禽类、乳类及其制品等），深绿色蔬菜，胡萝卜，番茄，红薯等食物，养成不偏食、不挑食的良好饮食习惯。

（2）监测易感人群的维生素 A 营养状况，包括对婴幼儿、儿童、孕妇、乳母等易感人群进行暗适应能力、眼部症状、血清视黄醇含量等方面的监测，及时发现亚临床的缺乏者，及时给予纠正。

（3）对易患人群进行干预，近来研究表明，在维生素 A 缺乏地区，每年或半年 1 次口服 30 万国际单位视黄醇油滴，可以起到预防作用。

（4）选用膳食补充剂和维生素 A 强化食品，有条件的地方可选用维生素 A 强化食品，必要时适当选用膳食补充剂，以提高维生素 A 的摄入量。

（二）维生素 B_1 缺乏病

维生素 B_1 缺乏病临床上以消化系统、神经系统及心血管系统方面的症状为主。在我国南方此病的发病率较高，主要是由于这些地区以精米为主食，且气候炎热潮湿，汗液中丢失的维生素 B_1 较多。另外，由于过量饮酒造成维生素 B_1 的亚临床缺乏者为数亦不少，应引起广泛的关注。

1. 缺乏原因 常见的维生素 B_1 缺乏的原因主要有以下几个方面。

（1）摄入不足。米麦类加工过于精细；米或蔬菜淘洗过多，浸泡过久；食物加碱烧煮等，均可使维生素 B_1 大量损失。偏食、某些胃肠道疾病，也可造成维生素 B_1 摄入不足。

（2）吸收利用障碍。①疾病和药物影响。胃肠道疾病或经常服用泻药可使维生素 B_1 吸收不良，肝、肾疾病影响焦磷酸硫胺素（TPP）的合成，可造成维生素 B_1 的利用障碍。②抗硫胺素因子。有些食物含有抗硫胺素因子，可使硫胺素结构改变而降低其生物活性，影响维生素 B_1 的利用。比如鱼类、贝类等海产品中含有抗硫胺素因子，大量生食鱼肉、贝类，有发生维生素 B_1 缺乏的可能。③慢性乙醇中毒。酗酒是导致维生素 B_1 缺乏的常见原因。乙醇可使维生素 B_1 摄入减少并妨碍小肠对其吸引，并使肝中硫胺素向焦磷酸硫胺素的转化减少，从而使维生素 B_1 的利用率降低。

（3）需要量增加或消耗过多。长期发热、消耗性疾病、甲状腺功能亢进以及高温作业、重体力劳动、妊娠哺乳等均可使维生素 B_1 需要量增多；糖尿病、尿崩症以及使用利尿剂，也可使维生素 B_1 从尿中排出量增多。

2. 发病表现 维生素 B_1 缺乏病的危害可因发病年龄及受累系统不同而异。

（1）亚临床型。可见于维生素 B_1 摄入量持续 3 个月以上不能满足机体需要的患者，可出现疲乏无力、烦躁不安、易激动、头痛、恶心呕吐、食欲减退、胃肠功能紊乱、下肢倦怠、酸痛等症状。随病情发展出现神经或心血管或二者兼有的症状。

（2）神经型。以多发性神经炎症为主，也称干性脚气病。周围神经系统主要累积肢体远端，下肢发病较上肢早，呈上升性、对称性，感觉异常先于运动障碍。病情加重时，患者烦躁不安、声音嘶哑，继而神情淡漠、反应迟钝、嗜睡，严重时发生昏迷惊厥。

脑型脚气病综合征为维生素 B_1 缺乏累及中枢神经系统的表现，较为罕见，多见于酗酒的病人，一般按以下顺序发展：呕吐，水平性或垂直性眼球震颤，下肢共济失调，步态蹒跚，进行性精神衰退以致精神异常，最后可发展至昏迷及死亡。

（3）心血管型。维生素 B_1 缺乏病引起的心功能不全，以右心为主的左右心室衰竭，常见症状为水肿，有时即使心功能正常亦可有水肿出现。亦可见以心肌病变为主要表现的急性暴发，称脚气冲心，表现为起病急骤，病人呼吸困难、烦躁不安、心率加快、心脏扩大、静脉压增高、肝肿大、肢端发绀呈袜套或手套样，可因心功能衰竭而死亡，多见于婴幼儿。

（4）婴儿脚气病。多发生于出生数月的婴儿。病情急、发病突然，患儿初期有食欲不振、呕吐、兴奋、腹痛、便秘、水肿、心跳快、呼吸急促及困难；继而喉头水肿，形成独特的喉鸣；晚期可发生发绀、心力衰竭、肺充血及肝淤血，严重时出现脑充血、脑高压、强直性痉挛、昏迷直至死亡。症状开始至死亡 1～2 d，治疗及时者可迅速好转。

3. 预防

（1）改良谷类加工方法，调整饮食结构。纠正过于追求食物精细的消费倾向，防止谷物加工过细导致硫胺素的大量损耗；纠正不合理的烹调方法，以减少维生素 B_1 的损失；改变饮食习惯，经常食用一些杂粮、杂豆，用新鲜食物代替腌制食物等，少吃有抗硫胺素因子的生鱼、贝类，避免对维生素 B_1 的破坏。瘦肉及内脏维生素 B_1 含量较为丰富，豆类、种子或坚果类等食物也是硫胺素的良好来源，应多选择食用，以增加维生素 B_1 的摄入。

（2）进行营养状况监测，广泛开展健康教育活动。开始对婴幼儿、儿童、孕妇、乳母等易感人群的监测，及时发现亚临床的缺乏者，给予纠正。生长期青少年、妊娠期妇女、哺乳期妇女、重体力劳动者、高温环境下生活及工作者或患慢性腹泻、消耗性疾病时，应注意增加维生素 B_1 的摄入量。加强营养知识的普及和教育，使居民了解食物的选择与调配。酗酒者需戒酒并适时补充维生素 B_1。

（3）食品强化。将维生素 B_1 强化到米面制品、乳品、糕点、啤酒等食物中，提高食物中维生素 B_1 的含量，满足人体每日的需要。

（三）维生素 B_2 缺乏病

由于长期维生素 B_2 摄入不足而引起的外生殖器、舌唇、口角等部位的上皮组织病变，称维生素 B_2 缺乏病。由于我国居民饮食组成的特点，该缺乏病在我国是一种常见的营养缺乏病。冬季的发病率比其他季节高。

1. 缺乏原因　人体内维生素 B_2 贮存很少，食物摄取过多时，即随粪便、尿排出体外。单纯的维生素 B_2 缺乏很少见，通常是多种营养素联合缺乏。维生素 B_2 缺乏也可影响其他营养素的摄取和利用。

（1）摄入不足。摄入不足是维生素 B_2 缺乏的主要原因，包括食物摄入不足。由于维生素 B_2 主要存在于动物性食物当中，如乳类、蛋类、肉类、动物肝等，如果动物性食物摄入受限，易发生维生素 B_2 缺乏。淘米过度、蔬菜先切后洗、切后浸泡等不合理的烹调方式，也会增加维生素 B_2 的破坏。

（2）吸收障碍。消化道吸收功能障碍、嗜酒、药物影响和结核、风湿、恶性肿瘤等慢性消耗性疾病等都会影响维生素 B_2 的吸收、贮存，并使破坏增加，导致维生素 B_2 供应不足。

（3）需要量增加或消耗过多。妊娠、哺乳、青少年生长、体力劳动、精神紧张等情况，机体维生素 B_2 需要量增加；甲状腺机能亢进、长期低热等疾病，可使维生素 B_2 消耗增多，导致维生素 B_2 缺乏。

2. 临床表现　在体内耗竭的时间为 $60～180$ d，膳食中供应不足，$2～3$ 个月后即可出现缺乏症状。早期症状可包括：虚弱、疲倦、口痛和触痛、眼部发烧、眼痒，可能还有性格方面的变化。进一步发展可出现唇炎、口角炎、舌炎、鼻及脸部的脂溢性皮炎，男性有阴囊炎，女性偶见阴唇炎，故有口腔—生殖系综合征的说法。另外，还可出现角膜血管增生、贫血和脑功能失调。

3. 预防

(1) 多食富含维生素 B_2 的食物。这是预防维生素 B_2 缺乏的根本途径。良好的食物来源主要是动物肝、肾、心、蛋黄、乳类。在发展中国家，植物性食物是膳食维生素 B_2 的主要来源。豆类的维生素 B_2 含量也很丰富；绿叶蔬菜中维生素 B_2 含量比根茎类和瓜茄类高；天然谷类食物的维生素 B_2 含量比较低，但强化维生素 B_2 后可使其含量增加。

(2) 开展营养宣传教育活动。应加强集体食堂工作人员的营养知识教育，使其合理调配膳食，改进烹调方法，减少烹调过程中维生素的损失，以预防维生素 B_2 及其他营养素的缺乏。

(3) 营养干预。对于经济不发达的农村应以多种途径进行营养干预，孕妇、乳母及学龄前儿童应及时给予重点关注，适当增加动物性食品或给予维生素 B_2 强化食品，以提高维生素 B_2 及其他营养素的摄入量，降低维生素 B_2 缺乏和贫血的发生率。

(4) 合理烹调、贮存。维生素 B_2 在热环境中稳定，但被紫外线照射易破坏。因此，牛乳、酸乳的贮藏应注意避光；维生素 B_2 强化食品也应注意避免光照，以减少维生素 B_2 的分解。

（四）叶酸缺乏症

叶酸缺乏最常见的危害是引发巨幼红细胞性贫血，孕妇叶酸缺乏还能造成严重的胎儿发育不良，甚至畸形。

1. 缺乏原因 叶酸缺乏的原因很多，大致可分为：摄入不足，消化、吸收、利用障碍，需要量增高及排出过多。

因摄入不足引起的叶酸缺乏是人类最常见的维生素缺乏症，大多发生在较贫困的人群。需要量增高如妊娠、哺乳、婴儿和青春期等都是容易发生叶酸缺乏的高危人群。各种原因的贫血、恶性肿瘤、寄生虫感染、传染病等也可增加叶酸的需要量。

2. 临床表现 成人膳食缺乏叶酸 5 个月，可出现巨幼红细胞性贫血，这种贫血是用铁剂不能治愈的。此外，叶酸缺乏人群还常有衰弱、苍白、精神萎靡、健忘、失眠、舌炎、胃肠不适及口炎性腹泻等症状。中老年人长期缺乏叶酸可因厌食和营养不良而引起智力退化性综合征。婴幼儿缺乏叶酸 8 周就可出现一系列症状，如巨幼红细胞性贫血、发育缓慢、精神萎靡、舌炎、胃肠不适、生长不良等。

怀孕期间叶酸缺乏，不但引起孕妇红细胞性贫血，还会导致妊娠中毒、早产、新生儿出血、低出生体重等；胚胎会发育缓慢、智力低下和胎儿畸形，如神经管畸形、兔唇等。流行病学研究发现，叶酸缺乏可发生血中同型半胱氨酸浓度增高，引起动脉硬化的风险加大。

3. 预防

(1) 选择富含叶酸的食物。叶酸在动物肝、肾中含量丰富，蛋、鱼、坚果、橙、橘、绿叶蔬菜等含叶酸也较高。因此，只要做到食物多样、平衡膳食，即能预防叶酸缺乏症的发生。

(2) 进行重点人群监测，加强营养教育活动。妊娠妇女为叶酸缺乏的重点监测人群，应加强营养宣传，普及叶酸缺乏危害的知识。许多妇女常常不知道自己已经怀孕而忽略叶酸的补充，因此注意叶酸的补充应作为新婚学习的重要内容，从孕前期开始就注意补充叶酸。

(3) 食品强化，补充营养增补剂。营养专家建议孕前期妇女应多摄入富含叶酸的食物，如肝、肾、蛋、花生等食物，或每日补充叶酸 $400\mu g$。特别是曾经生育过神经管畸形儿的母亲，除食物补充外，孕期应补充叶酸 $400\mu g/d$ 或食用叶酸强化食物。

（五）维生素 C 缺乏病

长期维生素 C 缺乏引起的营养缺乏病，称坏血病。临床上典型的表现为牙龈肿胀、出血、皮肤淤点、淤斑，以及全身广泛出血。早在 16 世纪前后，已观察到这种缺乏病的流行。目前，大规模的维生素 C 缺乏病已少见，但在婴幼儿和老年人中仍有发生。成年中坏血病较少见，但限制饮食或长期不吃果蔬者，易患维生素 C 缺乏病。

1. 缺乏原因

（1）摄入不足。食物中缺乏新鲜蔬菜、水果，或在食物加工过程中处理不当使维生素 C 破坏；乳母膳食长期缺乏维生素 C，以及牛乳或单纯谷类食物长期人工喂养而未添加含维生素 C 辅食的婴儿，也容易发生维生素 C 缺乏。

（2）需要量增加。新陈代谢率增高时、生长发育较快的婴儿和早产儿、感染及慢性消耗性疾病、严重创伤等使维生素 C 需要量增加。

（3）吸收障碍。慢性消化功能紊乱等可使吸收减少。

（4）药物影响。某些药物对维生素 C 的代谢有一定的影响，如雌激素、肾上腺皮质激素、四环素、降钙素、阿司匹林等可影响机体维生素 C 的代谢，从而导致维生素 C 缺乏。

2. 临床表现　维生素 C 缺乏造成的典型表现如下：

（1）一般症状。起病缓慢，维生素 C 缺乏需 3～4 个月方可出现症状。早期无特异性症状，病人常有面色苍白、倦怠无力、食欲减退、抑郁等表现。儿童表现易激怒、体重不增，可伴低热、呕吐、腹泻等症状。

（2）出血症状。皮肤淤点为其较突出的表现，随着病情的进展，病人可有毛囊周围角化和出血，齿龈常肿胀出血，亦可有鼻衄并可见眼眶骨膜下出血引起眼球突出。偶见消化道出血、血尿、关节腔内出血，甚至颅内出血。病人可因颅内出血突然发生抽搐、休克，以致死亡。

（3）牙龈炎。常见牙龈出血、松肿，稍微加压既有出血，并有溃疡和继发感染。重者溃疡发展迅速，牙槽骨坏死而牙齿脱落。慢性者可出现牙龈萎缩、牙根浮露，牙齿松动、脱落。

（4）骨骼症状。长骨骨膜下出血或骨干骺端脱位，可引起患肢疼痛，导致假性瘫痪。婴儿的早期症状之一是四肢疼痛呈蛙状体位，对其四肢的任何移动都会使其疼痛以致哭闹。少数患儿在肋骨、软骨交界处因骨干骺半脱位可隆起，排列如串珠，称坏血病串珠。与佝偻病肋骨串珠不同，坏血病串珠部位可出现尖锐突起，内侧可扪及凹陷。

（5）其他症状。病人可因水潴留而出现水肿，亦可有黄疸、发热等表现。有些病人泪腺、唾液腺、汗腺等分泌功能减退甚至丧失，而出现与干燥综合征相似的症状。由于胶原合成障碍，伤口愈合不良。免疫功能受损，容易发生感染。

3. 预防

（1）膳食中保障摄入富含维生素 C 的食物。应注意摄入富含维生素 C 的新鲜水果和蔬菜，如辣椒、韭菜、油菜、柑橘、猕猴桃等。维生素 C 在自然环境中也会自动氧化，含量下降。如新鲜的马铃薯维生素 C 含量丰富，当贮存 4 个月时，仅剩下 1/2 的量；新鲜菠菜贮存 2 天后，仅剩 1/3 的量。

（2）合理烹调加工。维生素 C 具有易溶于水，对氧敏感，对碱和热不稳定，酸能提高保存率，与金属接触时易被破坏而失去活性等特点。菜肴应先洗后切、急火快炒、热水下锅、避免放碱、适当放醋，减少在金属容器内存放，能生吃的尽量生吃。

（3）形成良好的饮食习惯。养成每日食用新鲜的蔬菜、水果，或喝果蔬汁的饮食习惯。提倡母乳喂养，孕妇及乳母应多食富含维生素 C 的食物；人工喂养婴儿需及早添加含维生素 C 丰富的食物。婴幼儿和老年人是维生素 C 缺乏的易发人群，应定期检测其维生素 C 营养状况，必要时进行营养干预。

（4）创造条件补充膳食中维生素 C 的不足。条件受限时可采取自行生豆芽或选择野生植物的方法预防维生素 C 缺乏，可选用的野生植物有灰菜、苜蓿、蒲公英叶、龙芽菜、野苋菜、柿子树叶、小枇杷叶、松针叶等。

（六）维生素 D 缺乏病

维生素 D 是人类生命所必需的营养素，是钙平衡的最重要生物调节因子之一。维生素 D 缺乏病根据年龄不同有不同的临床表现。婴幼儿时期维生素 D 缺乏可导致佝偻病的发生，成人阶段的维生素 D 缺乏可形成骨软化症。

1. 缺乏原因　维生素 D 及钙、磷的原发性缺乏和代谢异常可导致维生素 D 缺乏。引起维生素 D 缺乏的常见原因是：①阳光照射不足。②维生素 D 及钙、磷摄入不足。③维生素 D 及钙、磷的肠道吸收障碍。④其他原因，如肝、肾疾病时可直接影响维生素 D 的正常合成代谢。

2. 临床表现　维生素 D 缺乏的危害主要是造成钙、磷吸收和利用障碍，从而引发佝偻病或软骨病。

（1）佝偻病。多发生于婴幼儿，主要表现为神经精神症状和骨骼的变化。神经精神症状，表现为多汗、夜惊、易激惹等，特别是入睡后头部多汗，由于汗液刺激，患儿经常摇头擦枕，形成枕秃或环形脱发。骨骼的变化与年龄、生长速率及维生素 D 缺乏的程度等因素有关。可出现颅骨软化、肋骨串珠、胸廓畸形（1 岁以内的患儿形成赫氏沟，2 岁以上患儿可见有鸡胸、漏斗胸）、四肢及脊柱上下肢因承重而弯曲变形等病症。其他表现，发育不良、神情呆滞、呼吸运动受限制，容易继发肺部感染和消化系统功能障碍。

（2）骨软化病。发生于成年人，多见于妊娠多产的妇女及体弱多病的老人。最常见的症状是骨痛、肌无力和骨压痛。患者步态特殊，被称为"鸭步"（或"企鹅"步态）。

3. 预防　对佝偻病的预防要贯彻"系统管理，综合防治，因地制宜，早防早治"的原则，从围产期开始，以 1 岁内小儿为重点对象，并应系统管理到 3 岁。从孕妇妊娠后期（7～9 个月）开始，胎儿对维生素 D 和钙、磷需要量不断增加，需鼓励孕妇晒太阳，食用富含维生素 D 和钙、磷及蛋白质的食品，有低钙血症和骨软化症的孕妇应积极治疗。对冬春妊娠或体弱多病的孕妇，可于妊娠 7～9 个月给予维生素 D 制剂，同时服用钙剂。

新生儿应提倡母乳喂养，尽早开始晒太阳。尤其对早产儿、双胎、人工喂养儿及冬季出生小儿，可于生后 1～2 周开始给予维生素 D 制剂强化。有钙抽搐史或以淀粉为主食者，补给适量钙。除提倡母乳外，有条件地区，人工喂养者可用维生素 AD 强化牛乳喂哺。

三、矿物质缺乏病

（一）铁缺乏病

循环血液中血红蛋白量低于正常时称之为贫血。由于体内铁的缺乏而影响正常血红蛋白的合成所引起的缺铁性贫血为最常见，可发生于各年龄组，尤其多见于婴幼儿及生育年龄的妇女。铁缺乏是全球性营养问题之一。

1. 缺乏原因 包括：膳食供应量不足，膳食中铁的供给量过低，达不到机体需求标准；膳食铁利用障碍；铁消耗增加，长期因各种疾病引起的慢性失血使体内总铁量显著减少，导致贫血。需要量增加，婴幼儿生长的速度和血容量增加很快，在 4～6 个月后，体内贮存的铁已消耗殆尽，如果继续仅以含铁较少的人乳或牛乳喂养，可导致缺铁性贫血。妊娠及哺乳期妇女、伤病员在恢复期铁需要量增加。

2. 临床表现 临床表现与贫血程度有关。一般发病缓慢，病人多不能确定发病日期。一般表现为烦躁、易怒，注意力不集中，体力不支，头晕、心悸、气短。此外，有食欲减退、消化不良、腹胀、腹泻等消化系统症状。贫血严重时，可出现下列特殊症状和体征。

（1）黏膜组织变化引起的症状。常见的有口腔炎、舌炎、口角裂、浅表性胃炎、萎缩性胃炎及胃酸缺乏症。

（2）皮肤和指甲变化。可出现皮肤干燥、发皱和萎缩；毛发干燥和脱落；指甲扁平，不光整、脆薄易裂，甚至有反甲等。

（3）部分病例可有轻度脾肿大。有的妇女月经过多，经常容易疲劳、脱发、舌刺痛等。

3. 预防

（1）健康教育。通过健康教育，指导人们科学、合理的膳食是最有效、最经济的预防措施。

（2）铁强化食品。近年来有不少国家在高危人群中采用铁强化食品（主要是谷类食品）来预防缺铁的发生。我国试行的铁强化酱油、铁强化面粉等，都获得了一定的效果。

（3）铁补充。对高危人群，如婴幼儿、早产儿、孪生儿、妊娠妇女、胃切除者及反复献血者，可使用口服铁剂预防铁缺乏。

（4）提高食物铁的利用率。尽量摄入参与红细胞生成的营养素，如维生素 A、维生素 B_2、叶酸、维生素 B_{12} 等以增加铁的生物利用率。

（5）合理搭配食物。摄入富含铁的食物，主要有动物血、肝、鸡肫、牛肾、大豆、黑木耳、芝麻酱、瘦肉、红糖、蛋黄、猪肾、羊肾、干果等。同时，避免同时摄入能干扰铁吸收的食物（如菠菜等）。

（二）锌缺乏病

锌缺乏病在人群中普遍存在，特别是在发展中国家更为严重，其中尤以经济状况较差的人群发生率高。婴儿、儿童、孕妇和育龄妇女是锌缺乏的高发病人群。

1. 缺乏原因

（1）摄入不足。锌主要分布在动物性食品中，因经济条件所限或由于个体嗜好及食欲状态等原因，致使动物性食品摄入不足者，可使锌摄入明显减少。某些疾病可降低机体消化、代谢功能，造成锌的不足，而锌缺乏则反过来影响食欲，形成恶性循环。

（2）吸收不良。食物中的植酸盐和纤维素过多，可阻碍锌的吸收。具有共同化学特性的二价金属，如铜、钴、铁、锰等，在吸收上可与锌互相拮抗竞争，干扰锌的吸收。肠道吸收不良综合征、脂肪痢、胰腺纤维囊性化也可造成锌吸收不良。酒精有抑制或延缓锌吸收的作用，故酒精性肝硬化病人血锌过低。此外，口服四环素、青霉胺等药物，可与锌形成不溶性复合物，降低锌的吸收率及生物活性。

（3）丢失增加。严重的钩虫病及血吸虫病、节段性回肠炎、蛋白丢失性肠病等可使锌从肠道中排出增多。创伤、严重骨折和手术等多种损伤、糖尿病、饥饿、蛋白丢失患者，可使锌从尿中排出增多。异常大量出汗，如炎夏、剧烈运动时，盗汗者，锌可从皮肤丢失。

（4）需要量增加。妊娠、哺乳期以及外科手术、创伤后恢复期，对锌的需要也会增加。

2. 临床表现　缺锌的临床表现比较复杂，其主要表现如下。

（1）生长障碍。人群及动物实验发现，锌缺乏时，儿童生长停滞，动物体重不能正常增长。禽类可引起骨骼生长异常，如长骨变短，下肢骨发育不良和脊柱弯曲等。

（2）性发育障碍及性功能低下。缺锌时，男性第二性征及女性的生殖器官各期的发育延缓，并有性机能减退现象。

（3）味觉及嗅觉障碍。慢性缺锌者可出现味觉和嗅觉迟钝或异常，由此可引起食欲不振和异食癖。异食癖表现为嗜酸癖等。

（4）伤口愈合不良。缺锌时，伤口愈合减慢，补锌后加快恢复。锌在伤口愈合中的作用是促进成纤维细胞和上皮细胞增生以及胶原合成，从而影响瘢痕的紧张度。

（5）胎儿生长障碍与畸形。人类流行病学调查发现，胎儿无脑畸形与孕母缺锌可能有关。如孕妇血锌浓度低者，易多生早产儿或畸形儿及分娩异常。

（6）神经精神障碍。动物实验与人群调查发现，急性缺锌可使动物表现为行为异常及学习能力不足。人可出现嗜睡、欣快感或幻觉，有些可出现肢体共济失调，其原因可能是缺锌引起脑内儿茶酚胺过高所致。

（7）免疫功能减退。常见于急性缺锌。动物表现为胸腺质量减轻、T 细胞功能不足等。人表现为迟发性超敏反应减弱，淋巴细胞转化率降低。

3. 预防　锌缺乏的预防应针对缺乏的原因采取措施。对于原发性锌缺乏的预防，主要是从调整膳食入手，选择适宜的食物，就可以完全预防原发性锌缺乏的发生。主要措施包括：增加动物性食物的摄入量，特别是红肉、动物内脏类食物，贝类食物等。对高危人群采取干预措施，给予锌补充或者锌强化食物。计划怀孕的妇女，应注意自己膳食锌的摄入情况，在怀孕的早期或怀孕前就开始保证每日有推荐量水平的锌摄入。

对于继发于其他疾病的锌缺乏病，应结合原发疾病的治疗，及时补充锌。

（三）钙缺乏病

钙缺乏主要影响骨骼的发育和结构，临床表现为婴儿的手足抽搐症和成年人的骨质疏松症。

1. 缺乏原因　婴儿缺钙主要是因为其母亲在怀孕期间钙摄入不足，母乳中的钙含量过少；幼儿、学龄儿童、青少年缺钙主要是因为饮食搭配不合理，含钙食品摄入过少。

吸收减少主要原因有维生素 D 合成障碍导致的肠道钙吸收障碍；另外，受疾病的影响，如腹泻、肝炎、胃炎、频繁呕吐等，致使钙吸收不良或钙大量流失。

成人骨质疏松症常见于中年以后，女性比男性多见，主要原因是中老年以后雌性激素分泌减少；随着年龄的增长，钙调节激素的分泌失调致使骨代谢紊乱。

老年人由于牙齿脱落及消化功能降低，致使蛋白质、钙、磷、维生素及微量元素摄入不足；运动减少也是老年人易患骨质疏松症的主要原因。

2. 临床表现

（1）婴儿手足抽搐症。多见于 1 岁以内的婴儿，抽搐常突然发生，轻时仅有惊跳或面部肌肉抽动,意识存在;重时四肢抽动,两眼上翻,口发青,知觉暂时丧失。每次发作可为数秒、数分钟或更长。每天可发作数次至数十次。严重时可引起喉头肌肉痉挛,出现喉鸣音,以致呼吸困难、窒息等,如抢救不及时就会发生生命危险。

(2) 成人骨质疏松症。成人骨质疏松症表现为,骨脆性增大,脊柱易受压、变形,发生压迫性骨折及疼痛,轻微外伤即可引起骨折,常见于股骨颈部、腕部及肱骨上端。

3. 预防 合理安排膳食,适当摄入含钙和维生素 D 丰富的食物,如乳和乳制品、麸皮、豆类、绿色蔬菜等,并适当进行户外活动,以接受日晒。影响钙吸收的因素很多,维生素 D、适量的蛋白质、低磷膳食及体育锻炼均有利于钙的吸收;而食物中的植酸,如菠菜、竹笋、蕨菜中的草酸、膳食纤维等,则不利于钙的吸收。

(四) 碘缺乏病

碘参与甲状腺素的合成。甲状腺素的主要功能是促进物质代谢和生长发育。

1. 缺乏原因 常为地区性流行,主要原因是环境、土壤和食物缺碘造成的,如高钙、高氟、缺硒、长期服用锂剂等。

2. 临床表现

(1) 地方性甲状腺肿。一般无全身症状,基础代谢率正常。甲状腺肿大,能随吞咽上下移动。较大的单纯性甲状腺肿可压迫邻近器官而产生症状。结节性甲状腺肿可继发甲状腺功能亢进,也可发生恶变。

(2) 地方性克汀病。多出现在严重的地方性甲状腺肿流行区,是胚胎时期和出生后早期碘缺乏与甲状腺功能低下所造成的中枢神经系统发育分化障碍结果。

智力障碍、生长发育迟滞严重(侏儒)、性发育落后为主要特点。其他表现可见聋哑、斜视、运动功能障碍等。

3. 预防 该病以预防为主。应由政府大力推行碘化食盐消灭地方性甲状腺肿、孕妇妊娠末 3～4 个月可加服碘化钾(1% 溶液,每日 10～12 滴),或肌注碘油 1 次 2 mL。多吃含碘食物,如海藻、海带等海产品。全国各地已普遍进行了单纯性甲状腺肿的普查和防治工作,特别是推广碘盐以后,地方性克汀病亦随之消失,单纯性甲状腺肿发病率已大大降低。

(五) 硒缺乏病

1. 发病原因 居民的硒摄入主要靠当地水源及食物的富集,当生活居住地环境中硒元素的本底值很低时会引起地方性硒缺乏,造成人体硒摄入量不足。因而,饮食中低硒水平是硒缺乏的主要原因。

2. 临床表现 硒缺乏的主要危害是引起克山病,根据患者发病缓急、病程长短及心肌代偿情况分为四型。

(1) 急性型。发病急骤,由于心肌病变比较广泛、严重,心肌收缩力明显减弱,心排血量在短时间内大幅度减少,重者出现心源性休克。由于供血不足,患者常有头昏、恶心、呕吐等症状。

(2) 亚急性型。病情进展稍缓,心肌受损不如急性型那样严重,但心肌收缩力明显减弱。临床上出现明显的心力衰竭,特别是急性左心衰竭,有咳嗽、呼吸困难、满肺水泡音等征象。经 1～4 周后,可发生全心衰竭,出现颈静脉怒张、肝肿大及全身水肿等。

(3) 慢性型。亦称痨型,病情发展缓慢,多由潜在型逐渐发展而成,少数由急性型或亚急性型转化而来。心脏代偿性肥大，使心脏扩张明显，临床上主要表现为慢性心功能不全。

（4）潜在型。心脏受损较轻或因代偿功能较好，临床上多无明显的自觉症状。

3. 预防　补硒预防克山病的方法已证实有效。但由于克山病的发病因素尚未完全弄清，因此比较妥当的预防办法是：在开展综合措施的前提下，重点进行补硒的预防。

（1）综合预防措施。大力开展卫生运动，改善环境卫生及个人卫生。消除诱因、防烟、防暑、防寒，避免激动、过度疲劳及暴饮暴食，建立健康防治网，保证补充硒计划落实到每一个人。要能早期发现并及时治疗病人。

（2）补硒预防。低硒是克山病流行的必要因素。因此，补充硒后，即使病区仍有其他致病因素存在，也不致引起克山病的流行。补充硒的方法如下：①口服亚硒酸钠片或其他硒制剂，补硒量为 $50\sim100\ \mu g/d$。②食物预防，选择硒盐及富硒食物。口服硒盐（含亚硒酸钠 $10\sim15\ mg/kg$）；提高农作物硒的含量，用亚硒酸钠溶液喷于作物叶面；病区中多选择相对富硒食物，我国农村膳食中硒的主要来源是主食，故选择当地的相对高硒品种进行推广，在防病上具有一定的意义。动物食品，如猪肾、蛋类、禽肉，水产品如小虾、鳝、鳅等，以及海产动物食品含硒量较高，应多摄取。

【拓展材料】

都是维生素 C 过量惹的祸

维生素 C 抗感染、抗过敏的功效是众所周知的，成人维生素 C 推荐服用量为 $100\sim500\ mg/d$（包括日常食物摄取和营养补充剂），但也不能过量长期服用，否则会导致严重的后果。参阅国内外多种资料，现概述如下：

●美国加州大学报告，凡想增加对感冒抵抗力而长期服维生素 C 的人，其体内维生素 C 的含量反而减少。这是由于大剂量服用改变了体内维生素 C 的调节机制，加速了维生素 C 的分解和排泄，一旦停用，可招致停药反应，出现早期坏血病症状，如齿龈肿胀、出血，牙齿松动等。

●生长期儿童服用大剂量维生素 C，可使其日后易患骨病。

●已有试验表明，每日口服维生素 C 4 g，一周后，有可能发生尿路草酸钙结石和肾结石。

●大剂量维生素 C 可对抗肝素和双香豆素的抗凝血作用，导致血栓形成。

●摄入大剂量维生素 C 可使其尿中排出量增加，因其还原性可产生尿糖的假阳性反应，有碍于糖尿病患者的诊治与确切掌握降糖药物的剂量。

●大剂量维生素 C 可降低妇女的生育力，且影响胚胎的发育。动物试验结果十分清楚地表明这种现象。

●维生素 C 剂量每日超过 3 g 时，可导致肠蠕动增加，引起腹部绞痛与腹泻。

●维生素 C 与含有维生素 B_{12} 的食物同时摄入，可破坏相当量的维生素 B_{12}，而维生素 B_{12} 大量破坏后，易使人患贫血。

●高浓度维生素 C 静脉注射，可产生严重溶血反应。

综上所述，虽然维生素 C 是维持人体代谢所必需的物质，对防治多种疾病有很重要的临床价值，但是过量摄入对人体无益，甚至有害，所以切忌滥用。

任务二　营养过剩疾病的预防与控制

一、肥胖症

（一）肥胖的诊断及危害

肥胖是能量摄入超过能量消耗而导致体内脂肪积聚过多达到危害程度的一种慢性代谢性疾病。目前肥胖在全球范围内广泛流行，已经成为不可忽视的、严重威胁国民健康的危险因素。全球大约有 2.5 亿成人属肥胖患者，加上超重者总人数超过 10 亿。我国大城市的肥胖和超重率在 35％～40％，我国 20 岁以上的肥胖患者达 3 000 万，超过平均体重的约有 2.4 亿人。女性在青春发育期、妊娠期和绝经期是肥胖的高发期。

1. 肥胖的诊断　目前已建立了许多诊断或判定肥胖的标准和方法，常用的方法可分为三大类：人体测量法、物理测量法和化学测量法。

（1）人体测量法。人体测量法包括身高、体重、胸围、腰围、臀围、肢体的围度和皮褶厚度等参数的测量。

① 身高标准体重法：这是 WHO 推荐的传统上常用的衡量肥胖的方法，公式为：

$$肥胖度＝[实际体重(kg)－身高标准体重 (kg)]/身高标准体重(kg)×100\%$$

$$标准体重(kg)＝实际身高(cm)－105 （适用于身高≤175 cm）$$

$$或　　＝实际身高(cm)－110 （适用于身高≥176 cm）$$

判断标准是：凡肥胖度≥10％为超重；在 20％～29％为轻度肥胖；在 30％～49％为中度肥胖；≥50％为重度肥胖。

② 体质指数（BMI）法：

$$BMI(kg/m^2)＝体重 (kg)/[身高(m)]^2$$

WHO 推荐的判断标准是：$BMI<18.5$ 为慢性营养不良，属偏瘦；BMI 在 18.5～25 为体重正常；$BMI>25$ 为超重；$BMI≥30$ 为肥胖。由于上述标准是根据北美和欧洲人群资料制定的，对于身体相对矮小的亚太地区人群并不适宜。因此，亚太地区提出的标准为 BMI 在 18.5～22.9 为体重正常；$25>BMI≥23$ 为超重；$BMI≥25$ 为肥胖。我国也提出了自己的标准，$28>BMI≥24$ 为超重，$BMI≥28$ 为肥胖。

③ 腰围和腰臀比：肥胖者体内脂肪分布部位的不同，对健康的影响有着明显的不同。上身性肥胖（以腹部或内脏肥胖为主）患心血管疾病和糖尿病的危险性相对增加，同时死亡率亦明显增加。下身性肥胖（以臀部和大腿肥胖为主）患上述疾病的危险性相对较低。因此肥胖者身体脂肪分布类型是比肥胖本身对患病率和死亡率更重要的危险因素。虽然在男性和女性肥胖者中均可见到以上两种类型的肥胖，但是一般来讲，上身肥胖者常见于男性，而下身肥胖者常见于女性。关于腹部脂肪分布的测定指标，WHO 建议采用腰围和腰臀比，并且规定男性腰围≥102 cm、女性腰围≥88 cm 作为上身性肥胖的标准；腰臀比男性≥0.9、女性≥0.8 作为上身性肥胖的标准。我国针对腰围提出的标准为：男性≥85 cm，女性≥80 cm 作为上身性肥胖的依据。

④ 皮褶厚度法：用皮褶厚度测量仪测量肩胛下和上臂肱三头肌腹处皮褶厚度，二者加在一起即为皮褶厚度。另外，还可测量髂骨上峰和脐旁 1 cm 处皮褶厚度。皮褶厚度一般不单独作为判定肥胖的标准，而是与身高标准体重结合起来判定。判定方法是：凡肥胖度≥

20%，两处的皮褶厚度≥80%，或其中一处皮褶厚度≥95%者为肥胖；凡肥胖度＜10%，无论两处的皮褶厚度如何，均为体重正常者。

（2）物理测量法。体脂物理测量法是指根据物理学原理测量人体成分，从而推算出体脂的含量。这些方法包括全身电导、生物电阻抗分析、双能X线吸收、计算机控制的断层扫描和磁共振扫描，其中，后三种方法具有某些优越性，可测量骨骼重量和体脂在体内和皮下的分布，但其费用相对较昂贵。

（3）化学测定方法。化学测定方法的理论依据是中性脂肪不结合水和电解质，因此机体的组成成分可用无脂的成分为基础来计算。

2. 肥胖的分类　按发生原因，肥胖可分为如下三大类。

（1）遗传性肥胖。主要指遗传物质发生改变而导致的肥胖，这种肥胖极为罕见，常有家族性倾向。

（2）继发性肥胖。主要指由于脑垂体－肾上腺轴发生病变、内分泌紊乱或其他疾病、外伤引起的内分泌障碍而导致的肥胖。

（3）单纯性肥胖。主要是指排除由遗传性、代谢性疾病、外伤或其他疾病所引起的继发性、病理性肥胖，而单纯由于营养过剩所造成的全身性脂肪过量积累。

3. 肥胖的危害

（1）肥胖对儿童的危害。

① 血管系统。肥胖可导致儿童全身血黏度增高，血脂和血压增高，心血管功能异常，肥胖儿童有心功能不全、动脉粥样硬化的趋势。

② 内分泌及免疫系统。肥胖儿童的生长激素和泌乳素处于正常的低值、甲状腺素T_3增高、性激素水平异常、胰岛素增高、糖代谢障碍。胰岛素增多是肥胖儿童发病机制中的重要因素，肥胖儿童往往有糖代谢障碍，超重率越高越容易发生糖尿病。肥胖儿童免疫功能明显紊乱，细胞免疫功能低下。

③ 生长、智力和心理发育。肥胖儿童常常有钙、锌摄入不足的现象，男女第二性征发育显著早于对照组。智商明显低于对照组，反应速度、阅读量以及大脑工作能力等指标均值低于对照组。心理上倾向于抑郁、自卑和不协调等。

（2）肥胖对成年人的危害。

① 循环系统。肥胖者血液中三酰甘油和胆固醇水平升高，血液的黏滞系数增大，动脉硬化与冠心病发生的危险性增高。肥胖者周围动脉阻力增加，易患高血压病。

② 消化系统。肥胖者易出现便秘、腹胀等症状。肥胖者的胆固醇合成增加，从而导致胆汁中的胆固醇增加，发生胆结石的危险是非肥胖者的4～5倍，肥胖者往往伴有脂肪肝。

③ 呼吸系统。胸壁、纵隔等脂肪增多，使胸腔的顺应性下降，引起呼吸运动障碍，表现为头轻、气短、少动嗜睡，稍一活动即感疲乏无力，称为呼吸窘迫综合征，并可出现睡眠呼吸暂停。

④ 内分泌系统。肥胖者可出现内分泌紊乱，性激素分泌异常。

⑤ 肥胖与糖尿病。流行病学研究证明，腹部脂肪堆积是发生Ⅱ型糖尿病的一个独立危险因素，常表现为葡萄糖耐量受损、胰岛素抵抗，而随着减肥体重下降，葡萄糖的耐量改善，胰岛素抵抗性减轻。

⑥ 肥胖与癌症。研究发现，肥胖与许多癌症的发病率呈正相关，肥胖妇女患子宫内膜癌、卵巢癌、宫颈癌和绝经后乳腺癌等激素依赖性癌症的危险性较大；另外，结肠癌和胆囊癌等消化系统肿瘤的发生也与肥胖有关。

（二）肥胖的膳食控制

肥胖直接起因是长期能量摄入量超标，治疗就必须坚持足够时间，持之以恒，长期地控制能量摄入和增加能量消耗，不可急于求成。建立控制饮食和增加体力活动的措施，是取得疗效和巩固疗效的保证，具体可采用以下措施。

1. 限制总能量摄入 能量限制要逐渐降低，避免骤然降至最低安全水平以下。辅以适当体力活动，增加能量消耗。成年轻度肥胖者，按每月减轻体重 0.5～1.0 kg 为宜，即以每天减少 0.53～1.05 MJ 能量来确定每天 3 餐的标准。而成年中度以上肥胖者，以每周减轻体重 0.5～1.0 kg 来确定，每天减少能量 2.31～4.62 MJ。每人每天饮食应尽量供给能量 4.20 MJ，这是可以较长时间坚持的最低安全水平。

2. 限制蛋白质摄入总量 肥胖因摄入能量过多，过多能量无论来自何种物质都可引起肥胖，食物蛋白当然也不例外。同时，蛋白质营养过度还会导致肝、肾功能损害。对采用低能量饮食的中度以上肥胖者，蛋白质提供能量占总能量以 20％～30％ 为宜，并选用高生物价蛋白。

3. 限制脂肪摄入量 限制饮食能量供给时，必须限制饮食脂肪供给量，尤其需限制动物脂肪。因在肥胖时，脂肪沉积在皮下组织和内脏器官过多，常易引起脂肪肝、高脂血症及冠心病等并发症。为使饮食含能量较低而又耐饿性较强，对肥胖者饮食，脂肪应控制在总能量 25％～30％。

4. 限制糖类摄入量 糖类饱腹感低，可增加食欲；中度以上肥胖者有食欲亢进表现，低能量饮食中糖类比值仍按正常或高于正常要求给予，则患者难以接受。此外，为防止酮症和出现负氧平衡，糖类供给应控制在占总能量 40％～55％ 为宜。糖类在体内能转变为脂肪，尤其是肥胖者摄入单糖后，更容易以脂肪的形式沉积。因此，对含蔗糖、麦芽糖、果糖、蜜饯及甜点心等的食品，应尽量少吃或不吃。食物纤维可不加限制，凡食物纤维多的食物可适当多用。

5. 限制食盐和嘌呤的摄入 食盐能引起口渴和刺激食欲，并能增加体重，多食不利于肥胖症的治疗，故食盐以 3～6 g/d 为宜。嘌呤可增进食欲和加重肝、肾代谢负担，故含高嘌呤的动物内脏应加以限制，如肝、心、肾等。

6. 不食用强烈刺激食欲的食物和调料 这类食物可以刺激胃液分泌增加，容易使人增加饥饿感，提高食欲，促进食量增加，导致减肥失败。不吃高温煎炸、香味浓郁、油脂含量多的食物，尽量用蒸、煮、炖、酱、凉拌等烹调方法。食谱要多样化，以便长期坚持，主食尽量做到粗、细粮搭配，豆、粮搭配。

7. 少吃夜食 睡前饮食，易使大量的热量蓄积，所以，夜间饮食易引起肥胖。同时还应注意晚餐的进食量不宜太多。

8. 控制膳食与增加运动相结合 将两者相结合，可克服因单纯减少膳食能量所产生的不利作用。二者相结合可使基础代谢率不致因摄入能量过低而下降，能达到更好的减重效果。积极运动可防止体重反弹，还可改善心肺功能，产生更多、更全面的健康效益。

二、高脂血症

高脂血症是指各种原因导致脂质代谢失调，血浆中胆固醇和甘油三酯水平浓度超过正常范围的一类疾病。脂质不溶或微溶于水，必须与蛋白质结合以脂蛋白形式存在，因此，高脂血症常称为高脂蛋白血症。原发性高脂血症较为罕见，属遗传性脂代谢紊乱疾病。继发性高脂血症常见于糖尿病、饮酒、甲状腺功能减退症、肾病综合征、胆管阻塞等。

（一）高脂血症的诊断分类

1. 高脂血症的诊断 根据血浆中总胆固醇（TC）、甘油三酯（TG）水平和高密度脂蛋白胆固醇（HDL-C）浓度进行诊断。中国高脂血症诊断标准（1997）见表7-1。

表 7-1 血脂异常的诊断标准

判 断	总胆固醇 （TC）		总甘油三酯 （TG）		低密度脂蛋白胆固醇 （LDL-C）		高密度脂蛋白胆固醇 （HDL-C）	
	mmol/L	mg/dl	mmol/L	mg/dl	mmol/L	mg/dl	mmol/L	mg/dl
合适范围	<5.2	<200	<1.7	<150	<3.12	<120	>1.04	>40
临界高值	5.23~5.69	201~219	2.3~4.5	200~400	3.15~3.61	121~139		
升 高	>5.72	>220	>1.7	>150	>3.64	>140		
减 低							<0.91	<35

2. 高脂血症的分类 可简易地分为：

① 高胆固醇血症：血清总胆固醇（TC）增高。

② 混合型高脂血症：血清总胆固醇（TC）与总甘油三酯（TG）增高。

③ 高甘油三酯血症：血清总甘油三酯（TG）增高。

④ 低 HDL-C 血症：血清高密度脂蛋白水平减低。

（二）影响血脂异常的膳食因素

1. 脂肪 不同的脂肪酸对血脂的影响不同：饱和脂肪酸可显著升高血浆胆固醇和低密度脂蛋白胆固醇的水平。单不饱和脂肪酸有降低血清胆固醇和低密度脂蛋白胆固醇水平的作用，同时可升高血清高密度脂蛋白胆固醇。多不饱和脂肪酸可降低血清胆固醇和低密度脂蛋白胆固醇水平，但并不能升高高密度脂蛋白胆固醇的水平。反式脂肪酸可使低密度脂蛋白胆固醇升高，而使高密度脂蛋白胆固醇的水平降低。

2. 糖类 进食大量缺乏纤维素的双糖或单糖类，可使血清极低密度脂蛋白胆固醇、甘油三酯、胆固醇、低密度脂蛋白胆固醇水平升高。高糖类还可使血清高密度脂蛋白胆固醇下降。

3. 膳食纤维 膳食纤维可降低血清胆固醇、低密度脂蛋白胆固醇水平。可溶性膳食纤维比不溶性膳食纤维的作用更强，前者主要存在于大麦、燕麦、豆类、水果中。

4. 矿物元素 镁对心血管系统有保护作用，具有降低胆固醇、降低冠状动脉张力、增加冠状动脉血流量等作用；缺钙可引起血胆固醇和甘油三酯升高；缺锌可引起血脂代谢异常，可升高胆固醇、低密度脂蛋白胆固醇水平，补充锌后可升高高密度脂蛋白胆固醇；缺铬可使血清胆固醇升高，并使高密度脂蛋白胆固醇下降。

5. 维生素 维生素 C 促进胆固醇降解，降低血清总胆固醇水平；增加脂蛋白酶活性，加速血清极低密度脂蛋白胆固醇、三酰甘油降解。维生素 E 缺乏可升高低密度脂蛋白胆固醇。

（三）高脂血症的膳食营养治疗

（1）控制总能量。血脂异常者往往合并肥胖症，应控制能量的摄入，使其达到标准体重。

（2）三大能量营养素的比例。蛋白质 15%～20%、脂肪 20%～25%、糖类55%～65%，胆固醇＜200 mg/d。

（3）三种脂肪酸的比例中，饱和脂肪酸应小于总能量的 7%，多不饱和脂肪酸占总能量的 7%～10%，单不饱和脂肪酸占总能量的 10%～15%。应严格限制动物油的摄入，食用油宜选用富含单不饱和脂肪酸的橄榄油、茶树油或者花生油。食用油的摄入量不应超过 25 g/d。

（4）多进食新鲜的蔬菜、水果和粗粮、杂粮。膳食纤维全天不少于 30 g。

（5）减少食用糖和盐的摄入，限制饮酒。

（6）忌食动物脑、内脏、鱼子、鱿鱼等高胆固醇食物。

（7）适度运动。通过运动增加脂质转换，可降低血浆三酰甘油和低密度脂蛋白胆固醇，增加高密度脂蛋白水平。运动锻炼可以调整身体脂肪的分布，减少内脏器官周围脂肪的贮藏量。

三、动脉粥样硬化

动脉粥样硬化是一种炎症性、多阶段的退行性复合型病变，导致受损的动脉管壁增厚变硬、失去弹性、管腔缩小。由于动脉内膜聚集的脂质斑块外观呈黄色粥样，故称为动脉粥样硬化。目前认为动脉粥样硬化是造成冠心病和脑血管意外的主要原因，是生命的老化现象。

（一）膳食营养与动脉粥样硬化

1. 脂类　大量流行病学研究表明，膳食脂肪摄入总量、饱和脂肪酸的摄入量、胆固醇摄入量均与动脉粥样硬化的发病率呈正相关。脂肪酸的组成不同对血脂水平的影响也不同，食用饱和脂肪酸高的食物可导致血胆固醇水平升高，但对三酰甘油的影响不一。有研究表明，富含单不饱和脂肪酸的橄榄油和茶油，能降低血清总胆固醇和低密度脂蛋白，且不降低高密度脂蛋白。多不饱和脂肪酸虽然能降低低密度脂蛋白胆固醇含量，但同时也能使高密度脂蛋白胆固醇含量降低。

人体内的胆固醇来自外源性及内源性两种，外源性约占 30%，直接来源于膳食，其余大部分是在肝中内源性合成的胆固醇，合成的速度除受激素调节外，摄入的胆固醇可反馈抑制肝内胆固醇合成酶的活性，使体内胆固醇含量维持在适宜的水平。但是小肠黏膜缺乏这种调节机制，所以当大量摄入胆固醇时，血胆固醇仍会升高。大量的流行病学调查和动物实验都观察到，膳食胆固醇可影响血中胆固醇水平，并增加动脉粥样硬化和心脑血管疾病发生的危险。

磷脂的构成成分包括甘油、长链多不饱和脂肪酸、磷酸以及胆碱或乙醇胺等含氮化合物，包括卵磷脂、脑磷脂和神经磷脂等。磷脂是一种强乳化剂，能使血液中的胆固醇颗粒变小，并保持悬浮状态，从而有利于胆固醇通过血管壁为组织所利用，使血液中的胆固醇浓度减小，降低血液的黏稠度，避免胆固醇在血管壁沉积，故有利于防治动脉粥样硬化。

2. 膳食能量、糖类　过多的能量摄入在体内转化成脂肪组织，贮存于皮下或身体各组织，形成肥胖。肥胖患者的脂肪细胞对胰岛素的敏感性降低，引起葡萄糖的利用受限，继而引起代谢紊乱，血浆三酰甘油升高。

膳食中糖类的种类和数量对血脂水平有较大的影响。蔗糖、果糖摄入过多容易引起血清三酰甘油含量升高，这是因为肝利用多余的糖类变成三酰甘油所致。

3. 蛋白质　蛋白质与动脉硬化的关系有待进一步探讨。有动物实验表明，动物性蛋白质升高血胆固醇的作用比植物性蛋白质明显。流行病学调查结果也表明，冠心病的发病率在食用动物性蛋白质高的地区比以食用植物性蛋白质为主的地区显著增加。有临床观察证明，植物蛋白质，尤其是大豆蛋白，有明显降低血胆固醇的作用。

4. 膳食纤维　流行病学研究发现，膳食纤维的摄入量与冠心病的发病率和死亡率呈负相关。大麦、燕麦麸、豆类、蔬菜和水果中的可溶性纤维可降低人体血浆胆固醇水平，其机理可能是膳食纤维使胆酸排出增加，间接地增加了胆固醇向胆酸的转化，从而导致血胆固醇水平降低。各种膳食纤维可不同程度地直接与胆固醇结合，减少膳食中胆固醇的吸收，也起到降低血胆固醇的作用。

5. 维生素

（1）维生素 E。人群观察性研究和动物实验干预研究已证实，维生素 E 有预防动脉粥样硬化和冠心病的作用。维生素 E 预防动脉粥样硬化作用的机制可能与其抗氧化作用有关，即减少脂质过氧化物质的形成。此外，维生素 E 还可通过抑制炎症因子的形成和分泌，以及抑制血小板凝集而发挥抗动脉粥样硬化的作用。

（2）维生素 C。维生素 C 参与胶原蛋白的合成，使血管的弹性增加，脆性降低，保护血管壁的完整性。维生素 C 在体内参与多种生物活性物质的羟化反应，如胆固醇代谢生成胆酸的羟化反应，使血中胆固醇的水平降低。维生素 C 也是一种重要的抗氧化剂，可捕捉自由基，防止不饱和脂肪酸的过氧化反应。维生素 C 还可增强维生素 E 的抗氧化作用。由上可见，维生素 C 对降低血胆固醇、维持血管壁正常结构和功能、防止自由基损害等起重要作用。

（3）其他维生素。维生素 B_6、叶酸和维生素 B_{12} 参与 S-腺苷同型半胱氨酸转化成甲硫氨酸的循环，当维生素 B_6、叶酸和维生素 B_{12} 缺乏时转化受阻，血浆同型半胱氨酸浓度增加，高同型半胱氨酸血症是心血管疾病的独立危险因素。因此，维生素 B_6、维生素 B_{12}、叶酸、维生素 A 和胡萝卜素等在抑制体内脂质过氧化、降低血脂方面都具有一定的作用。

6. 矿物质

（1）镁。镁对心肌的结构、功能和代谢有重要的作用，还能改善脂质代谢并有抗凝血功能。镁缺乏易发生血管硬化和心肌损害，软水地区居民心血管疾病发病率高于硬水地区，可能与软水中含镁较少有关。

（2）钙。动物实验证实，当用缺钙饲料喂大鼠和家兔时，可使动物血清总脂、胆固醇含量增高，而补钙后，则以上指标均显著降低。高钙的这种降脂作用，可能是与钙增加体内脂质的排出有关。

（3）铬。铬是葡萄糖耐量因子的组成成分，缺铬可引起糖代谢和脂类代谢的紊乱，增加动脉粥样硬化的危险性。而补充铬可降低血清胆固醇和低密度脂蛋白胆固醇，提高高密度脂蛋白胆固醇的含量，防止粥样硬化斑块的形成。

（4）铜。铜缺乏也可使血胆固醇含量升高，并影响弹性蛋白和胶原蛋白的关联而引起心血管损伤。

（5）铁。近年来的实验研究发现，过量的铁可引起心肌损伤、心律失常和心衰等，应用铁螯合剂可促进心肌细胞功能和代谢的恢复。

（6）硒。硒是体内重要的抗氧化剂，是机体谷胱甘肽过氧化物酶的核心组成成分。谷胱甘肽过氧化物酶在机体内的重要生理功能是使形成的过氧化物分解，减少脂质过氧化物对心肌细胞和血管内皮细胞的损害。有资料表明，硒缺乏可引起心肌损伤，是冠心病发展的促进因素。动物实验也表明，硒缺乏可使由花生四烯酸代谢转化为前列腺素的数量减少，血小板凝集血管收缩的机会增加，从而增加心肌梗死的危险性，故硒缺乏对冠心病的发生与发展起加强作用。

（二）动脉粥样硬化的膳食控制

预防动脉粥样硬化的基本原则是：在平衡膳食的基础上控制总能量和总脂肪，限制饱和脂肪酸和胆固醇，保证充足的膳食纤维和多种维生素，补充适量的矿物质和抗氧化食品。

1. 控制总能量摄入　肥胖是动脉粥样硬化的重要危险因素，故应使能量的摄入与消耗相平衡，维持标准体重。

2. 限制脂肪和胆固醇的摄入　使脂肪供能占总能量的 25％以下，少吃动物脂肪，降低饱和脂肪酸的摄入，适当增加不饱和脂肪酸的摄入，尤其是单不饱和脂肪酸。限制摄入含胆固醇较高的食物，如猪脑、蛋黄、水生贝壳类及动物内脏。胆固醇摄入量控制在 200 mg/d 以内。鱼类主要含 n-3 系列多不饱和脂肪酸，对心血管有保护作用，可适当多吃。

3. 蛋白质摄入量以占总热量的 15％为宜　豆类蛋白质对防治动脉粥样硬化的作用较明显，适当增加植物蛋白的摄入比例。糖类应占总能量的 60％左右，限制单糖和双糖的摄入，少吃甜食和含糖饮料。

4. 增加膳食纤维的摄入量　膳食纤维能明显降低血胆固醇。膳食中要有足够的蔬菜、水果，并增加粗杂粮，避免食物过精、过细。

5. 供给充足的维生素和矿物质　维生素 C 有软化血管的作用，可适当增加摄入量，除食用含维生素 C 丰富的食品外，可采用维生素 C 制剂；增加维生素 E 摄入，同时注意其他维生素的平衡摄入。矿物元素不仅是人体必需的营养素，而且钙、镁、铜、铬等元素有利于预防动脉粥样硬化的发生，或改善心肌缺血的症状，降低冠心病的危害。

6. 减少食盐和酒精的摄入　高血压是动脉粥样硬化的重要威胁因素，为了预防和控制高血压，每日食盐的摄入应限制在 5 g 以下。如果饮酒可少量饮低度酒，如干红葡萄酒、中国黄酒。过量的乙醇可增加脂质过氧化物，加重动脉硬化，因此，应严格控制高度酒。

【拓展材料】

左旋肉碱与减肥

左旋肉碱，又称 L-肉碱或音译卡尼丁、肉毒碱、维生素 BT，是一种促使脂肪转化为能量的类氨基酸，红色肉类是左旋肉碱的主要来源，对人体无毒副作用。不同类型的日常饮食已经含有 5～100 mg 的左旋肉碱，但一般人每天只能从膳食中摄入 50 mg，素食者摄入更少。左旋肉碱的主要生理功能是促进脂肪转化成能量，服用左旋肉碱能够在减少身体脂肪、降低体重的同时，不减少水分和肌肉，在 2003 年被国际肥胖健康组织认定为最安全无副作用的减肥营养补充品。

左旋肉碱是脂肪代谢过程中的一种必需的辅酶，能促进脂肪酸进入线粒体进行氧化分解。它好像一部铲车铲起脂肪进入燃料炉中燃烧。脂肪如果不进入线粒体，不管如何锻炼、如何节食，都不能消耗它（脂肪），而左旋肉碱正好充当了脂肪酸到线粒体的"搬运工"。要想达到理想的脂肪燃烧程度，体内便需要一个理想的肉毒碱含量平衡。因此，适当补充左旋肉碱，可以让脂肪及时燃烧。

左旋肉碱不是减肥药，它的主要作用是运输脂肪到线粒体中燃烧，是一种运载酶。要想使用左旋肉碱减肥，必须配合适当的运动，控制饮食。

目前左旋肉碱已应用于医药、保健和食品等领域，并已被瑞士、法国、美国和世界卫生组织规定为法定的多用途营养剂。我国《食品添加剂使用标准》（GB 2760—2011）规定了左旋肉碱酒石酸盐为食品营养强化剂，可应用于咀嚼片、饮液、胶囊、乳粉及乳饮料等。

任务三　恶性肿瘤的预防与控制

恶性肿瘤（又称癌症）是严重威胁人类健康的常见病之一。全球每年约有 700 万人死于癌症，我国癌症在各种死亡中也已经排在第二位，在部分城市则已排在首位。一些城市人口调查资料表明，恶性肿瘤约占所有死亡病因的 1/4，即每 4 个死亡人口中就有 1 个死于癌症，并且恶性肿瘤发病有不断增加的趋势，我国胃癌、肝癌和食管癌的死亡率居世界首位。

一、食物中的致癌物质

1. 食物本身含有的致癌物质　食物中既存在许多有利于人体健康的营养素和抗癌成分，同时也可能存在致癌物质或其前体。脂肪摄入过多，特别是含有饱和脂肪酸的饮食，会增加大肠中胆汁酸与中性固醇的浓度，并改变大肠菌群的组成，胆汁酸及固醇可经细菌作用生成一些致癌物质，增加结肠、直肠癌形成的概率。多不饱和脂肪酸为主的植物油能促进致癌过程。因此，在防癌膳食中应强调减少膳食总脂肪的摄入。

据资料表明，太平洋关岛的居民曾以一种旋花苏铁树的果实作为主食，这种果实含有一种名为苏铁素的剧烈毒素，能引起肝中毒病变并引起肝癌。存在于樟脑、月桂等油脂中的黄樟素，可诱发肝癌和食道癌。

2. 食物烹调不当所产生的致癌物质　常食用食盐腌渍的食物，会因食盐过多而减低胃中的酸度，促使某些细菌滋生，胃黏膜表面细胞易受损伤，引起炎症而增加 DNA 合成和细胞增殖，促进幽门螺旋杆菌的致突变作用，增加患胃癌的可能性。直接熏烤或烧焦的食物可产生有致突变性的杂环化合物和多环芳烃，400 ℃以上的高温使蛋白质、氨基酸分解产生的多环芳烃有致癌作用。不完全燃烧脂肪以及用烟直接熏制鱼肉，也能产生苯并芘等多环芳烃类化合物。

3. 食物贮藏中产生的致癌物质　食物如花生、大豆、玉米等由于贮藏不当而发霉，会产生大量的黄曲霉素，黄曲霉素毒性大，可引起肝癌、胃癌等癌症。黄曲霉素不仅耐酸，还耐高温，在 280 ℃的高温下，毒素仍不能被破坏，黄曲霉素有 B_1、B_2、G_1、G_2、M_1、M_2

等类型，以黄曲霉素 B_1 的毒性最强，是剧毒化学物质氰化钾毒性的 10 倍以上，还可能引起人类原发性肝癌。我国初步调查发现，黄曲霉毒素对粮食的污染，南方较严重，玉米、花生被污染的机会较大米、小麦、豆类多。

4. 食品加工中的添加剂　为了改变食品的感官性质和保存需要，在食品加工中会有意加入一些食品添加剂。有的食品添加剂本身无毒，但使用不当同样会产生致癌性，如防腐剂、抗氧化剂、增稠剂、漂白剂、硝酸盐及亚硝酸盐等若使用不当或超标使用，都有致癌性。因此，使用添加剂要严格按照国家规定的标准，按使用范围和使用量严格执行。

5. 亚硝胺化合物　亚硝胺是一种很强的致癌物，硝酸盐和亚硝酸盐是亚硝胺的前体物质，亚硝酸盐与胺结合就形成亚硝胺。亚硝胺化合物种类很多，不同的亚硝胺可引起不同的癌变，几乎可引发各种器官与组织的癌变，而且还能通过胎盘对后代诱发肿瘤或引起胎儿畸形。亚硝胺在自然界分布很广，相对而言，含量最多的是腌菜类，其次是干咸鱼、红肠、腊肠、火腿、熏肉等。鱼和肉制品需加硝酸盐和亚硝酸盐进行发色或用来杀菌。在污染严重的城郊和工矿区的叶类蔬菜中，硝酸盐含量较多。肉、菜馅放置时间较长也会产生亚硝胺。烂菜中含有大量的硝酸盐，受细菌和唾液的作用可还原为亚硝胺。当胃液 pH 为 3 时，可抑制亚硝胺的形成；当胃液的 pH 为 5 时能促进亚硝胺的形成。因此要控制肉制品中亚硝酸盐的用量，少吃不新鲜的咸鱼、咸肉等食品，并注意口腔卫生，以免唾液中增加亚硝酸盐的含量。食用含维生素 C 丰富的水果，有利于抑制亚硝胺的形成，因维生素 C 有阻断亚硝胺形成的作用，大蒜也有此作用。

6. 饮水　饮水与引发癌症有关，一是水质，二是水中污染的致癌物质。在水质方面主要是看水中是否含有钙与镁，水中含有钙与镁者称硬水，水中无钙与镁者称软水。软水水质偏酸性，镉和其他有毒元素易于从水管中渗出，进入饮水中。相反硬水则没有这种弊端，同时由于钙与镁的作用，有毒元素在肠道中的吸收率较低，因此，降低了消化道癌症的危险。在饮用水中有时会被一些有机致癌物污染，特别是地面水，在肝癌高发区发现，饮沟塘水的居民其发病率远比饮井水居民的发病率高，长期饮用氯残留量高的水的居民，其膀胱癌的发病率较大。

7. 饮酒　饮酒过量不仅影响营养素的吸收，降低机体抵抗力，还与致癌物质如黄曲霉毒素 B_1 等起协同作用，增加患食道癌、胃癌、肝癌、肠癌的概率，乳腺癌的发生与饮酒也有一定的关系。

8. 高糖食物　有研究报道，糖的摄入量过高会增加乳腺癌和直肠癌的患病概率，认为糖摄取量高时会增加粪便在肠道中的停留时间，并且胆汁酸含量也会增高，这些因素均可增加肠癌的患病率。

9. 高热量食物　高热量膳食、肥胖而活动量较少的妇女患乳腺癌和子宫内膜癌的危险性增加。肥胖还可能使肾癌、胆囊癌和结肠癌等患病率增加。经常参与体育活动，消耗多余的热量可以降低患结肠癌、乳腺癌和肺癌的危险性。

10. 化学污染　在食物和饲料中发现的化学污染物很多，如化肥中的硝酸盐，各种杀虫剂和除草剂，畜牧水产养殖业用药的残留物，重金属铅、砷和镉，多氯联苯，二噁英等。其中有些已经经实验证实具有致突变和致癌作用。

二、营养与癌症

膳食成分及其相关因素在癌变的启动、促进和进展阶段均起作用。若膳食中富含蔬菜和水果，其中的生物活性物质可减少或消除致癌物对 DNA 的损伤；肥胖可通过某些激素和生长因子的作用增加癌症的危险性；含大量脂肪的高能量膳食可产生较多的脂质过氧化物和氧自由基，这些自由基在癌变形成后期对 DNA、核酸等大分子物质有较强的破坏作用，而植物性食物中广泛存在的抗氧化生物活性物质则可减少自由基的产生。膳食的营养质量决定体内营养状况，从而决定癌变的转化。如果膳食中含致癌物质多，抗癌成分少，则促癌，反之则抑癌。

1. 脂肪 高脂肪的膳食会促发化学物质诱发乳腺癌、结肠癌和前列腺癌。动物试验表明，当脂肪含量由总能量的 2%～5%增加到 20%～27%时，动物癌症发生率增加和发生时间提早，达 35%时可增加化学致癌物的诱发。因此，高脂肪膳食人群的上述癌症的发病率远远高于食用脂肪较少的人群。膳食中应重点限制饱和脂肪酸、多不饱和脂肪酸和反式脂肪酸。

2. 能量 膳食能量的摄入与癌症发生有明显的相关性。摄入过量能量的人（表现在体重过重和肥胖）易患胰腺癌。动物实验表明，限制 50%的能量摄入，自发性癌症发生率由对照的 52%下降至 27%。限制人类的膳食能量可减少自发性癌症和致癌物促癌的发生。体重超重的人比体重正常的人或较轻的人更容易患癌症。

3. 蛋白质 蛋白质与癌的关系比较复杂。就蛋白质本身而言，它绝对不是致癌物，而且具有保持体内氮平衡的作用。优质蛋白质能增加机体免疫功能，许多蛋白酶还可抑制动物肿瘤的发生，是抵御疾病的重要因素。食物中蛋白质含量较低时，可促进癌变的发生。食管癌和胃癌的高发区，一般是在土壤贫瘠、居民营养欠佳、蛋白质摄入不足的地方。但是过量摄入蛋白质，特别是动物蛋白，与癌症发生发展有关，具有一定危险。动物实验证实，蛋白质的摄入量增加到正常人的 2～3 倍时，可发现化学物质诱发癌的现象。动物蛋白致癌的因素中发现牛肉含有丙醛，与大肠癌有关。经动物试验证明，丙醛为强致癌物质，事实上猪、羊、鸡肉中也含有丙醛，只是含量比牛肉少得多。

4. 糖类 糖是生活细胞的生活能源，主要依靠糖酵解作用而产生。有调查资料分析，食糖过多（主要是精白糖）的癌症发病率比吃糖少的高 4～5 倍。高糖膳食经代谢产生丙酮酸、乳酸，使机体体液呈酸性状态，从而造成缺钙，诱发癌症。糖还会对机体免疫系统产生有害影响，使白细胞吞噬能力降低。

食用真菌类食物中的多糖，如蘑菇多糖、灵芝多糖、云芝多糖具有防癌的作用。

5. 维生素 维生素与癌症的关系一直受到科学家的关注。已有科学研究证实，具有抗氧化作用的维生素 A、维生素 C、维生素 E 能保护人体细胞免遭自由基的侵袭，对癌症起到一定的防御作用。

（1）维生素 A。维生素 A 具有抗癌作用，是由于其能控制上皮细胞的分化，防止上皮细胞角质化，形成鳞状细胞，阻止发展成癌。膳食中缺少维生素 A，人体上皮组织会发生角化，皮肤变得干燥、粗糙、抵抗力降低而容易受细菌和毒素的侵袭，黏膜也会发生病变，易患上皮组织癌，如肺癌、胃癌、肠癌、乳腺癌等。

（2）维生素 C。许多癌症病人的组织和血液中，维生素 C 的含量低于正常人。维生素 C

是一种抗氧化剂，可以抑制亚硝酸盐与胺类结合生成亚硝胺，使人免除癌患。维生素 C 可保护其他水溶性维生素不被氧化，促进胶原细胞的合成，使细胞与细胞间排列整齐，以对抗癌细胞的侵袭。维生素 C 能提高细胞免疫功能，具有抗辐射作用，从而保护正常细胞。另外，维生素 C 还可以破坏癌细胞增生时产生的某种酶的活性，使癌细胞无法增加，并能减轻晚期癌症病人的症状和痛苦，延长病人的寿命。

（3）维生素 E。维生素 E 有抗癌作用。它的抗癌机制和维生素 C 相似，其作用是阻止亚硝胺和次亚硝酸基的形成，还可通过增强机体的免疫力，帮助机体增强抗癌能力。维生素 E 是食物中存在的一种强抗氧化剂，可减少或阻止不饱和脂肪酸氧化而生成有害的自由基，保护细胞膜免受过氧化物的损害，可阻断或延缓癌变。

（4）维生素 D。法国国家癌症研究所的一份报告指出，人体内缺乏维生素 D 可能与癌症发病率上升有关。科学家建议人们可以通过适当晒太阳的方式来补充维生素 D，预防癌症的发生。

6. 膳食纤维 膳食纤维是不能被人体吸收的多糖，在防癌上起着重要的作用。流行病学的调查及动物实验表明，它能降低结、直肠癌的发生率，其主要作用是吸附致癌物质和增加容积稀释致癌物。

7. 矿物质

（1）硒。近年来用硒防治癌症已为世人所瞩目，现在被科学家称为"抗癌之王"。硒与肿瘤的发生、发展有密切的关系，在一些低硒的国家和地区，人群的肺癌发病率较高，而在一些高硒地区，肺癌的发病率低。而且发现，肺癌患者血硒水平明显低，且病变范围广。

（2）钙。钙有抑制脂质过氧化的作用，它能与脱氧胆酸等相结合形成不溶性钙盐，保护胃肠道免受次级胆酸的损伤。一些报道认为钙的摄入量与结、直肠癌呈负相关。

（3）锌。锌是 200 多种酶的激活因子，在人体免疫系统功能的正常发挥中占有重要地位。锌可维持 T 细胞免疫的正常功能，起到防癌的作用。补充锌可对癌症的形成起到抑制作用，锌还可以促进血液中抗感染淋巴细胞的增加。锌缺乏时，脾和胸腺重量减少，胸腺萎缩，末梢血淋巴细胞减少，免疫球蛋白值降低，影响对癌细胞的消化作用，从而降低机体对癌的抗病能力。

（4）碘。碘与甲状腺癌和乳腺癌关系密切。缺碘的地区是甲状腺肿大的高发区，同时也是甲状腺癌的高发区。世界上乳腺癌高发的国家，也是缺碘的地区。美国的五大湖区是乳腺癌死亡率高的区域，同时也是缺碘的"甲状腺肿区"。而日本和我国沿海地区，海产品吃得多，所以乳腺癌的发病率就低。

（5）钼。钼在人体内能阻断化学物质的致癌作用，它可中断亚硝胺类致癌物质在体内的合成，从而阻止发生癌变。钼的缺乏可使食道癌、胃癌和发病率增加，与肝癌的发病也有关。

此外，锰、铜有抗肿瘤作用，铬、钾、硫也有助于抗癌，氟也有抑制肿瘤的作用。

三、癌症的膳食控制

1997 年，世界癌症研究基金会（WGRF）总结了全世界在癌症领域的研究成果，提出了具有广泛科学依据的从膳食和健康方面预防癌症的 14 条建议，现摘录如下：

1. 合理膳食 膳食中应有充分的营养，并且食物要多样化，以植物性食物为主。植物性食物中应有较多的各种各样的蔬菜、水果、豆类和粗加工的谷类等。

2. 控制体重 避免体重过轻或过重。在成年后，限制终身体重变化不超过 5 kg。

3. 坚持体力劳动 终身坚持体力活动，如果工作时的运动较少，每天应进行 1 h 快走或类似的运动，并且每周进行至少 1 h 出汗的剧烈运动。

4. 多吃蔬菜、水果 每天要吃 400～800 g 蔬菜、水果，每天要吃 5 种以上果蔬，且常年坚持才有持续防癌作用。

5. 以植物性食物为主 食用多种来源的淀粉或富含蛋白质的植物性食品，每天吃 600～800 g 的各种谷类、豆类、薯类食物，最好吃粗加工的食物，限制精制糖的摄入。

6. 酒类 建议不饮酒，反对过量饮酒。即使要饮酒，男性每天饮酒不超过一天总能量摄入的 5%，女性不超过 2.5%。

7. 肉类 每天牛、羊、猪肉及其制品的摄入量在 80 g 以下，多食用鱼、家禽肉以代替红肉。

8. 脂类 限制高脂肪食物的摄入，选择适当的植物油并限制用量。可用玉米油、芝麻油、花生油来代替动物油。油脂提供的能量应为总能量的 15%～30%。

9. 盐 成人每天食盐量少于 6 g，限制腌制食物及烹饪、调料用盐。用其他调味品代替食盐。

10. 食物贮藏 不吃常温下贮存时间过长、可能受到微生物毒素污染的食物，保存食品应避免霉变。

11. 食物防腐 易腐败的食品如吃不完，要冷冻或冷藏。

12. 食品添加剂及残留物 应制定食品添加剂、农药及其残留物与其他化学污染物在食品中安全限量标准并进行监测，在发展中国家尤其要注意。

13. 烹调方法 尽量少食用直接在火上烤的鱼、肉及熏肉，减少或者不采用高温油炸食物的烹调方法，不吃烧焦的食物。

14. 膳食补充剂 如遵循以上膳食原则，则不必用膳食补充剂来减少癌症的危险性。

任务四 糖尿病的预防与控制

一、糖尿病诊断和分型

糖尿病有现代文明病之称，是一种以代谢紊乱为主的疾病，主要是因胰岛素的绝对与相对不足造成的糖代谢障碍性疾病。由于胰岛素的缺乏，引起人体内糖、脂肪、蛋白质代谢紊乱以及继发的维生素、水、电解质代谢紊乱等，血中葡萄糖不能被正常地转入机体细胞产生能量或转化为糖原而贮存，而是滞留于血液中，故而，导致以血糖升高和尿糖值增加为主要特点的一系列症状。糖尿病的临床症状表现为"三多一少"，即多饮、多食、多尿、体重减少，久病可发生眼、肾、脑、心脏等重要器官及神经、皮肤等组织的并发症。糖尿病导致的病残、病死率仅次于癌症和心血管疾病，为危害人类健康的第三顽症，它与肥胖、高血压、高血脂共同构成影响人类健康的四大危险因素。

1. 糖尿病的诊断 1997 年美国糖尿病协会公布糖尿病诊断标准如下：

（1）具有糖尿病症状，并且任意一次血糖≥11.1 mmol/L；空腹血糖≥7.0 mmol/L；口服葡萄糖耐量试验，服糖后 2 h 血糖≥11.1 mmol/L。符合上述标准之一的患者，在另一天重复上述检查，若仍符合三条标准之一者即诊断为糖尿病。

（2）口服葡萄糖耐量试验，服糖后 2 h 血糖在 7.8～11.1 mmol/L 诊断为糖耐量降低。

（3）空腹血糖在 6.1～7.0 mmol/L 之间诊断为空腹耐糖不良。

2. 糖尿病分类　1985 年，WHO 将糖尿病分为胰岛素依赖型（Ⅰ型）和非胰岛素依赖型（Ⅱ型）。1997 年美国糖尿病协会公布了新的诊断标准的建议，1999 年 WHO 也对此作了咨询并认可，目前已普遍采用。

（1）Ⅰ型糖尿病。即胰岛素依赖型糖尿病，是由于胰腺 β 细胞破坏导致胰岛素分泌绝对缺乏造成的，必须依赖外源性胰岛素治疗。多发于儿童和青少年，在我国糖尿病患者中约占 5%。多有糖尿病家族史，起病急，症状较重，容易发生酮症、酸中毒。

（2）Ⅱ型糖尿病。即非胰岛素依赖型糖尿病，是最常见的糖尿病类型，占我国糖尿病患者总数的 90%～95%。多发生于中老年人，起病缓慢，病情隐匿，不发生胰腺 β 细胞的自身免疫性损伤，有胰岛素抵抗伴分泌不足。患者中肥胖或超重多见，多有生活方式不合理等情况，如高脂、高糖、高能量饮食，活动较少。

（3）妊娠期糖尿病。一般在妊娠后期发生，占妊娠妇女的 2%～3%。发病与妊娠期进食过多以及胎盘分泌的激素抵抗胰岛素的作用有关，大部分病人分娩后可恢复正常，但成为此后发生糖尿病的高危人群。

（4）其他类型糖尿病。指某些内分泌疾病、感染、药物及化学制剂引起的糖尿病和胰腺疾病、内分泌疾病伴发的糖尿病，国内较少见。

二、营养与糖尿病

1. 蛋白质与糖尿病　对糖尿病患者尿中的分析表明，尿中含有过多的含氮化合物，说明糖尿病患者需要摄入比正常人更多一些蛋白质。但是，过量摄入蛋白质会刺激胰高血糖和生长激素的过度分泌，两者均可抵消胰岛素的作用。因此，绝大多数情况下，建议糖尿病患者蛋白质的摄入量为总能量的 10%～20%。如有肾衰竭时，每天的摄入量应限制在每千克体重 0.8 g。当摄入量不足 0.8 g 时，可能会发生氮的负平衡。

2. 脂肪与糖尿病　脂肪代替糖类可减轻胰负担过重，但是高脂肪的膳食可增加心血管疾病的可能性，两者必须兼顾。推荐的脂肪摄入量不应超过总能量的 30%，其中饱和脂肪酸不超过总能量的 10%，膳食胆固醇摄入量不超过 300 mg/d。

3. 糖类与糖尿病　糖类的摄入量占总能量的 50%～60%，并尽量做到每日食用一定量的粗粮。糖尿病患者的膳食中，应多含一些富含纤维的食物，如蔬菜、水果、豆类等，达到每天摄 25～30 g 的膳食纤维有益于维持正常的血清总胆固醇和三酰甘油含量。

4. 其他物质与糖尿病　糖尿病人对维生素和矿物质的摄入量与健康人无异。能产生能量的营养性甜味剂如蜂蜜、浓缩果汁、麦芽糖等应计算在能量范围内，少量饮用含乙醇的饮料对糖尿病人不会造成不良的影响。

三、糖尿病的膳食控制

糖尿病是代谢性疾病，发病与治疗都与饮食有密切的关系。因此，饮食调整是治疗糖尿病的基础疗法，是一切治疗方法的前提，适用于各型糖尿病人。轻型病例以食疗为主即可收到好的效果；中、重型病人，也必须在饮食疗法的基础上，合理利用体疗和药物疗法。只有饮食控制得好，口服降糖药或胰岛素才能发挥好疗效，否则，只是依赖所谓新药、良药而忽略食疗，临床很难取得好的效果。

1. 能量　糖尿病患者的能量需要应根据患者的年龄、性别、身高、体重、运动量、病情、合并症等情况，特别应根据保持其标准体重及维持其社会生活所必需的能量来决定摄取热量的多少，对中老年病人来说应保持活动量的最低需要量，使其能量供给以能维持或略低于理想体重为宜。对肥胖者必须减少能量摄入以减轻体重，对消瘦者必须提高能量摄入以增加体重。

2. 糖类　是主要的供能物质，糖类供给量以占总能量的50%~60%为宜。在合理控制总能量的基础上，适当提高糖类摄入量，有助于提高胰岛素的敏感性，减少肝葡萄糖的产生和改善葡萄糖耐量。但糖类过多会使血糖升高，增加胰腺负担。当糖类摄入不足时，体内需分解脂肪和蛋白质供能，易引起酮血症。因此，一般成年患者每日糖类摄入量应控制在200~350 g，折合主食为250~400 g。肥胖者可酌情控制在150~200 g，折合主食200~250 g。营养治疗开始时应严格控制糖类的摄入量，即每日约200 g。经治疗症状有所改善后，如血糖下降、尿糖消失，可逐渐增加至250~300 g，并根据血糖、尿糖和用药情况随时调整。在计算糖类的量和在食物中的供能比例时，还要考虑食物的血糖指数。糖尿病患者应选择血糖指数低的糖类。一般来说，粗粮的血糖指数低于细粮，复合糖类低于精制糖。故糖尿病患者宜多食用粗粮和复合糖类，少用富含精制糖的甜点。若食用水果，应适当减少主食量。

3. 蛋白质　蛋白质摄入量过多会增加肾负担，对正常人及糖尿病人均如此。有资料提示，糖尿病人的蛋白质摄入量过多可能是引发糖尿病、肾病的一个饮食原因，主张对糖尿病人的蛋白质供给的能量占总能量的10%~20%为宜，通常是每千克体重供给0.8~1 g蛋白质为宜；病情控制不好，出现负氮平衡或中到重度消瘦者可适当增加，按每千克体重1.2~1.5 g计算，其中优质蛋白质应占总量的50%以上。

4. 脂肪　为防止或延缓糖尿病的心脑血管并发症，必须限制膳食脂肪摄入量，尤其是饱和脂肪酸不宜过多。脂肪摄入量占总能量的较合适的比例为20%~25%，最高不应超过30%。烹调用油及食品中所含的脂肪均应计算在内。饱和脂肪酸的比例应小于10%。虽然多不饱和脂肪酸有降血脂和预防动脉粥样硬化的作用，但由于其在体内代谢过程中容易氧化，可对机体产生不利影响，因此也不宜超过总能量的10%。单不饱和脂肪酸则是较理想的脂肪来源，在橄榄油中含量丰富，应优先选用。

5. 胆固醇　因糖尿病病人病情控制不好时，易使血清胆固醇升高，造成糖尿病血管并发症、冠心病等。所以，糖尿病病人饮食中要限制胆固醇的进食量，一般主张胆固醇限量为每日低于300 mg，故应不食或少食肥肉和动物内脏，如心、肾、脑等，因这类食物都富含较高的胆固醇。

6. 膳食纤维　含膳食纤维多的食物能够降低空腹血糖、餐后血糖以及改善耐糖量。蔬菜、麦麸、豆类及整谷均含有大量膳食纤维。膳食纤维是非淀粉多糖，其中包括纤维素、半纤维素、果胶和黏胶等。膳食纤维不能被胃肠的消化酶分解，而在大肠中可被细菌分解代谢产生短链脂肪酸，为肠道菌群提供营养，同时也有少量短链脂肪酸被人体吸收提供能量。果胶和黏胶能够保持水分，膨胀肠内容物，使粪便容积增加，从而能够减少食物在肠道的传送时间。因此，主张糖尿病患者饮食中要增加膳食纤维的量，建议膳食纤维供给量为20~35 g/d。

7. 矿物质和维生素　凡是病情控制不好的患者，易并发感染或酮症酸中毒，要注意补充维生素和矿物质，尤其是维生素 B 族消耗增多，应供给维生素 B 制剂，改善神经症状。粗粮、干豆类、蛋和绿叶蔬菜中含维生素 B 族较多。老年糖尿病患者中，应增加铬的含量，铬能够改善糖耐量，降低血清胆固醇和血脂，含铬的食物有酵母、牛肉、肝、蘑菇等。同时，要注意多吃一些含锌和钙的食物，防止牙齿脱落和骨质疏松。糖尿病患者不要吃得过咸，防止高血压的发生。

8. 饮酒 长期饮酒对肝不利，易引起高脂血症和脂肪肝。另外，有的病人服用降糖药后饮酒易出现心慌、气短，甚至出现低血糖。

9. 饮食分配及餐次安排 根据血糖、尿糖升高时间、用药时间和病情是否稳定等情况，并结合患者的饮食习惯合理分配餐次，至少一日三餐，定时、定量，早、中、晚餐能量按25%、40%、35%的比例分配。口服降糖药或注射胰岛素后易出现低血糖的患者，可在 3 次正餐之间加餐 2~3 次。加餐量应从正餐的总量中扣除，做到加餐不加量。在总能量范围内，适当增加餐饮有利于改善糖耐量，并可预防低血糖的发生。

任务五 骨质疏松症的预防与控制

一、骨质疏松症的诊断与分类

骨质疏松症是指骨量和骨细胞减少、骨皮质变薄、骨钙化和化学成分不正常的一种代谢性骨病。骨质疏松有原发性和继发性之分。原发性骨质疏松随年龄增加而增加，主要与年龄、内分泌、维生素 D 不足、膳食不平衡、锻炼不足等因素有关。负钙平衡则是骨质疏松的直接原因。原发性骨质疏松是一个全球性的公共健康问题，世界性的人口老龄化将意味着骨质疏松的发生将会大幅度增长。在我国 60 岁以上的老年人中，女性骨质疏松患病率高达40%~50%，男性为 20%。继发性骨质疏松是因其他病理状态引起的骨盐丢失，如柯兴氏症、甲亢、消化不良综合征、肝疾病以及长期卧床、饮酒和部分药物等。

骨质疏松的病因仍不很清楚，可能是多因素、多环节共同作用的结果。其中，雌激素减少和钙代谢障碍可能是最主要的原因。2002 年第四次全国营养调查资料表明，我国城乡钙的摄入量仅为每标准人日 389 mg，不到适宜摄入量的 1/2。我国人口众多，老龄人群急剧增加，因此，骨质疏松症已经成为一大公共健康问题。

二、营养与骨质疏松症

1. 蛋白质 长期蛋白质缺乏，合成骨基质的蛋白质不足，对骨健康不利；而蛋白质摄入过多，使钙排泄增加，也会加重骨质疏松。流行病学的资料表明，肉类及乳类蛋白质摄入量高的西方国家骨折率也高。同时，高蛋白摄入导致尿钙排出量增加已被许多人体实验证实。蛋白质摄入量每提高 40 g，可使尿钙排出量增加 40 mg。

2. 矿物质 人体中的钙有 99%存在于骨骼和牙齿中，以维持骨骼的形态和机能，约1%的钙分布于全身其他各个部分，维持着神经肌肉的正常兴奋性。膳食中钙的含量是一重要因素，但钙的吸收和被利用程度同样是至关重要的。影响钙吸收的主要因素有：①膳食中钙的存在形式，有些结合型钙不溶于水，不能被消化吸收，如草酸钙等；②膳食中其他物质的影响，如乳糖、维生素 D 和蛋白质都能促进钙的吸收，而膳食纤维则会与钙结合阻止钙的吸收，草酸根离子则更易与钙结合后生成不溶于水的钙盐而阻碍钙的吸收；③肠道钙转运系统的功能，钙在肠道与钙结合蛋白结合后被转运通过细胞膜而吸收，这种结合蛋白浓度由维生素 D 调节，任何影响维生素 D 正常代谢的因素都可能影响钙吸收。缺钙是骨质疏松的主要病因。

锌和铜与各种骨基质合成酶有关，锌缺乏时，骨中多种含锌酶活性下降，骨的生长受抑制。氟在骨中沉积有助于骨的矿化，茶叶中含氟量高，适量饮茶有助于预防骨质疏松。骨细胞分化，胶原蛋白的合成均需要含锰的金属酶催化。

3. 维生素　维生素 C 是参与骨组织中的蛋白质、骨胶原氨基多糖等代谢物的重要物质，对酶系统有促进催化作用，有利于钙的吸收和向骨骼中沉积。维生素 C 缺乏可影响骨基质形成，并使胶原组织的成熟发生障碍，导致骨质疏松。

维生素 D 对骨矿物质代谢的影响是双向的。维生素 D 可促进骨形成，对骨形成的间接作用是促进肠钙吸收，提高血钙浓度，为钙在骨骼中沉积、骨骼矿化提供原料。骨骼肌是活性维生素 D 代谢的靶器官，维生素 D 缺乏时可出现肌无力、肌肉收缩和肌肉松弛。补充维生素 D 可改善神经肌肉协调作用，减少摔跤的机会，这也是补充维生素 D 减少骨折发生率的原因之一。

以往人们认为维生素 K 仅与机体的凝血功能有关。近年来，随着骨质疏松防治研究的广泛开展，维生素 K 与骨健康关系的研究也日益深入。

三、骨质疏松症的膳食控制

1. 钙的摄入与补充　食物补钙是最安全、最经济的补钙方式，也易被接受。成年人应每日摄入钙 800 mg，中老年人每日摄入钙 1 000 mg。膳食钙首选乳及乳制品。每 250 g 牛乳约可供给 300 mg 钙，其中乳糖、氨基酸等还可促进钙的吸收。酸乳含钙亦较高，适合于体内缺乏乳糖酶不能耐受鲜乳者食用。其他含钙丰富的食物有虾皮、鱼类、芝麻酱、海带、紫菜、黑木耳、银耳、干酪、绿叶菜、核桃等。也可采用钙强化食品来补钙，但应严格掌握强化剂量和食用量，防止过量而引起其他元素的不平衡。

食物中补充不足或吸收不良者，可以在医师指导下服用钙制剂。在选用钙剂时，对其安全性、不良反应、效果、价格均应加以考虑。由于原料不同，钙剂中的含钙量亦不等，碳酸钙、氯化钙、乳酸钙和葡萄糖酸钙分别含有元素钙 40%、27%、13%、4%，其吸收率受个体生物利用因素或其他膳食成分的影响，在 10%~20%。以进餐后服用钙剂为宜，同时喝入液体可增加吸收，分次服用比一次服用吸收率高。胃酸缺乏者可选择枸橼酸钙。患有心、肾疾病的老年人，在钙制剂的品种选择和用量上须慎重。实践证明，中年人每天 300 mL 牛乳并补充钙剂 600 mg，使每日钙的摄入量在 1 000 mg 以上，可明显推迟骨质疏松症的发生，缓解或者控制骨质疏松症状的发展。

大剂量的钙制剂对机体有毒，可使软组织和肾钙化，并使肾功能进行性减退。补钙期间要多饮水。

2. 控制含磷高食物的摄入　高磷食物的摄入可引起骨盐丢失，应适量摄取含磷高的食物。含磷较高的食物有小麦胚粉、蛋黄粉、羊肉串、松子、杏仁、腰果、口菇、羊肚菌、牛脑、干贝、紫菜等。

3. 适量摄入蛋白质　蛋白质是构成骨基质的主要原料，长期蛋白质缺乏，造成血浆蛋白降低，骨基质合成不足，新骨生成落后。若钙不足，则可加快骨质疏松。适量的蛋白质可增加钙的吸收与贮存，有利于骨骼的再生和延缓骨质疏松的发生。钙通过肾和肠道排泄，膳食蛋白质可促进钙排泄，随着蛋白质摄入量的增加，尿中钙的排泄也增加，甚至有研究发现骨折发病率与蛋白质摄入量呈正相关关系。因此，蛋白质的摄入应适度，并注意增加胶原蛋白和弹性蛋白的食物，如牛乳、蛋类、核桃、肉皮、鱼皮、猪蹄、甲鱼等。

4. 补充维生素　维生素 D 能调节钙磷代谢，促进钙磷吸收和骨胶原的合成。老年人吃含维生素 D 的食物不多，户外活动较少，日照不足使摄入和转化均较少，故在补钙的同时，应适当晒太阳并补充相应剂量的维生素 D。

骨质疏松症尤其是骨折者，血清维生素 K 水平低。抗凝剂、抗生素均可致维生素 K 缺乏而使骨和血清中骨钙素水平下降，不能保持骨的正常转化。因此，补充维生素 K 有一定意义，摄入食物中含量不足，可服用维生素 K，每次 2 mg，一日一次。

维生素 C 缺乏将影响骨代谢，故应多吃新鲜蔬菜、水果来补充维生素 C。

5. 膳食纤维　膳食纤维中的糖醛酸与钙结合影响钙的吸收。有报道认为，每日摄入 26 g 膳食纤维，钙需要量应增加 50 mg。

项目八　功能性食品

【案例引入】

功能性食品将迎来黄金发展期

世界人口正在向老年化发展，据统计，已有55个国家和地区进入老年型社会。目前，全世界老年人达到5.8亿，占总人口的6％。在美国，65岁以上的老年人已超过3 200万，占人口的13.3％。而我国60岁以上的老人已超过1.5亿，占总人口的11.5％。在我国经济比较发达的地区，如上海、北京、天津等地已相继步入老年型社会。老年人口比例的全面增加，导致医疗保险费用支出迅速上升，成为社会及个人庞大的开支和沉重的负担。再加上药物副作用危害日益明显，使人们认识到从饮食上保持健康、预防疾病更为合算、安全，因此，功能性食品得到迅速发展。

据尚普咨询发布的《2011—2016年中国功能性食品市场分析投资价值研究报告》显示：慢性疾病预防纳入国家"十二五"目标规划。这表明"治未病"的重要性，而国民健康素质的提高将表现在健康意识的大幅提升和保健消费预算的增加。由此可见，国家对功能性食品的支持力度将会不断增大。尤其是，随着生活节奏的不断加快，生活水平的提高，亚健康人群的日益增多，功能性食品必将越来越受到消费者的欢迎。随着我国经济的高速发展，也为消费者有力购买功能性食品提供了经济保证。未来，功能性食品将迎来黄金发展期。功能性食品必将在促进全民身体健康方面凸显其独有魅力并发挥重要作用。

任务一　正确认识功能性食品

功能性食品的研究与生产起源于日本，其主要目的是为了应对当时迅速增加的老年人口、巨额的医疗费用支出以及适应日本民众健康观念的转变。但是，随着日本功能性食品产业的蓬勃发展以及巨大的经济利益，使得欧美等发达国家也对其产生了浓厚兴趣，于是纷纷投身进来，积极资助基础研发，并且鼓励发展生产。于是，现代功能性食品逐渐成长起来。

一、功能性食品的概念

功能性食品是强调其成分对人体能充分显示机体防御功能、调节生理节律、预防疾病和促进康复等功能的工业化食品。它必须符合下面4条要求：

（1）无毒、无害，符合应有的营养要求。

（2）其功能必须是明确的、具体的，而且经过科学验证是肯定的。同时，其功能不能取代人体正常的膳食摄入和对各类必需营养素的需要。

（3）功能性食品通常是针对需要调整某方面机体功能的特定人群而研制生产的。

（4）它不以治疗为目的，不能取代药物对病人的治疗作用。

目前，世界各国对功能性食品，尚无统一的定义。功能性食品在中国习惯被称为保健食品；德国将绿色食品、特定食品（食疗食品）及改良食品（纯净食品）定义为保健食品；美国至今尚无功能食品的官方定义，就其含义而言，所包括的范围很广，既涉及人们所熟悉的营养素，如维生素、矿物质、氨基酸等，又包括草药或其他植物中的非营养成分。

虽然概念各不相同，但是有一个共同的认识理念，即食物中含有一种无论是否属于营养素的组分，只要其有益于机体组织健康，减少相关疾病风险，或其具有超出原有食品营养功能，对机体产生有益生理和心理作用的食品，均可称为功能性食品。同时，一致认为，功能性食品可以通过添加、浓缩、提取和发酵等工艺获得。它的组分可以是具有特殊生理功能的宏量营养素，如抗性淀粉，n-3脂肪酸，也可是摄入量超出日常推荐水平的必需微量营养素，还可以是具有或者不具有一定营养价值的非必需的食物组分。

二、功能性食品的分类

（一）根据消费对象进行分类

1. 日常功能性食品　它是根据各种不同的健康消费群（如婴儿、学生和老年人等）的生理特点和营养需求而设计的，旨在促进生长发育、维持活力和精力，强调其成分能够充分显示身体防御功能和调节生理节律的工业化食品。它分为婴儿日常功能性食品、学生日常功能性食品和老年人日常功能性食品等。

（1）婴儿日常功能性食品。应该完美地符合婴儿迅速生长对各种营养素和微量活性物质的要求，促进婴儿健康生长。

（2）学生日常功能性食品。应该能够促进学生的智力发育，促进大脑以旺盛的精力应付紧张的学习和生活。

（3）老年人日常功能性食品。应该满足以下要求，即足够的蛋白质、足够的膳食纤维、足够的维生素和足够的矿物元素，低糖、低脂肪、低胆固醇和低钠。

2. 特种功能性食品　它着眼于某些特殊消费群的身体状况，强调食品在预防疾病和促进康复方面的调节功能，如减肥功能性食品、提高免疫调节的功能性食品和美容功能性食品等。

（二）根据科技含量进行分类

1. 第一代产品（强化食品）　第一代产品主要是强化食品。它是根据各类人群的营养需要，有针对性地将营养素添加到食品中。这类食品仅根据食品中的各类营养素和其他有效成分的功能来推断整个产品的功能，而这些功能未经严格的实验证明或科学论证。目前，欧美各国已将这类产品列入普通食品来管理，我国也不允许它们再以保健食品的形式面市。

2. 第二代产品（初级产品）　第二代产品要求经过人体及动物试验，证实该产品具有某种生理功能。目前我国市场上的保健食品大多属于此类。

3. 第三代产品（高级产品）　第三代产品不仅需要经过人体及动物试验证明该产品具有某种生理功能，而且需要查清具有该项功能的功效成分，以及该成分的结构、含量、作用机理、在食品中的配伍性和稳定性等。这类产品在我国现有市场上还不多见，且功效成分多数是从国外引进，缺乏自己的系统研究。

三、功能性食品在调节人体机能中的作用

2003 年 5 月 1 日起实施的《保健食品检验与评价技术规范》规范了保健食品的功能受理审批范围：增强免疫力功能、辅助降血糖功能、辅助降血脂功能、抗氧化功能、辅助改善记忆功能、缓解视疲劳功能、促进排铅功能、清咽功能、辅助降血压功能、改善睡眠功能、促进泌乳功能、缓解体力疲劳、提高缺氧耐受力功能、对辐射危害有辅助保护功能、减肥功能、改善生长发育功能、增加骨密度功能、改善营养性贫血、对化学肝损伤有辅助保护功能、去痤疮功能、祛黄褐斑功能、改善皮肤水分功能、改善皮肤油分功能、调节肠道菌群功能、促进消化功能、通便功能、对胃黏膜损伤有辅助保护功能等 27 种生理功能。

2011 年 8 月 1 日，国家食品药品监督管理局发布《保健食品功能范围调整方案（征求意见稿）》，取消了改善生长发育、对辐射危害有辅助保护、改善皮肤水分、改善皮肤油分和辅助降血压等 5 项生理功能，涉及胃肠道功能的通便、调节肠道菌群、促进消化、对胃黏膜损伤有辅助保护合并为有助于改善胃肠功能 4 项，涉及改善面部皮肤代谢功能的祛痤疮、祛黄褐斑合并为有助于促进面部皮肤健康，功能种类总数从 27 项降至 18 项。对 14 项功能名称进行调整和规范。如"提高缺氧耐受力"调整后为"有助于提高缺氧耐受力"；而"缓解体力疲劳"的评价方法主要针对缓解运动疲劳方面，因此建议调整为"有助于缓解运动疲劳"。对"缓解视疲劳"、"促进排铅"、"对化学性肝损伤有辅助保护"功能的适宜人群范围进行调整，将少年儿童作为不适宜人群。同时，当保健食品适宜人群包含少年儿童时，所用原料应当限于食品，或按照传统既是食品又是中药材的物质，以增加其安全性。

四、功能性食品与药品的区别

功能性食品与药品有着严格的区别，不能认为功能性食品是介于食品与药品之间的一种中间产品或加药产品。

功能性食品与药品的区别，主要体现在：

（1）药品是用来治病的，而功能性食品不以治疗为目的，不能取代药物对病人的治疗作用。功能性食品重在调节机体内环境平衡与生理节律，增强机体的防御功能，以达到保健康复的目的。

（2）功能性食品要达到现代毒理学上的基本无毒或无毒水平，在正常摄入范围内不能带来任何毒副作用。而作为药品，则允许一定程度的毒副作用存在。

（3）功能性食品无需医生的处方，没有剂量的限制，可按机体的正常需要自由摄取。

五、功能性食品的原料

1. 普通食品的原料 普通食品的原料，食用安全，可以作为保健食品的原料：

丁香、八角茴香、刀豆、小茴香、小蓟、山药、山楂、马齿苋、乌梢蛇、乌梅、木瓜、火麻仁、代代花、玉竹、甘草、白芷、白果、白扁豆、白扁豆花、龙眼肉（桂圆）、决明子、百合、肉豆蔻、肉桂、余甘子、佛手、杏仁（甜、苦）、沙棘、牡蛎、芡实、花椒、赤小豆、阿胶、鸡内金、麦芽、昆布、枣（大枣、酸枣、黑枣）、罗汉果、郁李仁、金银花、青果、鱼腥草、姜（生姜、干姜）、枳子、枸杞子、栀子、砂仁、胖大海、茯苓、香橼、香薷、桃仁、桑叶、桑葚、橘红、桔梗、益智仁、荷叶、莱菔子、莲子、高良姜、淡竹叶、淡豆豉、菊花、菊

苣、黄芥子、黄精、紫苏、紫苏子、葛根、黑芝麻、黑胡椒、槐米、槐花、蒲公英、蜂蜜、榧子、酸枣仁、鲜白茅根、鲜芦根、蝮蛇、橘皮、薄荷、薏苡仁、薤白、覆盆子、藿香。

2. 可用于保健食品的物品，共 114 种　这些品种经国家食品药品监督管理局（SFDA）批准可以在保健食品中使用，但不能在普通食品中使用：

人参、人参叶、人参果、三七、土茯苓、大蓟、女贞子、山茱萸、川牛膝、川贝母、川芎、马鹿胎、马鹿茸、马鹿骨、丹参、五加皮、五味子、升麻、天门冬、天麻、太子参、巴戟天、木香、木贼、牛蒡子、牛蒡根、车前子、车前草、北沙参、平贝母、玄参、生地黄、生何首乌、白及、白术、白芍、白豆蔻、石决明、石斛（需提供可使用证明）、地骨皮、当归、竹茹、红花、红景天、西洋参、吴茱萸、怀牛膝、杜仲、杜仲叶、沙苑子、牡丹皮、芦荟、苍术、补骨脂、诃子、赤芍、远志、麦门冬、龟甲、佩兰、侧柏叶、制大黄、制何首乌、刺五加、刺玫果、泽兰、泽泻、玫瑰花、玫瑰茄、知母、罗布麻、苦丁茶、金荞麦、金樱子、青皮、厚朴、厚朴花、姜黄、枳壳、枳实、柏子仁、珍珠、绞股蓝、胡芦巴、茜草、荜茇、韭菜子、首乌藤、香附、骨碎补、党参、桑白皮、桑枝、浙贝母、益母草、积雪草、淫羊藿、菟丝子、野菊花、银杏叶、黄芪、湖北贝母、番泻叶、蛤蚧、越桔、槐实、蒲黄、蒺藜、蜂胶、酸角、墨旱莲、熟大黄、熟地黄、鳖甲等。

3. 列入《食品添加剂使用标准》（GB 2760—2011）和《食品营养强化剂使用标准》（GB 14880—2012）的食品添加剂和营养强化剂；可用于保健食品的真菌和益生菌菌种；一些列入药典的辅料，如赋形剂、填充剂；不在上述范围内的品种也可作为保健食品的原料，但是须按照有关规定提供该原料相应的安全性毒理学评价试验报告及相关的食用安全资料。

4. 食品新资源品种，6 类 14 个品种　现已作为普通食品管理，它们也是开发功能性食品的常用原料：油菜花粉、玉米花粉、松花粉、向日葵花粉、紫云英花粉、荞麦花粉、芝麻花粉、高粱花粉、钝顶螺旋藻、极大螺旋藻、魔芋、刺梨、玫瑰茄、蚕蛹。

5. 可用于保健食品的真菌，共 11 种　酿酒酵母、产朊假丝酵母、乳酸克鲁维酵母、卡氏酵母、蝙蝠蛾拟青霉、蝙蝠蛾被毛孢、灵芝、紫芝、松杉灵芝、红曲霉、紫红曲霉。

6. 可用于保健食品的益生菌，共 10 种　两歧双歧杆菌、婴儿两歧双歧杆菌、长两歧双歧杆菌、短两歧双歧杆菌、青春两歧双歧杆菌、保加利亚乳杆菌、嗜酸乳杆菌、嗜热链球菌、干酪乳杆菌干酪亚种、罗伊氏乳杆菌。

六、国家公布的不可作为保健食品的原料

1. 保健食品禁用物品，共有 59 种　八角莲、八里麻、千金子、土青木香、山莨菪、川乌、广防己、马桑叶、马钱子、六角莲、天仙子、巴豆、水银、长春花、甘遂、生天南星、生半夏、生白附子、生狼毒、白降丹、石蒜、关木通、农吉痢、夹竹桃、朱砂、米壳（罂粟壳）、红升丹、红豆杉、红茴香、红粉、羊角拗、羊踯躅、丽江山慈姑、京大戟、昆明山海棠、河豚、闹羊花、青娘虫、鱼藤、洋地黄、洋金花、牵牛子、砒石（白砒、红砒、砒霜）、草乌、香加皮（杠柳皮）、骆驼蓬、鬼臼、莽草、铁棒槌、铃兰、雪上一枝蒿、黄花夹竹桃、斑蝥、硫黄、雄黄、雷公藤、颠茄、藜芦、蟾酥。

2. 国家保护一、二级野生动植物及其产品，人工驯养繁殖或人工栽培的国家保护一级野生动植物及其产品。

3. 肌酸、熊胆粉、金属硫蛋白等。

七、注意事项

在开发功能性食品时，常见的注意事项如下：

（1）当功能性食品的原料是中草药时，其用量应控制在临床用量的 50% 以下。

（2）有明显毒副作用的中药材，不宜作为开发功能性食品的原料。

（3）受国家中药保护的中成药和已获得国家药政管理部门批准的中成药，不能作为功能性食品加以开发。

（4）传统中医药中典型强壮阳药材，不宜作为开发改善性功能的功能性食品的原料。

【拓展材料】

保健食品产品配方原料和辅料的来源及使用的依据：

（1）按规定配方表示格式列出原辅料名称及其用量。

（2）产品配方（原料和辅料）、配方依据应分别列出，内容应完整。

（3）国家食品药品监督管理局公布的可用于保健食品的、卫生部公布或者批准可以食用的以及生产普通食品所使用的原料和辅料可以作为保健食品的原料和辅料。保健食品原辅料的使用和审批暂按照卫生部发布的《卫生部关于进一步规范保健食品原料管理的通知》（卫法监发〔2002〕51 号）执行。

（4）野生动植物类保健食品应符合《野生动植物类保健食品申报与审评规定（试行）》。

（5）真菌、益生菌类保健食品应符合《真菌类保健食品申报与审评规定（试行）》和《益生菌类保健食品申报与审评规定（试行）》。

（6）核酸类保健食品应符合《核酸类保健食品申报与审评规定（试行)》。

（7）氨基酸螯合物、使用微生物发酵直接生产、褪黑素、大豆磷脂、芦荟、蚂蚁、以酒为载体、甲壳素、超氧化物歧化酶（SOD）、动物性原料、红景天、花粉、螺旋藻、石斛应符合《氨基酸螯合物等保健食品申报与审评规定（试行)》。

（8）营养素补充剂类保健食品，应标出产品每种营养素的每人每日食用量，并与《中国居民膳食营养素每日参考摄入量》和《矿物质、维生素种类及用量》中相应营养素的推荐食用量对应列表表示，应符合《营养素补充剂申报与审评规定（试行)》。

（9）缓释制剂保健食品应符合《保健食品申报与审评补充规定（试行)》。

（10）保健食品原料与主要辅料相同，涉及不同口味、不同颜色的产品应符合《保健食品申报与审评补充规定（试行)》。

（11）增补剂型的产品应符合《保健食品申报与审评补充规定（试行)》。

（12）不得以肌酸和熊胆粉作为原料申请保健食品，暂不受理和审批金属硫蛋白为原料申请的保健食品。

（13）以舌下吸收的剂型、喷雾剂等不得作为保健食品剂型。

任务二　主要功能因子及其在保健食品中的应用

一、功能因子的概念

能通过激活酶的活性或其他途径，调节人体机能的物质，称为功能因子。功能因子是在功能食品中真正起生理作用的成分，是生产功能食品的关键，这些功能成分必须能在功能性食品中稳定存在，即在食品的加工与贮存过程中不被完全破坏，而且它们在保健食品中应具有特定存在的形态和含量。在进入人体后，它必须能够对机体正常的生理机能有调节作用，有效地使机体向健康的方向发展。

二、功能因子的分类

功能因子通常按照其化学结构进行分类，主要包括：活性多糖，如香菇多糖、槐耳多糖、魔芋葡甘聚糖、壳聚糖等；功能性低聚糖，如低聚果糖、低聚木糖、低聚纤维糖等；功能性脂类，如 $\omega-3$ 多不饱和脂肪酸、$\omega-6$ 多不饱和脂肪酸、亚油酸、α-亚麻酸、卵磷脂等；糖醇类，如木糖醇、山梨糖醇、甘露糖醇、赤藓糖醇等；多糖类，如果胶、粗纤维素、膳食纤维、褐藻胶等；氨基酸、肽与蛋白质类，如牛磺酸、酪蛋白磷肽、降压肽、免疫球蛋白、酶蛋白等；维生素和维生素类似物，包括水溶性维生素、脂溶性维生素、生物类黄酮等；矿物元素，包括常量元素、微量元素，如铁、钙、铬、硒、锌等；植物活性成分，如皂苷、生物碱、萜类化合物、有机硫化物等；益生菌，主要是乳酸菌类，尤其是双歧杆菌；低能量食品成分，包括蔗糖替代品、脂肪替代品等。

按照食品功能因子的生理功能来分类也是较普遍的一种分类方法。因每种食品功能因子大都具有多种生理功能，这样建立起来的食品功能因子与食品功能因子类别之间的对应关系是一对多的关系。但是，由于相当多的食品功能因子的全部或部分已报道的生理功能仍需要更进一步的确认，因此，按照生理功能来对目前研究尚不成熟的食品功能因子进行分类，难度较大。

三、功能因子的功效及应用

(一) 功能性低聚糖

低聚糖又称寡糖，是由 2～10 个单糖通过糖苷键连接形成直链或支链的一类寡糖的总称。功能性低聚糖因具独特的生理功能而成为重要的功能性食品基料，已引起全世界广泛的关注，是近年来市场增长最快的健康食品配料。我国功能性低聚糖已形成一定规模，上市的商品有低聚异麦芽糖、大豆低聚糖、低聚果糖、低聚半乳糖、低聚木糖等。

1. 低聚异麦芽糖 又称分枝低聚糖，是指葡萄糖以 $\alpha-1,6$ 糖苷键结合而成的，单糖数在 2～5 个不等的一类低聚糖，其主要成分为异麦芽糖、异麦芽三糖和潘糖等。低聚异麦芽糖具有淀粉糖浆的优良理化特性，甜度仅为蔗糖的 $45\%～50\%$。低聚异麦芽糖有甜味，异麦芽三糖、异麦芽四糖、异麦芽五糖等随聚合度的增加，其甜味逐渐降低直至消失。该糖对酸、热的稳定性很强，具有很好的保湿性，能抑制食品中淀粉回生、老化和结晶糖的析出，水分活性低，具有抑菌作用，为难消化性糖。

低聚异麦芽糖还具有双歧杆菌增殖活性和低龋齿特性，它能强烈抑制砂糖链球菌合成非水溶性葡聚糖，并能强烈抑制砂糖产生的葡聚糖在牙齿上的附着，从而阻碍牙垢形成，防止牙齿表面珐琅质脱落。

由于它具有热量低，能抑制血糖上升和降低血中胆固醇等特性，基本上不增加血糖和血脂，摄入后不会导致肥胖，因此可作为糖尿病人的甜味品。

2. 大豆低聚糖 典型的大豆低聚糖是从大豆子粒中提取出可溶性低聚糖的合称，主要组分为水苏糖、棉子糖和蔗糖。水苏糖和棉子糖都是由半乳糖、葡萄糖和果糖组成的支链低聚糖。大豆低聚糖广泛存在各种植物中，以豆科植物含量居多，除大豆外，豇豆、扁豆、豌豆、绿豆和花生等中均有存在。

大豆低聚糖的甜味特性接近于蔗糖，甜度为蔗糖的 70%，能量值仅为蔗糖的一半。大豆低聚糖具有良好的热稳定性，并且基本不受胃酸、胆汁和消化酶的作用，对温度、水分、酸和氧都比较稳定且不易变质。

大豆低聚糖能促进双歧杆菌的增殖，从而抑制有害细菌如产气荚膜梭状芽孢杆菌的生长。双歧杆菌能发酵低聚糖产生短链脂肪酸和一些抗生素物质，从而可抑制外源致病菌和肠道内固有腐败细菌的生长繁殖。

人体在代谢过程中能产生大量难消化的低聚糖，肠道的双歧杆菌能发酵低聚糖，产生大量短链脂肪酸，防止腹胀、便秘等症状。

双歧杆菌在肠道内能自然合成维生素 B_1、维生素 B_2、维生素 B_6、维生素 B_{12}、烟酸、叶酸，还可产生锌、锰、铁、磷、钙等多种矿物元素。双歧杆菌能合成氨基酸类物质，被肠道所吸收利用。而且，由于双歧杆菌的存在，可使肠胃消化系统适应性增强，延长氮停留时间，提高营养利用率。

双歧杆菌在肠道内大量繁殖还能够起到抗癌作用。此外，人体内双歧杆菌还有预防和治疗乳糖消化不良，降血压，保护肝脏，延缓衰老，治疗癫痫症等功效。

作为功能食品的重要基料，大豆低聚糖低甜度、良好的保湿性、很强的耐热、耐酸稳定性以及适当的黏度等特点和双歧杆菌增殖功能，使其可以广泛应用于饮料、糕点、糖果、乳制品、冷饮等很多新型食品的生产，赋予这些食品具有双歧杆菌增殖和抗龋齿等生物功效，成为健康食品和保健食品。同时，也可作为功能因子或食品添加剂，生产各种口服液、制剂胶囊等，成为高档保健食品或药品。

3. 低聚果糖　它是指在蔗糖分子的果糖残基上结合 1~3 个果糖的寡糖，其组分主要是蔗果三糖、蔗果四糖和蔗果五糖。低聚果糖的黏度、保湿性及在中性条件下的热稳定性等食品的应用特性都接近于蔗糖，只是在 pH 3~4 的酸性条件下加热易分解。在食品中为防止低聚果糖分解需注意两点：①酸性条件下不要长时间加热；②酵母等产生的蔗糖酶会水解该糖。日常食用的蔬菜与水果中含有此类寡糖，尤其是洋葱、牛蒡、芦笋和麦类中含量较高。

低聚果糖很难被人体消化吸收，能量值很低，摄入后不易肥胖。该糖在肠道内不易消化吸收，而到达大肠被双歧杆菌利用，是双歧杆菌增殖因子。可以认为，低聚果糖是一种水溶性膳食纤维，能降低血清胆固醇和三酰甘油含量，而且摄入后不会引起体内血糖值的大幅度升高，所以可作为高血压、糖尿病和肥胖症等患者食用的甜味剂。低聚果糖不能被突变链球菌作为发酵底物来生成不溶性葡聚糖，不提供口腔微生物沉积、产酸、腐蚀的场所（牙垢），是一种低腐蚀性的防龋齿甜味剂。

4. 低聚半乳糖　它是在乳糖分子的半乳糖基上以 β-1,4、β-1,6 糖苷键连接 2~3 个半乳糖分子的寡糖类混合物。低聚半乳糖甜味纯正，热值较低，甜度为蔗糖的 20%~40%，有较强的保湿性，热稳定性较好，即使在酸性条件下也是如此。它不被人体消化酶所消化，具有很好的双歧杆菌增殖活性。成人每天摄取 8~10 g，一周后其粪便中双歧杆菌数大大增加。低聚半乳糖的功能，除了具有其他低聚糖的不消化性、防龋齿性、耐酸、耐热等共性之外，其双歧杆菌的增殖效果比较明显。在自然界中，动物的乳汁中含有微量的低聚半乳糖，母乳中的含量稍多，因此用母乳喂养的婴儿肠内细菌中双歧杆菌占优势。

由于其价格适合，易于被消费者接受，它较普遍地应用于乳制品、婴儿食品、糖果、烘焙食品中。

5. 低聚木糖 它是由 2～7 个木糖以 β-1,4 糖苷键结合而成的低聚糖，其产品的主要成分为木糖、木二糖、木三糖和三糖以上的木寡糖。低聚木糖具有较高的耐热和耐酸性。

木二糖和木三糖属不消化但可发酵糖，因此是双歧杆菌的有效增殖因子。低聚木糖具有显著增殖双歧杆菌且用量小的特点，是目前发现的有效用量最小的低聚糖。低聚木糖的主要伴随成分为木糖，木糖也是不被消化的单糖，不具备葡萄糖的一些缺点，因此普通纯度的低聚木糖产品就能满足特殊人群，如糖尿病和高血脂等患者的食品要求。其他功能性低聚糖，如低聚异麦芽糖和低聚果糖，只有高度纯化后才能应用于糖尿病和高血脂等患者的食品中，低聚糖的纯化一般采用色谱分离的方法进行，色谱分离不仅技术要求很高，而且投资很大。因此高纯度低聚糖的价格一般为普通级低聚糖的 3～5 倍。目前国内还不能生产高纯度的功能性低聚糖。低聚木糖的黏度也较低。

低聚木糖的保健效果主要在于它改善了肠道菌群。低聚木糖易于被两歧双歧杆菌稳定利用，而且口服低聚木糖能促进两歧双歧杆菌在肠道中的增殖。

双歧杆菌对人体保健效果包括：①抑制肠道腐败菌的活性，抑制有毒物的生成，如有毒的胺；②由于短链脂肪酸（如乳酸和醋酸）的生成导致胃肠道的 pH 下降，从而抑制致病菌的增殖；③促进营养物质的消化和吸收。这些特性减少了消化道感染，缩短了腹泻的时间和保持粪便中水分在正常水平，延缓胃排空。

基于以上原因，低聚木糖在体内的功能性对生理起到了有益的影响，满足了益生素的需要。益生素是一类不被消化吸收的功效成分，能选择性地刺激和促进一种或几种肠道内对宿主健康有益微生物的生长，从而改善宿主健康。因此，低聚木糖可以用作功能性食品的添加剂。

（二）真菌多糖

真菌多糖是从真菌子实体、菌丝体、发酵液中分离出的，可以控制细胞分裂分化，调节细胞生长衰老的一类活性多糖。真菌多糖主要有香菇多糖、灵芝多糖、云芝多糖、银耳多糖、冬虫夏草多糖、茯苓多糖、金针菇多糖、黑木耳多糖等。对真菌多糖的研究主要始于20 世纪 50 年代，在 60 年代以后成为免疫促进剂而引起人们兴趣。研究表明：香菇多糖、银耳、灵芝多糖、茯苓多糖等食药性真菌多糖具有抗肿瘤、免疫调节、抗突变、抗病毒、降血脂、降血糖等方面功能。

1. 真菌多糖的免疫调节功能 免疫调节作用是大多数活性多糖的共同作用，也是它们发挥其他生理和/或药理作用（抗肿瘤）的基础。真菌多糖可通过多条途径、多个层面对免疫系统发挥调节作用。大量免疫实验证明，真菌多糖不仅能激活 T 淋巴细胞、B 淋巴细胞、巨噬细胞和自然杀伤细胞（NK）等免疫细胞，还能活化补体，促进细胞因子的生成，对免疫系统发挥多方面的调节作用。

2. 抗肿瘤的功能 据文献报道，高等真菌已有 50 个属 178 种的提取物都具有抑制 S-180 肉瘤及艾氏腹水瘤等细胞生长的生物学效应，明显促进肝蛋白质及核酸的合成及骨髓造血功能，促进体细胞免疫和体液免疫功能。

3. 真菌多糖的抗突变作用 在细胞分裂时，由于遗传因素或非遗传因素的作用，会产生转基因突变。突变是癌变的前提，但并非所有突变都会导致癌变，只有那些导致癌细胞产生恶性行为的突变才会引起癌变，但可以肯定，抑制突变的发生有利于癌症的预防。多种真菌多糖表现出较强的抗突变作用。

4. 降血压、降血脂、降血糖的功能　冬虫夏草多糖对心律失常、房性期前收缩有疗效；灵芝多糖对心血管系统具调节作用，可强心、降血压、降低胆固醇、降血糖等。试验结果表明，蜜环菌多糖（AMP）能使正常小鼠的糖耐量增强，能抑制四氧嘧啶糖尿病小鼠血糖升高。研究还发现，蘑菇、香菇、金针菇、木耳、银耳和滑菇等 13 种食用菌的子实体具有降低胆固醇的作用，其中尤以金针菇为最强。对腹腔给予虫草多糖，对正常小鼠、四氧嘧啶小鼠均有显著的降血糖作用，且呈现一定的量效关系。云芝多糖、灵芝多糖、猴头菇多糖等也具降血糖或降血脂等活性。真菌多糖可降低血脂，预防动脉粥样硬化斑的形成。

5. 真菌多糖的抗病毒作用　研究证明，多糖对多种病毒，如艾滋病毒（HIV‐1）、单纯疱疹病毒（HSV‐1，HSV‐2）、巨细胞病毒（CMV）、流感病毒、囊状胃炎病毒（VSV）、劳斯肉瘤病毒（RSV）和反转录病毒等有抑制作用。香菇多糖对水泡性口炎病毒感染引起的小鼠脑炎有治疗作用，对阿拉伯耳氏病毒和十二型腺病毒有较强的抑制作用。

6. 真菌多糖的抗氧化作用　许多真菌多糖具有清除自由基、提高抗氧化酶活性和抑制脂质过氧化的活性，起到保护生物膜和延缓衰老的作用。

7. 真菌多糖的其他功能　除具有上述生理功能外，真菌多糖还具有抗辐射、抗溃疡和抗衰老等功能。具有抗辐射作用的真菌多糖有灵芝多糖和猴头多糖。具有抗溃疡作用的真多糖有猴头多糖和香菇多糖。具有抗衰老作用的真菌多糖有香菇多糖、虫草多糖、灵芝多糖、云芝多糖和猴头菌多糖等。

（三）活性肽类

生物活性肽（简称活性肽）指的是一类相对分子量小于 6 000 u，具有多种生物学功能的多肽。这些活性肽具有多种人体代谢和生理调节功能，食用安全性极高。生物活性肽是肽类的热门研究领域，肽的吸收与生理作用已有较深入的研究。由于动物体内存在大量的蛋白酶和肽酶，人们长期以来一直认为，蛋白质降解成寡肽后，只有再降解为游离氨基酸才能被动物吸收利用。20 世纪 60 年代，有研究证明寡肽可以被完整吸收，人们才逐步接受了肽可以被动物直接吸收利用的观点。此后人们对寡肽在动物体内的转运机制进行了大量的研究，表明动物体内可能存在多种寡肽的转运体系。目前的研究认为，二肽、三肽能被完整吸收，大于三肽的寡肽能否被完整吸收还不确定，但也有研究发现四肽、五肽甚至六肽都能被动物直接吸收。

1. 大豆肽　大豆肽是大豆蛋白质经酸法或酶法水解后分离、精制而得到的多肽混合物，以 3～6 个氨基酸组成的小分子肽为主，还含有少量大分子肽、游离氨基酸、糖类和无机盐等成分，相对分子量在 1 000 u 以下。大豆肽的蛋白质含量为 85％左右，其氨基酸组成与大豆蛋白质相同，必需氨基酸的平衡良好，含量丰富。

大豆肽与大豆蛋白相比，具有消化吸收率高、提供能量迅速、降低胆固醇、降血压和促进脂肪代谢的生理功能以及无豆腥味、无蛋白变性、酸性不沉淀、加热不凝固、易溶于水、流动性好等良好的加工性能，是优良的保健食品素材。

（1）易消化和易吸收性。大豆多肽与蛋白质、氨基酸混合物的吸收比较研究结果显示，前者从胃向肠的移行速度明显加快，吸收率也高，显示其易消化和易吸收性。

（2）降低血压和降低胆固醇。血管紧张素能使末梢血管收缩，引起高血压。大豆多肽能抑制血管紧张素转换酶的活性，通过减缓末梢血管的收缩，起到降低血压的作用，降压作用比较平稳，不会出现药物降压可能出现的血压波动。大豆多肽通过刺激甲状腺激素的分泌，阻碍肠道内胆固醇的再吸收并促使其排出体外，因而具有降低血清胆固醇的作用。

（3）缓和血糖的升高。α-葡萄糖苷酶是小肠中迅速分解糖类的消化酶，大豆多肽是 α-葡萄糖苷酶抑制剂的有效成分，能够阻缓该酶的作用，延缓淀粉、蔗糖、低聚糖等糖类的消化，从而达到缓和血糖升高的目的。由于它的作用机制与机体分泌胰岛素无关，因此对血糖的控制能够起到很好的辅助作用。

（4）抗过敏性。一般将有过敏原性蛋白质水解，使之低分子量化，可降低蛋白质的过敏性，大豆多肽与大豆蛋白相比，其抗原性可降低至 1/1 000～1/100，以对大豆过敏患者为研究对象的临床试验已证实了大豆肽的有效性。

根据大豆肽的理化特性，可用大豆肽为基本素材，开发肠胃功能不良者和消化道手术病人康复的肠道营养食品的流态食品，开发降胆固醇、降血压、预防心血管疾病的保健食品，开发增强肌肉和消除疲劳的运动员食品，开发婴幼儿及老年人保健食品，开发促进脂肪代谢的减肥食品、酸性蛋白饮料和开发用作促进微生物生长、代谢的发酵促进剂等。

2. 高 F 值寡肽　F 值是支链氨基酸与芳香族氨基酸含量的摩尔数比值。正常人血液中 F 值为 3.0～3.5，而患有肝疾病病人的 F 值只有 1.0 或者更低。高 F 值寡肽混合物是一个由 2～9 个氨基酸残基所组成的 F 值大于 20 的混合小肽（或称寡肽）体系。由于它具有独特的氨基酸组成和生理功能，已经受到食品和医药界的高度关注。

（1）高 F 值寡肽辅助治疗肝性脑病。肝功能衰竭时出现的特征性神经症状称为肝性脑病（简称 HE）。如果能纠正血浆中不正常的氨基酸模式，降低血浆中氨浓度而使单氨类神经递质的前体 AAA 进入大脑的量减少，就能恢复中枢神经系统正常的单氨能神经递质代谢，减轻或消除肝性脑病的病情。对于肝病（肝性脑病）患者来说，其血浆 F 值可以反映出患者肝病的严重程度。目前，已有用于治疗肝功能衰竭的高 F 值制品。

（2）提供能量、抗疲劳作用。支链氨基酸主要是在肌肉组织进行代谢，基于其节氮原理，补充外源性支链氨基酸可节省肌肉蛋白质的分解作用，从而起到节氮并提供能量的作用。支链氨基酸代谢与运动性疲劳的发生关系密切，但机制尚不明朗。支链氨基酸由于能降低运动过程中大脑 5-羟色胺的积累，防止中枢神经疲劳，而被人们作为一种运动营养补剂而广泛使用。美国一公司制造了提供骨骼肌对锻炼适应性的营养配方，其组成包括肉毒碱、谷酰胺、亮氨酸、异亮氨酸和缬氨酸等。支链氨基酸在体内分解产生 ATP 的效率高于其他氨基酸，对高强度体力、脑力工作者和运动员及时补充支链氨基酸，不仅有利于体力的快速恢复，疲劳的快速消除，运动机能的提高，还能有效保护肌肉组织，减轻肌肉组织损伤。动物实验表明，饮用富含支链氨基酸饮料的小鼠体重增加显著，运动能力增强，耐热、抗疲劳和耐缺氧能力明显提高。

（3）改善手术后和卧床病人的蛋白营养状况。对皮伤和外科手术病人，特别是对于有严重消化障碍病人，食物蛋白质吸收受到严重限制，其蛋白质合成代谢减弱，而蛋白质分解代谢增强，机体处于负氮平衡状态，蛋白质、氨基酸循环被破坏，靠饮食补充蛋白质营养就较困难。如果摄入正常膳食蛋白往往会出现血氨增高，血液及脑中氨基酸模式发生改变，频频发生昏迷现象。支链氨基酸具有促进氮贮留和蛋白质合成，抑制蛋白质分解等作用。现在支链氨基酸已广泛应用于提高高代谢疾病如烧伤、外科手术、脓毒血症和长期卧床的鼻饲病人的蛋白质营养水平，并取得了令人满意的效果。

（4）治疗苯丙酮尿症。苯丙酮尿症（PKU）是一种先天性代谢障碍病，由苯丙氨酸代谢途径中的酶缺陷所致，因患儿尿液中排出大量苯丙酮酸等代谢产物而得名。低苯丙氨酸饮食疗法是目前治疗PKU唯一方法，以控制血中苯丙氨酸浓度在 $20\sim100\,mg/L$，因此，以低苯丙氨酸含量的高F值低聚肽限制膳食中苯丙氨酸过多摄入是行之有效的治疗方法。此外，富含亮氨酸等疏水性氨基酸的寡肽，能刺激胰高血糖素分泌，降低胆固醇；增加甲状腺素分泌，造成内源性胆固醇代谢亢进；促进粪便中甾醇排泄，降低血清胆固醇浓度。摄入含有大量支链氨基酸的蛋白肽类对酒精代谢有积极的作用。服用高支链氨基酸含量制剂还能缓解和减轻运动障碍性疾病病情，降低血糖。此外，高F值寡肽还有抑制癌细胞增殖等作用。

3. 谷胱甘肽（GSH） 谷胱甘肽是由谷氨酸、半胱氨酸和甘氨酸经肽键缩合而成的活性三肽，广泛存在于动物肝、血液、酵母和小麦胚芽中，各种蔬菜等植物组织中也有少量分布。谷胱甘肽具有独特的生理功能，被称为长寿因子和抗衰老因子。日本在20世纪50年代开始研制并应用于食品，现已在食品加工领域得到广泛应用。我国对谷胱甘肽的研究尚处于起步阶段。

谷胱甘肽的生产方法主要有溶剂萃取法、化学合成法、微生物发酵法和酶合成法等4种，其中利用微生物细胞或酶生物合成谷胱甘肽极具发展潜力，目前即以酵母发酵法生产为主。

由于谷胱甘肽分子有一个特异的 γ-肽键，决定了它在人机体中的许多重要生理功能，如蛋白质和核糖核酸的合成、氧及营养物质的运输、内源酶的活力、代谢和细胞保护、参与体内三羧酸循环及糖代谢，具有抗氧化、抗疲劳、抗衰老、清除体内过多自由基、解毒护肝、预防糖尿病和癌症等功效，因此成为机体防御功能肽的代表。谷胱甘肽除可在临床上用做治疗眼角膜疾病，解除丙烯酯、氟化物、重金属、一氧化碳、有机溶剂等中毒症状的解毒药物外，还可用于运动营养食品和功能食品添加剂等。

（四）功能性油脂

功能性油脂是指一类具有特殊生理功能的油脂，是为人类营养所需要，并对人体的健康有促进作用的一大类脂溶性物质。主要包括多不饱和脂肪酸、磷脂、油脂替代品等。

1. 大豆磷脂

（1）改善大脑功能，增强记忆力。磷脂的代谢与脑的机能状态有关，补充磷脂能使儿童注意力集中，促进脑和神经系统的发育，使神经元突触活动迅速而发达，改善学习和认知能力。对于老年人，磷脂能延缓脑细胞萎缩和脑力衰退，推迟老年性思维迟钝、记忆下降、动作迟缓及老年性痴呆症的发生。

（2）降低胆固醇，调节血脂。大豆磷脂具有显著降低胆固醇、三酰甘油、低密度脂蛋白的作用。大豆磷脂能使动脉壁内的胆固醇易于脱离至血浆，并从血浆进入肝后排出体外，从而减少胆固醇在血管内壁的沉积。

（3）延缓衰老。增加磷脂的摄入量，特别是像大豆磷脂这类富含不饱和脂肪酸的磷脂，能调整人体细胞中磷脂和胆固醇的比例，增加磷脂中脂肪酸的不饱和度，有效改善生物膜的功能，提高人体的代谢能力和机体组织的再生能力，从根本上延缓人体的衰老。

（4）维持细胞膜结构和功能的完整性。人体所有细胞中均含有卵磷脂，是细胞膜的主要组成部分，对维护细胞的正常结构与功能、促进细胞生长发育有重要作用。

（5）保护肝。磷脂酰胆碱（卵磷脂）是合成脂蛋白所必需的物质，肝内的脂肪能以脂蛋白的形式转运到肝外，被其他组织利用或贮存。所以，适量补充磷脂可以减少脂肪肝的发生，而且能够促进肝细胞再生，是防治肝硬化、恢复肝功能的重要功效成分。

2. 脂肪替代物　目前而言，脂肪替代物尚未有明确的完整学术定义。原则上，凡能在食品的加工过程中部分或全部代替油脂的使用，而且不能或较少影响油脂对食品的特性，并且以降低人体摄入后代谢所产生的热量为目的的物质都可以称为脂肪替代物。

脂肪替代物的种类可分为两大类：一类是以油脂为基础成分进行改性所得到的类油脂产品或完全经过化学合成的酯类物质，可用来模拟油脂性能；另外一类是以糖类、蛋白质作为基本组分，有人称为模拟脂肪，如菊粉等。

脂肪替代物的开发，一方面能发挥脂肪的特性，另一方面又不会产生过多热量，使消费者能以较健康的方法继续维持其现有的膳食模式，深受消费者的欢迎，形成一个极具发展潜力的市场。

（五）黄酮类化合物

黄酮类化合物，又称生物类黄酮，是指具有色酮环与苯环为基本结构的一类化合物的总称，是色原酮或色原烷的衍生物，以黄酮（2-苯基色原酮）为母核而衍生的一类黄色色素。它可以分类为黄酮类、黄酮醇类、异黄酮类、黄烷酮类等，广义的范围还包括查耳酮、异黄烷酮、双黄酮及茶多酚。

近几年，黄酮类化合物以其天然生物活性引起人们的日益关注。现已证实，黄酮类化合物具有保护神经系统，改善记忆力、抗肿瘤、抗病毒、抗氧化性多种生理功能，能够促使胰岛 β 细胞的恢复，降低血糖和血清胆固醇，改善糖耐量，对抗肾上腺素的升血糖作用。

黄酮类化合物是一类低分子量的广泛分布于植物界的天然植物成分，为植物多酚类的代谢物，大多有颜色。从植物系统学的角度，植物体产生黄酮的能力与植物体木质化性质密切相关。因此，黄酮类化合物主要分布在维管束植物中，而在其他较低等的植物类群中分布较少，其中大多集中于被子植物中，如豆科、蔷薇科等。在这些植物中，此类化合物的类型最全，结构最复杂，含量也最高。其在食品中的应用形式比较单一，主要是作为食品添加剂或直接应用于食品中增加其保健作用。从产品形式看种类不多，基本上是液态饮品、果蔬汁饮料、低度发酵酒、茶等。

（六）乳酸菌

人类肠道菌群约有 100 余种菌属，400 余菌种，菌数为 $10^{12} \sim 10^{13}$ cfu/g 粪便，占干粪便重 1/3 以上，其中以厌氧和兼性厌氧菌为主，需氧菌比较少。形态上有拟杆菌、球菌、拟球菌和梭菌。这些肠道菌群栖息在人体肠道的共同环境中，保持一种微观生态平衡。如果由于机体内外各种原因，导致这种平衡的破坏，某种或某些菌种过多或过少，外来的致病菌或过路菌的定植或增殖，或者某些肠道菌向肠道外其他部位转移，即称为肠道菌群失调。引起肠道菌群失调的原因较多，如婴幼儿喂养不当、营养不良、中老年年老体弱；肠道与其他系统急慢性疾病，长期使用抗生素、激素、抗肿瘤药、放疗或化疗等，均可引起肠道菌群失调，从而也对机体健康，首先是肠道功能产生重要影响。

1. 乳杆菌　乳杆菌是人们认识最早、也是研究较多的肠道有益菌。最常见的应用例是从 20 世纪 20 年代就开始生产饮用的用人工培养的嗜酸乳杆菌及其接种培养的发酵乳和酸乳，用以纠正便秘及其他肠道疾病。现在已知的乳杆菌对人体健康的有益作用主要有以下 4 点。

(1) 抑制病原菌和调整正常肠道菌群。嗜酸乳杆菌对肠道某些致病菌具有明显的抑制作用，如大肠埃希菌中的产毒菌种、克雷伯菌、沙门菌、志贺菌、金黄色葡萄球菌以及其他一些腐败菌。这种机制作用既归因于代谢产物中的短链脂肪酸（SCFA），也有抗菌样物质的作用。在大剂量抗生素治疗时和治疗后，肠道正常菌群被大量杀灭，难辨芽孢梭菌过度增殖可引起伪膜性肠炎，而嗜酸乳杆菌既能控制该菌过度增殖，同时又能抑制其产生毒素，从而起到保护肠道菌群的作用。另外，嗜酸乳杆菌还能与外籍菌或称过路菌或致病菌竞争性地占据肠上皮细胞受体而达到抗菌作用。

(2) 抗癌与提高免疫能力。①激活胃肠免疫系统，提高自然杀伤细胞活性；②同化食物与内源性和肠道菌群所产生的致癌物；③减少 β-葡萄糖苷酶、β-葡萄糖醛酸酶、硝基还原酶、偶氮基还原酶的活性，这些被认为与致癌有关；④分解胆汁酸。

(3) 调节血脂。该菌能减低高脂人群的血清胆固醇水平，而对正常人群则无降脂作用。其解释机制为，对内源性代谢的调节与利用以及使短链脂肪酸加速代谢。

(4) 乳杆菌促进乳糖代谢。乳杆菌可分解乳糖，加速其代谢。因而对不习惯食用鲜乳与乳粉的人，可以饮用乳杆菌发酵的酸乳，这对我国克服膳食结构中缺乳（相当多的人是由于对乳不适应）有主要应用价值。当然对为数不多的真正乳糖不耐症的人也是有益的。

2. 双歧杆菌　双歧杆菌对人体健康有益作用十分明显，以至成为近年保健食品开发的一个热点。

(1) 抑制肠道致病菌。1994 年 G. R. Gibson 曾以双歧杆菌属 5 种菌种对 8 种病原菌作平板扩散法抗菌敏感性试验（平行 3 次），结果所有双歧杆菌菌种均显示出较显著的抑菌作用。

(2) 抗腹泻与防便秘。双歧杆菌的重要生理作用之一是通过阻止外袭菌或病原菌的定植以维持良好的肠道菌群状态，从而呈现出既纠正腹泻又防止便秘的双向调节功能。双歧杆菌制剂对儿童菌群失调性腹泻具有显著的疗效。便秘是中老年人群的一大顽症，大量的文献报告，无论是口服活菌制剂，还是服用双歧杆菌，都能降低肠道 pH，改善肠道菌群构成，从而迅速地解除便秘。

(3) 免疫调节与抗肿瘤。双歧杆菌的免疫调节主要表现为增加肠道免疫球蛋白的水平。另外，双歧杆菌的全细胞或细胞壁成分能作为免疫调节剂，强化或促进对恶性肿瘤细胞的免疫性攻击作用。双歧杆菌还有对轮状病毒的拮抗性，与其他肠道菌的协同性屏障作用，以及对单核吞噬细胞系统的激活作用。

(4) 调节血脂。双歧杆菌的调节血脂作用已有不少文献报告。给雄性大鼠添加 10％～15％双歧杆菌因子（低聚糖），经 3～4 个月的试验表明，在不改变体重前提下，呈现出显著地降血脂作用。

(5) 合成维生素和分解腐败物。除青春双歧杆菌外，其他各种杆菌均能合成大部分 B 族维生素，其中长双歧杆菌合成维生素 B_2 和维生素 B_6 的作用尤为显著。双歧杆菌分泌的许多生理性酶是分解腐败产物和致癌物的基础，如酪蛋白磷酸酶、溶菌酶、乳酸脱氢酶、果糖-6-磷酸酮酶、半乳糖苷酶、β-葡萄糖苷酶、结合胆汁酸水解酶等。

正确认识天然提取物

科学研究表明，天然物并非没有毒性，合成物也不一定不安全。例如，天然色素大部分从植物中提取，被普遍认为是较安全的品种。但在我国已经批准列入使用标准中的 40 多种天然色素中，只有甜菜红、越桔红、辣椒红、焦糖色、蜜蒙黄、萝卜红、黑加仑红、红曲米茶黄素、柑橘黄等品种使用量不受限制，可按生产需要适量添加；其余大部分品种，均有最大使用量的限制。其中，紫草红最大使用量为 0.1 g/kg，和合成色素胭脂红、新红的限量相同；姜黄素最大使用量规定为 0.01 g/kg，比合成色素日落黄、柠檬黄 0.1 g/kg 要低 10%。这说明姜黄素的毒性高于合成的黄色素。最大使用量，是经过严格认真的毒理学评价程序而确定的。不论是天然的还是合成的，列入使用卫生标准目录的品种，只要按规定的剂量使用，均是安全的。切不能认为天然物一定比合成物更安全。

此外，天然提取物必须注意来源。如果这些提取物的原料植物不是常规的食用植物，如槐树角、无花果、厚朴、覆盆子叶等，其食用安全性要经过严格验证。我国卫生部对保健食品的中草药原料，也规定有几十种不得使用。所以，采用传统的食用植物提取的功能性添加剂，不仅在毒理学方面比较安全，消费者也容易接受。

任务三　保健食品毒理学与功能学评价

【案例引入】

2007 年 5 月 28 日，国家食品药品监督管理局颁布实施的《保健食品命名规定（试行）》对保健食品的命名作出了新的规定。新规定只针对 5 月 28 日后新注册的保健食品，此前已经获得批准文号的产品暂时还可以保留原来的产品名称。

根据这一规定，每个保健食品只能有一个名称，其名称由品牌名、通用名、属性名三部分组成。其中，品牌名和通用名不得使用明示或暗示治疗作用的词语，不得使用功能名称及其谐音字或形似字，不得使用夸大功能作用的文字、与功能相关联的文字以及误导消费者的词语；不得使用虚假、夸大和绝对化的语言，如"高效、速效、第几代"。

此外，规定还特别要求品牌名不得使用外文字母、汉语拼音、数字、符号等。通用名不得使用特定人群名称，需要标注特定人群等情况的，应当在属性名后加括号予以标志。

以"××牌清畅养颜胶囊"为例，"××牌"是品牌名，"清畅养颜"是通用名，"胶囊"是属性名。按规定，"清畅"为"清肠"的谐音，不能在名称中出现，"养颜"为功能名称，也不符合新规定的要求。在其他产品中，"老年"、"减肥"、"润肠"这些词语都不符合新规定的要求。

功能食品的评价包括毒理学评价、功能学评价和卫生学评价。卫生学评价报告同普通食品相同，因此对功能食品的毒理学评价和功能学评价则成为对功能食品评价的关键内容。

一、保健食品的毒理学评价

安全性毒理学试验，是指检验机构按照国家食品药品监督管理局颁布的保健食品安全性毒理学评价程序和检验方法，对申请人送检的样品进行的以验证食用安全性为目的的动物试验，必要时可进行人体试食试验。主要评价食品生产、加工、保藏、运输和销售过程中使用的化学和生物物质以及在这些过程中产生和污染的有害物质、食物新资源及其成分和新资源食品。对于功能食品及功效成分必须进行《食品安全性毒理学评价程序和方法》中规定的第一、二阶段的毒理学试验，并依据评判结果决定是否进行三、四阶段的毒理学试验。若功能食品的原料选自普通食品原料或已批准的药食两用原料则不再进行试验。

（一）食品安全性毒理学评价试验的四个阶段与试验原则

1. 试验的 4 个阶段

第一阶段：急性毒性试验，包括经口急性毒性（一般以半数致死量 LD_{50} 来表示）和联合急性毒性。

第二阶段：遗传毒性试验、传统致畸试验、短期喂养试验。

第三阶段：亚慢性毒性试验（90 d 喂养试验）、繁殖试验和代谢试验。

第四阶段：慢性毒性实验（包括致癌试验）。

2. 试验原则 功能食品，特别是功效成分的毒理学评价可参照下列原则进行：

（1）凡属我国创新的物质一般要求进行 4 个阶段的试验。特别是对其中化学结构提示有慢性毒性、遗传毒性或致癌性可能者或产量大、使用范围广、摄入机会多者，必须进行全部 4 个阶段的毒性试验。

（2）凡属与已知物质（指经过安全性评价并允许使用者）的化学结构基本相同的衍生物或类似物，则根据第一、二、三阶段毒性试验结果判断是否需进行第四阶段的毒性试验。

（3）凡属已知的化学物质，世界卫生组织已公布每人每日允许摄入量（ADI），同时又有资料证明我国产品的质量规格与国外产品一致，则可先进行第一、二阶段毒性试验，若试验结果与国外产品的结果一致，一般不要求进行进一步的毒性试验，否则应进行第三阶段毒性试验。

（4）食品新资源及其食品原则上应进行第一、二、三个阶段毒性试验，以及必要的人群流行病学调查。必要时应进行第四阶段试验。若根据有关文献资料及成分分析，未发现有或虽有但量甚少，不至构成对健康有害的物质，以及较大数量人群有长期食用历史而未发现有害作用的天然动植物（包括作为调料的天然动植物的粗提制品）可以先进行第一、二阶段毒性试验，经初步评价后，决定是否需要进行进一步的毒性试验。

（5）凡属毒理学资料比较完整，世界卫生组织已公布日许量或不需规定日许量者，要求进行急性毒性试验和一项致突变试验，首选 Ames 试验或小鼠骨髓微核试验。

（6）凡属有一个国际组织或国家批准使用，但世界卫生组织未公布日许量，或资料不完整者，在进行第一、二阶段毒性试验后作初步评价，以决定是否需进行进一步的毒性试验。

（7）对于由天然植物制取的单一组分，高纯度的添加剂，凡属新产品需先进行第一、二、三阶段毒性试验，凡属国外已批准使用的，则进行第一、二阶段毒性试验。

（8）凡属尚无资料可查、国际组织未允许使用的，先进行第一、二阶段毒性试验，经初步评价后，决定是否需进行进一步试验。

（二）食品毒理学评价试验的目的与试验内容

1. 第一阶段的急性毒性试验　目的：通过测定获得 LD_{50}（半致死剂量），了解受试物的毒性强度、性质和可能的靶器官，为进一步进行毒性试验的剂量和毒性判定指标的选择提供依据。

试验内容：口急性毒性（LD_{50}）试验、联合急性毒性试验。

2. 第二阶段的遗传毒性试验、传统致畸试验、短期喂养试验　目的：

（1）遗传毒性试验。对受试物的遗传毒性以及是否具有潜在致癌作用进行筛选。

（2）传统致畸试验。了解受试物对胎仔是否具有致畸作用。

（3）短期喂养试验。对只需进行第一、二阶段毒性试验的受试物，在急性毒性试验的基础上，通过短期（30 d）喂养试验，进一步了解其毒性作用，并可初步估计最大无作用剂量。

试验内容：

（1）细菌致突变试验。鼠伤寒沙门氏菌/哺乳动物微粒体酶试验（Ames 试验）为首选项目，必要时可另选和加选其他试验。

（2）小鼠骨髓微核率测定或骨髓细胞染色体畸变分析。

（3）小鼠精子畸形分析和睾丸染色体畸变分析。

3. 第三阶段的亚慢性毒性试验（90 d 喂养试验）、**繁殖试验和代谢试验**　目的：观察受试物以不同剂量水平经较长期喂养后对动物的毒性作用性质和靶器官，并初步确定最大作用剂量；了解受试物对动物繁殖及对仔代的致畸作用，为慢性毒性和致癌试验的剂量选择提供依据。

试验内容：

（1）90 d 喂养试验。

（2）繁殖试验。

（3）代谢试验。了解受试物在体内的吸收、分布和排泄速度以及蓄积性，寻找可能的靶器官；为选择慢性毒性试验的合适动物种系提供依据；了解有无毒性代谢产物的形成。

4. 第四阶段的慢性毒性试验（包括致癌试验）　目的：了解经长期接触受试物后出现的毒性作用，尤其是进行毒性或不可逆的毒性作用以及致癌作用；最后确定最大无作用剂量，为受试物能否应用于食品的最终评价提供依据。

（三）食品毒理学试验结果的判定

1. 急性毒性试验　如 LD_{50} 剂量小于人的可能摄入量的 10 倍，则放弃该受试物用于食品，不再继续其他毒理学试验。如大于 10 倍者，可进入下一阶段毒理学试验。凡 LD_{50} 在人的可能摄入量的 10 倍左右时，应进行重复试验，或用另一种方法进行验证。

2. 遗传毒性试验　根据受试物的化学结构、理化性质以及对遗传物质作用终点的不同，并兼顾体外和体内试验以及体细胞和生殖细胞的原则，在鼠伤寒沙门氏菌/哺乳动物微粒体酶试验（Ames 试验）、小鼠骨髓微核率测定、骨髓细胞染色体畸变分析、小鼠精子畸形分析和睾丸染色体畸变分析试验中选择 4 项试验，根据以下原则对结果进行判断。如其中三项试验为阳性，则表示该受试物很可能具有遗传毒性作用和致癌作用，一般应放弃该受试物应用于食品，无须进行其他项目的毒理学试验。如其中两项试验为阳性，而且短期喂养试验显示该受试物具有显著的毒性作用，一般应放弃该受试物用于食品。如短期喂养试验显示有可疑的毒性作用，则经初步评价后，根据受试物的重要性和可能摄入量等，综合权衡利弊再作出决定。如其中一项试验为阳性，则再选择体外哺乳类细胞（V79/HGPRT）基因突变试验、显性致死试验果蝇伴性隐性致死试验，程序外 DNA 修复合成（UDS）试验中的两项遗传毒性试验。如再选的两项试验均为阳性，则无论短期喂养试验和传统致畸试验是否显示有毒性与致畸作用，均应放弃该受试物用于食品；如有一项为阳性，而在短期喂养试验和传统致畸试验中未见有明显毒性与致畸作用，则可进入第三阶段毒性试验。如 4 项试验均为阴性，则可进入第三阶段毒性试验。

3. 短期喂养试验　在只要求进行两阶段毒性试验时，若短期喂养试验未发现有明显毒性作用，综合其他各项试验即可作出初步评价；若试验中发现有明显毒性作用，尤其是有剂量反应关系时，则考虑进一步的毒性试验。

4. 90 d 喂养试验、繁殖试验、传统致畸试验　根据三项试验中所采用的最敏感指标所得的最大无作用剂量进行评价，最大无作用剂量小于或等于人的可能摄入量的 100 倍者表示毒性较强，应放弃该受试物用于食品。最大无作用剂量大于 100 倍而小于 300 倍者，应进行毒性试验。大于或等于 300 倍者则不必进行慢性毒性试验，可进行安全性评价。

5. 慢性毒性（包括致癌）**试验**　根据慢性毒性试验所得的最大无作用剂量进行评价，最大无作用剂量小于或等于人的可能摄入量的 50 倍者，表示毒性较强，应放弃该受试物用于食品。最大无作用剂量大于 50 倍而小于 100 倍者，经安全性评价后，决定该受试物可否用于食品。最大无作用剂量大于或等于 100 倍者，则可考虑允许使用于食品。

新资源食品、复合配方的饮料等在试验中，若试样的最大加入量（一般不超过饲料的 5%）或液体试样最大可能的浓缩物加入量仍不能达到最大无作用剂量为人的可能摄入量的规定倍数时，则可以综合其他的毒性试验结果和实际食用或饮用量进行安全性评价。

（四）保健食品毒理学评价时应考虑的问题

1. 试验指标的统计学意义和生物学意义　在分析试验组与对照组指标统计学上差异的显著性时，应根据其有无剂量反应关系、同类指标横向比较及与本实验室的历史性对照值范围比较的原则等来综合考虑指标差异有无生物学意义。此外，如在受试物组发现某种肿瘤发生率增高，即使在统计学上与对照组比较差异无显著性，仍要给以关注。

2. 生理作用与毒性作用　对实验中某些指标的异常改变，在结果分析评价时要注意区分是生理学表现还是受试物的毒性作用。

3. 时间-毒性效应关系　对由受试物引起的毒性效应进行分析评价时，要考虑在同一剂量水平下毒性效应随时间的变化情况。

4. 特殊人群和敏感人群　对孕妇、乳母或儿童食用的保健食品，应特别注意其胚胎毒性或生殖发育毒性、神经毒性和免疫毒性。

5. 推荐摄入量较大的保健食品　应考虑给予受试物的量过大时，可能影响营养素摄入量及其生物利用率，从而导致某些毒理学表现，而非受试物的毒性作用所致。

6. 含乙醇的保健食品　对试验中出现的某些指标的异常改变，在结果分析评价时应注意区分是乙醇本身还是其他成分的作用。

7. 动物年龄对试验结果的影响　对某些功能类型的保健食品进行安全性评价时，对试验中出现的某些指标的异常改变，要考虑是否因为动物年龄选择不当所致而非受试物的毒性作用，因为幼年动物和老年动物可能对受试物更为敏感。

8. 安全系数　将动物毒性试验结果外推到人时，鉴于动物、人的种属和个体之间的生物学差异，安全系数通常为100，但可根据受试物的原料来源、理化性质、毒性大小、代谢特点、蓄积性、接触的人群范围、食品中的使用量和人的可能摄入量、使用范围及功能等因素来综合考虑其安全系数的大小。

9. 人体资料　由于存在动物与人之间的种属差异，在评价保健食品的安全性时，应尽可能收集人群食用受试物后反应的资料。必要时在确保安全的前提下，可遵照有关规定进行人体试食试验。

10. 综合评价　在对保健食品进行最后评价时，必须综合考虑受试物的原料来源、理化性质、毒性大小、代谢特点、蓄积性、接触的人群范围、食品中的使用量与使用范围、人的可能摄入量及保健功能等因素，确保其对人体健康的安全性。对于已在食品中应用了相当长时间的物质，对接触人群进行流行病学调查具有重大意义，但往往难以获得剂量反应关系方面的可靠资料；对于新的受试物质，则只能依靠动物试验和其他试验研究资料。然而，即使有了完整和详尽的动物试验资料和一部分人类接触者的流行病学研究资料，由于人类的种族和个体差异，也很难做出保证每个人都安全的评价。即绝对的安全实际上是不存在的。根据试验资料，进行最终评价时，应全面权衡做出结论。

11. 保健食品安全性的重新评价　安全性评价的依据不仅是科学试验的结果，与当时的科学水平、技术条件以及社会因素均密切有关。因此，随着时间的推移，很可能结论也不同。随着情况的不断改变，科学技术的进步和研究的不断进展，有必要对已通过评价的受试物进行重新评价，做出新的科学结论。

二、保健食品的功能学评价

对功能食品进行功能学评价是功能食品科学研究的核心内容，主要针对功能食品所宣称的生理功效进行动物学甚至是人体试验。功能学试验，是指检验机构按照国家食品药品监督管理局颁布的或者企业提供的保健食品功能学评价程序和检验方法，对申请人送检的样品进行的以验证保健功能为目的的动物试验和/或人体试食试验。

(一) 功能学评价的基本要求

1. 对受试样品的要求

(1) 应提供受试样品的原料组成或尽可能提供受试样品的物理、化学性质（包括化学结构、纯度、稳定性等）有关资料。

(2) 受试样品必须是规格化的定型产品，即符合既定的配方、生产工艺及质量标准。

(3) 提供受试样品的安全性毒理学评价的资料以及卫生学检验报告，受试样品必须是已经过食品安全性毒理学评价确认为安全的食品。功能学评价的样品与安全性毒理学评价、卫生学检验的样品必须为同一批次（安全性毒理学评价和功能学评价实验周期超过受试样品保质期的除外）。

(4) 应提供功效成分或特征成分、营养成分的名称及含量。

(5) 如需提供受试样品违禁药物检测报告时，应提交与功能学评价同一批次样品的违禁药物检测报告。

2. 对实验动物的要求

(1) 根据各项实验的具体要求，合理选择实验动物。常用大鼠和小鼠，品系不限，推荐使用近交系动物。

（2）动物的性别、年龄依实验需要进行选择。实验动物的数量要求为小鼠每组 10～15 只（单一性别），大鼠每组 8～12 只（单一性别）。

（3）动物应符合国家对实验动物的有关规定。

3. 对给受试样品剂量及时间的要求

（1）各种动物实验至少应设 3 个剂量组，另设阴性对照组，必要时可设阳性对照组或空白对照组。剂量选择应合理，尽可能找出最低有效剂量。在 3 个剂量组中，其中一个剂量应相当于人体推荐摄入量（折算为每千克体重的剂量）的 5 倍（大鼠）或 10 倍（小鼠），且最高剂量不得超过人体推荐摄入量的 30 倍（特殊情况除外），受试样品的功能实验剂量必须在毒理学评价确定的安全剂量范围之内。

（2）给受试样品的时间应根据具体实验而定，一般为 30 d。当给予受试样品的时间已达30 d 而实验结果仍为阴性时，则可终止实验。

4. 对受试样品处理的要求

（1）受试样品推荐量较大，超过实验动物的灌胃量、掺入饲料的承受量等情况时，可适当减少受试样品的非功效成分的含量。

（2）对于含乙醇的受试样品，原则上应使用其定型的产品进行功能实验，其 3 个剂量组的乙醇含量与定型产品相同。如受试样品的推荐量较大，超过动物最大灌胃量时，允许将其进行浓缩，但最终的浓缩液体应恢复原乙醇含量，如乙醇含量超过 15%，允许将其含量降至 15%。调整受试样品乙醇含量应使用原产品的酒基。

（3）液体受试样品需要浓缩时，应尽可能选择不破坏其功效成分的方法。一般可选择60～70 ℃减压浓缩。浓缩的倍数依具体实验要求而定。

（4）对于以冲泡形式饮用的受试样品（如袋泡剂），可使用该受试样品的水提取物进行功能实验，提取的方式应与产品推荐饮用的方式相同。如产品无特殊推荐饮用方式，则采用下述提取条件：常压，80～90 ℃，30～60 min，水量为受试样品体积的 10 倍以上，提取 2次，将其合并浓缩至所需浓度。

（5）对给受试样品方式的要求，必须经口给予受试样品，首选灌胃。如无法灌胃则加入饮水或掺入饲料中，计算受试样品的给予量。

5. 对合理设置对照组的要求 以载体和功效成分（或原料）组成的受试样品，当载体本身可能具有相同功能时，应将该载体作为对照。

6. 人体试食试验规程 评价食品保健作用时要考虑的因素：

（1）人的可能摄入量。除一般人群的摄入量外，还应考虑特殊和敏感人群（如儿童、孕妇及高摄入量人群）。

（2）人体资料。由于存在动物与人之间的种属差异、在将动物试验结果外推到人时，应尽可能收集人群服用受试物的效应资料，若体外或体内动物试验未观察到或不易观察到食品的保健效应或观察到不同效应，而有关资料提示对人有保健作用时，在保证安全的前提下，应进行必要的人体试食试验。

（3）结果的重复性和剂量反应关系。在将评价程序所列试验的阳性结果用于评价食品的保健作用时，应考虑结果的重复性和剂量反应关系，并由此找出其最小有作用剂量。

（二）试验项目、试验原则及结果判定

参阅《保健食品检验与评价技术规范（2003 版）》。

【拓展材料】

保健食品配方十大原则

1. 开发调研先行。保健食品开发时，调研应先行。首先从情报工作入手，保健食品组方时情报的收集尤为重要，可以通过文献途径、现场考察、市场专访等各种不同的渠道获得。

2. 选题思路清晰。利用本地优势丰富的生物资源，根据保健食品的功能范围及保健功能协调作用选题，也可根据原料自身作用的多靶点性选题。

3. 配方新颖合理。配方中应有新的可炒作的亮点原料，配方中各原料的功能作用、成分、作用机理明确，在对各原料功能作用进行阐述的同时，重点对组方配合使用的科学性、合理性进行阐述。

4. 原料来源合法。各原料可用于保健食品的依据是否符合有关文件的规定。例如，《食品添加剂使用标准》（GB 2760—2011）和《食品营养强化剂使用标准》（GB 14880—2012），可用于保健食品的真菌、益生菌类、野生动植物等。

5. 有效成分明确。与保健功能有关的功效成分应明确，阐明功效成分的作用剂量与安全食用剂量，并说明功效成分确定的依据。

6. 用量安全可靠。确定各原、辅料用量安全、有效剂量，并阐明用量选择的科学、合理依据。主要依据为配方与保健功能食用安全之间的科学文献资料和/或试验研究资料。产品所用原料只有严格按照国家对保健食品原料的各项规定，才能确保各原料对人体的安全性。

7. 依据充足全面。以我国传统中医保健理论组方的产品，应按中医理论阐明配方的依据，应尽可能地提供现代医学理论和科学文献来支持和说明。从中医传统保健理论入手，结合现代科学手段研究的成果综合评论。如中医保健理论在增加骨密度方面具有完善的理论基础和方法指导，对具有增加骨密度保健功能的产品能够提供科学理论基础。中医保健理论认为中老年人多肾精亏虚，脾胃运化不佳，淤血阻滞而容易使骨骼失养，脆性增加，导致骨质疏松而出现骨折。故采用补肾强筋骨兼顾健脾益气，活血行气的方法，选择淫羊藿、熟地、杜仲、黄芪、补骨脂、当归、骨碎补、龟板、山药、丹参、茯苓、菟丝子、鹿角胶、山茱萸、肉苁蓉、枸杞子等中药，并适量补充钙源，组成具有增加骨密度的科学配方。现代研究也已证明上述中药多数具有激素样作用，促进肠钙吸收，促进骨形成，抑制骨吸收等作用而达到增加骨密度的保健功能。

以我国传统中医保健理论和现代科研成果相结合组方的产品，应按两个理论范畴同时介绍，并说明两者结合组方的原因。根据不同的医学理论对保健作用机理进行阐述，按照不同的医学理论对各原料配合使用后的功能作用进行论述，提供各原料及用量间的协同、拮抗等相互作用的科学依据，配合使用后有无配伍禁忌、对机体是否产生不良影响等。

8. 配方工艺协调。配方必须结合工艺来制定，确证配方与工艺的可行性，即配方必须是工艺可行的，应结合现代食品科学研究、药品制备工艺研究等进行。

9. 原料证明齐全。原料证明包括原料生产企业营业执照、卫生许可证、药品生产许可证、GMP证、检验检疫证、检验报告单、购销合同，新资源原料应提供可食用的依据，如省级证明，检索结果等。

10. 文献资料充足。申报单位提供的相关文献资料，该文献资料应出自国内外正式出版的专业技术书籍和发表的专业期刊（以实验性研究资料为主）。

（1）原料配方及申报功能已被公认为安全、有效的，申报单位提供相关文献资料即可。

（2）申报产品的原料为已经审批的保健食品中未曾使用过，或曾经使用过，但所申报的功能为以往未曾批准过的，应提供国内外核心期刊正式发表的相关论文不少于 5 篇。

（3）申报产品以多种动植物物品为原料组成的，申报单位应提供正规出版社出版的专业技术书籍、教科书的相关章节或国内正式出版的专业期刊所发表的论文不少于 3 篇。

（4）对所提供的文献资料进行综述。

任务四　保健食品的管理

一、功能食品的审批

国家食品药品监督管理局主管全国保健食品注册管理工作，负责对保健食品的审批。省、自治区、直辖市食品药品监督管理部门受国家食品药品监督管理局委托，负责对国产保健食品注册申请资料的受理和形式审查，对申请注册的保健食品试验和样品试制的现场进行核查，组织对样品进行检验。

国家食品药品监督管理局确定的检验机构负责申请注册的保健食品的安全性毒理学试验、功能学试验（包括动物试验和/或人体试食试验）、功效成分或标志性成分检测、卫生学试验、稳定性试验等，承担样品检验和复核检验等具体工作。

功能食品的项目审批依据是《中华人民共和国食品安全法》、《中华人民共和国行政许可法》和国家食品药品监督管理局颁布的《保健食品注册管理办法（试行）》。这里的"保健食品"就是功能性食品，以下均称为"保健食品"。

保健食品产品注册申请包括国产保健食品注册申请和进口保健食品注册申请。国产保健食品注册申请，是指申请人拟在中国境内生产销售保健食品的注册申请。进口保健食品注册申请，是指已在中国境外生产销售 1 年以上的保健食品拟在中国境内上市销售的注册申请。

（一）国产保健食品审批

1. 申请　申请人在申请保健食品注册之前，应当做相应的研究工作。研究工作完成后，申请人应当将样品及其与试验有关的资料提供给国家食品药品监督管理局确定的检验机构进行相关的试验和检测。

拟申请的保健功能在国家食品药品监督管理局公布范围内的，申请人应当向确定的检验机构提供产品研发报告；拟申请的保健功能不在公布范围内的，申请人还应当自行进行动物试验和人体试食试验，并向确定的检验机构提供功能研发报告。

产品研发报告应当包括研发思路、功能筛选过程及预期效果等内容。功能研发报告应当包括功能名称、申请理由、功能学检验及评价方法和检验结果等内容。无法进行动物试验或者人体试食试验的，应当在功能研发报告中说明理由并提供相关的资料。

检验机构收到申请人提供的样品和有关资料后，应当按照国家食品药品监督管理局颁布的保健食品检验与评价技术规范，以及其他有关部门颁布和企业提供的检验方法对样品进行安全性毒理学试验、功能学试验、功效成分或标志性成分检测、卫生学试验、稳定性试验等。申报的功能不在国家食品药品监督管理局公布范围内的，还应当对其功能学检验与评价方法及其试验结果进行验证，并出具试验报告。检验机构出具试验报告后，申请人方可申请保健食品注册。

2. 审核 申请国产保健食品注册，申请人应当按照规定填写《国产保健食品注册申请表》，并将申报资料和样品报送样品试制所在地的省、自治区、直辖市（食品）药品监督管理部门。省、自治区、直辖市（食品）药品监督管理部门应当在收到申报资料和样品后的 5 日内对申报资料的规范性、完整性进行形式审查，并发出受理或者不予受理通知书。

对符合要求的注册申请，省、自治区、直辖市（食品）药品监督管理部门应当在受理申请后的 15 d 内对试验和样品试制的现场进行核查，抽取检验用样品，并提出审查意见，与申报资料一并报送国家食品药品监督管理局，同时向确定的检验机构发出检验通知书并提供检验用样品。

申请注册保健食品所需的样品，应当在符合《保健食品良好生产规范》的车间生产，其加工过程必须符合《保健食品良好生产规范》的要求。

收到检验通知书和样品的检验机构，应当在 50 日内对抽取的样品进行样品检验和复核检验，并将检验报告报送国家食品药品监督管理局，同时抄送通知其检验的省、自治区、直辖市（食品）药品监督管理部门和申请人。特殊情况，检验机构不能在规定时限内完成检验工作的，应当及时向国家食品药品监督管理局和省、自治区、直辖市（食品）药品监督管理部门报告并书面说明理由。

3. 批准 国家食品药品监督管理局收到省、自治区、直辖市（食品）药品监督管理部门报送的审查意见、申报资料和样品后，对符合要求的，应当在 80 d 内组织食品、营养、医学、药学和其他技术人员对申报资料进行技术审评和行政审查，并作出审查决定。准予注册的，向申请人颁发《国产保健食品批准证书》。

保健食品审批流程如图 8-1 所示。

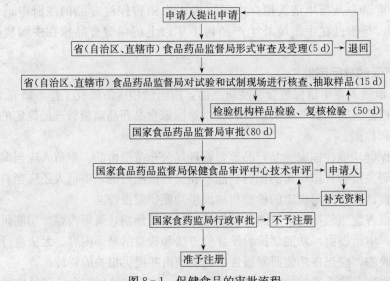

图 8-1 保健食品的审批流程

（二）进口保健食品审批

1. 申请 申请进口保健食品注册，申请人应当按照规定填写《进口保健食品注册申请表》，并将申报资料和样品报送国家食品药品监督管理局。

2. 审核 国家食品药品监督管理局应当在收到申报资料和样品后的 5 d 内对申报资料的规范性、完整性进行形式审查，并发出受理或者不予受理通知书。对符合要求的注册申请，国家食品药品监督管理局应当在受理申请后的 5 d 内向确定的检验机构发出检验通知书并提供检验用样品。根据需要，国家食品药品监督管理局可以对该产品的生产现场和试验现场进行核查。

收到检验通知书和样品的检验机构，应当在 50 d 内对样品进行检验和复核检验，并将检验报告报送国家食品药品监督管理局，同时抄送申请人。特殊情况，检验机构不能在规定的时限内完成检验工作的，应当及时向国家食品药品监督管理局报告并书面说明理由。

3. 批准 国家食品药品监督管理局应当在受理申请后的 80 d 内组织食品、营养、医学、药学和其他技术人员对申报资料进行技术审评和行政审查，并做出审查决定。准予注册的，向申请人颁发《进口保健食品批准证书》。

保健食品批准证书有效期为 5 年。国产保健食品批准文号格式为：国食健字 G＋4 位年代号＋4 位顺序号；进口保健食品批准文号格式为：国食健字 J＋4 位年代号＋4 位顺序号。

二、功能食品的生产经营

（一）生产的审批与组织

在生产保健食品前，食品生产企业必须向所在地的省、自治区、直辖市（食品）药品监督管理部门提出申请，经审查同意并在申请者的卫生许可证上加注"××保健食品"的许可项目后方可进行生产。

未经国家食品药品监督管理局审查批准的食品，不得以保健食品名义生产经营；未经省级卫生行政部门审查批准的企业，不得生产保健食品。

保健食品生产者必须按照批准的内容组织生产，不得改变产品的配方、生产工艺、企业产品质量标准以及产品名称、标签、说明书等。

保健食品的生产过程、生产条件必须符合相应的食品生产企业卫生规范或其他有关卫生要求。选用的工艺应能保持产品功效成分的稳定性，加工过程中功效成分不损失、不破坏、不转化和不产生有害的中间体。

应采用定型包装。直接与保健食品接触的包装材料或容器必须符合有关卫生标准或卫生要求。包装材料或容器及其包装方式应有利于保持保健食品功效成分的稳定。

保健食品经营者采购保健食品时，必须索取国家食品药品监督管理局发放的《国产保健食品批准证书》复印件和产品检验合格证。采购进口保健食品应索取《进口保健食品批准证书》复印件及口岸进口食品卫生监督检验机构的检验合格证。

（二）产品标签、说明书及广告宣传

保健食品标签和说明书必须符合国家有关标准和要求，并标明下列内容：

（1）产品名称。

（2）主要原（辅）料、功效成分/标志性成分及含量。

（3）保健功能、适宜人群、不适宜人群。

（4）食用量与食用方法、规格。

（5）保质期、贮藏方法和注意事项等。

（6）保健食品批准文号。

（7）保健食品标志。

（8）有关标准或要求所规定的其他标签内容。

保健食品命名应当符合下列原则：符合国家有关法律、法规、规章、标准、规范的规定；反映产品的真实属性，简明、易懂，符合中文语言习惯；通用名不得使用已经批准注册的药品名称。

保健食品的名称应当由品牌名、通用名、属性名三部分组成。品牌名、通用名、属性名必须符合下列要求：品牌名可以采用产品的注册商标或其他名称；通用名应当准确、科学，不得使用明示或者暗示治疗作用以及夸大功能作用的文字；属性名应当表明产品的客观形态，其表述应规范、准确。

保健食品的标签、说明书和广告内容必须真实，符合其产品质量要求。不得有暗示可使疾病痊愈的宣传。严禁利用封建迷信进行保健食品的宣传。

三、功能食品的监督管理

根据《中华人民共和国食品安全法》以及国家食品药品监督管理局有关规章和标准，各级（食品）药品监督管理部门应加强对保健食品的监督、监测及管理。国家食品药品监督管理局对已经批准生产的保健食品可以组织监督抽查，并向社会公布抽查结果。

国家食品药品监督管理局可根据以下情况确定对已经批准的保健食品进行重新审查：

（1）科学发展后，对原来审批的保健食品的功能有认识上的改变；

（2）产品的配方、生产工艺，以及保健功能受到可能有改变的质疑；

（3）保健食品监督监测工作的需要。

保健食品生产经营者的一般卫生监督管理，按照《中华人民共和国食品安全法》及有关规定执行。

【拓展材料】

保健食品文号变化

1996 年 3 月 15 日，卫生部发布《保健食品管理办法》，开始对其专门管理，规定所有保健食品必须经过卫生部批准、注册。同年 11 月 4 日，卫生部公布了第一批获得批准的保健食品名单，保健食品批准文号开始进入了我们的视野。"卫食健字（96）第 001 号"就是我国对保健食品实行法定注册监管以来第一个国产保健食品的批准文号。"卫"代表中华人民共和国卫生部；"食"代表食品，"健"代表保健食品，因为保健食品是食品中的一个种类，仍旧属于食品的范畴；"96"代表该保健食品获得批准的年份；"001 号"代表该保健食品是其获得批准的年份内的第一个产品。对于进口的保健食品，卫生部也明确了标志方式，1996 年批准的为"卫进食健字（96）第×××号"，其中的"进"代表进口，产品顺序号为 3 位数字。

1997 年，卫生部曾对原有的标志方式稍做调整，将批准文号中年份的格式由 2 位代码改为 4 位代码，产品顺序号仍为 3 位数字。随着保健食品行业的不断发展和市场需求量的不断增大，保健食品的批准数量也在不断增加。1999 年 4 月 29 日，卫生部对国产保健食品顺序号进行了调整，由原来的 3 位数字调整成 4 位。将进口保健食品批准文号的标志方式由"卫进食健字"改成"卫食健进字"，产品顺序号由 3 位数字升为 4 位，即从"卫进食健字〔1999〕第 043 号"到"卫食健进字〔1999〕第 043 号"，再到"卫食健进字〔1999〕第 0043 号"。2000—2002 年的保健食品批准文号的标志方式也固定为"卫食健字（4 位年份代码）第××××号"（国产）和"卫食健进字（4 位年份代码）第××××号"（进口）两种。

从 2003 年 6 月 12 日起，卫生部停止受理新的保健食品申报，移交由国家食品药品监督管理局统一审批和监管。2003 年 7 月 8 日，卫生部公布了最后一批由其批准的保健食品名单。2003 年 10 月 10 日，国家食品药品监督管理局正式开始受理保健食品申报，并于同年 12 月 12 日公布了第一批由其批准的保健食品名单，标志方式为"国食健字 G＋4 位年份代码＋4 位顺序号"及"国食健字 J＋4 位年份代码＋4 位顺序号"的批准文号正式亮相。"国"代表国家食品药品监督管理局，"G"代表国产，"J"代表进口，第一个由国家食品药品监督管理局批准的国产保健食品和进口保健食品的批准文号分别为"国食健字 G20030001"和"国食健字 J20030001"。至此，保健食品批准文号的标志方式也固定在了"国食健字"的格式上。

由于卫生部原来未对保健食品的批准文号做有效期的规定，因此，由卫生部从 1996 年以来批准的所有保健食品，在市场上仍然为合法产品，这给保健食品市场造成了一定程度的混乱。由国家食品药品监督管理局颁布的、从 2005 年 7 月 1 日起开始施行的《保健食品注册管理办法（试行）》中明文规定，"保健食品批准证书有效期为 5 年"，终于结束了长达 9 年的"批准文号终身制"的局面。国家食品药品监督管理局也已经着手组织对全国的保健食品进行再注册，并统一更换为"国食健字"的工作。

项目九　食品营养强化

【案例引入】

DHA 的化学名为二十二碳六烯酸，由于 DHA 具有促进脑部以及视敏度发育的功效，因此也被称为"脑黄金"。DHA 是神经系统细胞生长及维持的一种主要元素，在人体大脑皮层中含量高达 20%，在眼睛视网膜中所占比例最大，约占 50%，对婴儿智力和视力发育至关重要。DHA 频频出现在各式各样的广告当中，尤其是婴幼儿产品，"富含大量 DHA"已经成为这些产品最为常用和最具杀伤力的广告语。目前，DHA 对人体是否有其他毒副作用尚未有定论，商家大肆宣传 DHA 的目的主要是吸引消费者的眼球，其商业意义远远超过了 DHA 的保健功效。

卫生部于 2012 年 3 月发出公告，从 2013 年 1 月 1 日起实施《食品安全国家标准食品营养强化剂使用标准》。根据该标准，儿童配方调制乳粉和调制奶油粉中二十二碳六烯酸（DHA）占总脂肪酸含量的百分比必须≤0.5%。此外，还对儿童米粉、米糕等食品中的 DHA 含量也作了规定。

任务一　营养强化剂的使用

一、食品营养与强化

食品，指各种供人食用或者饮用的成品和原料以及按照传统既是食品又是药品的物品，但是不包括以治疗为目的的物品。由此可见，食品在保证其安全卫生的前提下必须为人类提供必要的营养。而事实上却并非如此：第一，由于天然食物一般无法提供人体所需要的各种营养素；第二，普通加工食品在贮运、加工、烹饪等过程中，受到加工工艺和现有科学技术条件的制约，使得食品或多或少有营养成分的损失；第三，不同年龄、性别、工作环境的人们对营养的需求也各不相同；第四，由于各地区、各民族饮食行为和风俗习惯影响，往往会出现区域性的营养缺陷。为此，提出了食品强化的概念，又称为食品营养强化、营养强化或食品营养工程等。

食品强化最早是由美国于 20 世纪 30 年代提出来的，后来加拿大、菲律宾等国家于 40 年代，欧洲各国和日本于 50 年代先后提出出台营养强化食品的相关法律规定，并投入工业生产。我国的食品强化是在 20 世纪 80 年代初期逐渐发展起来的。食品强化的概念，在我国理论界没有统一的提法和规定，但综合起来可归纳为：根据不同人群的营养需要，采用食品加工的方法，人为地向食物中添加一种或多种营养素、或某些天然食物成分的食品添加剂的过程称为食品强化。这种经过强化处理的食品称为营养强化食品，所添加的营养素（包括天然的和合成的）称为食品营养强化剂。由此可见，食品营养强化剂就是食品添加剂当中的一种，而从广义上来讲，保健食品也属于营养强化食品中的一种。

向食物中添加营养强化剂可以达到以下几种目的：

1. 弥补天然食物的某些营养缺陷 自然界中，除母乳外几乎没有其他任何一种天然食品能满足人体所需的全部营养素。例如，以大米、面食为主食的地区，往往因缺乏维生素 B_1 而导致该地区的人们容易患上脚气病。新鲜水果虽然含有丰富的维生素 C，但其蛋白质和能源物质比较欠缺。至于那些蛋白质含量丰富的肉、禽、蛋、乳类食物，其维生素含量几乎不能满足人类的需要等。

对于居住不同地区的人，由于地球化学的关系，天然食物中缺乏的营养素各不相同。有的地区缺碘，有的地区缺锌，有的地区缺硒等。因此，根据各地区的实际情况，有针对性地进行食品强化、增补天然食物缺乏的营养素有利于食品的营养价值，从而改善人们的营养状况和提高人们的健康水平。

2. 补充食品在贮运、加工、烹饪等过程中营养素的损失 大部分食品在进入餐桌之前是要经过较长时间贮存、较远距离运输、较深程度加工和各种不同地域的烹饪等，在这一系列过程中，由于机械的、化学的、生物的等多种因素的影响均会导致食品部分营养素的损失。例如，在碾米和小麦磨粉时有 B 族维生素的大量损失，且加工精度越高，损失越大。

为了弥补因贮运、加工、烹饪等过程中的营养损失，根据需要在食品加工过程中适当增补一些营养素是很有必要的。

3. 使一种食品尽可能满足食用对象的全面营养需求 在食品营养学中，几乎没有一种食品（包括天然食物，但母乳对 6 个月内的婴儿除外）能满足人体的全部营养需求。普通成年人可以通过摄取食物多样化，通过混合膳食来均衡营养。但对于特殊人群而言，比如 6 个月龄以上的婴幼儿、宇航员、执行任务的军警人员和患有疾病的病人等，配方乳粉、强化军粮等即可解决该问题。

4. 预防营养不良 从预防医学的角度来看，食品营养强化可以预防和减少营养缺乏病，特别是对某些地方性营养缺乏病具有重要的意义。

二、食品营养强化的原则与方法

（一）食物营养强化应遵守的原则

1. 目的明确、针对性强 在进行食品营养强化之前要对摄食对象的营养状况和其所在地区的食物种类做详尽的调查、统计和分析，然后根据食物中缺哪些营养素、缺多少营养素、摄食对象的饮食行为习惯、设施对象所处地区的主要食物种类和数量等因素，选择需要进行营养强化的食物载体和营养强化剂的种类及用量。

2. 载体食物的消费覆盖越大越好，特别是营养素缺乏最普遍的农村和贫困人群 载体食物的消费量应比较稳定，以便能比较准确地计算营养素（营养强化剂）添加量，同时能避免由于大量摄入（如饮料、零食等）而发生过量。

3. 成本低、技术简便 强化的营养素和强化工艺应该是成本低和技术简便、易于推广。

4. 没有营养素的损失 在强化过程中，不能改变食物原有的色、香、味、形等感官性状和质构，在进一步烹饪加工过程中营养素不发生明显损失。

5. 符合营养学原理，易被机体吸收利用 人体对各种营养素的需求除了要满足数量的需求外，更重要的是比例要协调，否则会出项新的营养素过剩或缺乏的现象。因此，要特别注意各种营养素之间的平衡，防止由于食品强化而造成营养素摄入的不平衡。再者，尽量选择易于被人体吸收的营养强化剂，提高营养素的生物价。

6. 提高食品营养强化剂的稳定性　许多食品营养强化剂，如维生素强化剂非常容易受光、热、氧化、碱性介质等作用而破坏。对此，一方面可以适当添加稳定剂、保护剂；另一方面可在食品加工过程中根据需要适当增加营养强化剂的用量。

7. 符合国家的卫生标准，保证食用安全　食品营养强化的主要目的就是要在普通的食品中添加其不具备或在加工、贮运等过程损失的营养成分，以达到人们对营养的需求。故此，营养强化食品在生产、贮藏、运输、销售等过程中要严格符合国家和部门以及地方的相关卫生标准，确保食用安全。

8. 经济合理，易于推广　食品的生产和销售是民生工程，要尽最大可能在确保质量和强化效果的基础上降低成本，使其最终的销售价格在老百姓能接受的范围之内，便于推广。

（二）食品营养强化方法

Banrufeind 等在 1973 年提供的营养强化剂的添加方法可归纳为以下 4 种：添加纯的化合物强化剂；直接添加片剂、粉粒等；配制成溶液、乳剂或分散悬浮液；预先进行干式混合。当前，由于科学技术的进步，工艺上也可以使用直接添加微胶囊、薄膜或块剂等方法。虽然食品营养强化的方法很多，但必须以对营养强化剂在食物载体中保存最合适、最有利为基本原则。

食品的营养强化因目的、内容以及食品本身性质等的不同，其强化方法也各异。对于由国家法令规定的强化食品内容，大多是人们普遍缺乏的必需营养成分，对此类食品要在人们必需食物或原料中预先加入；对于国家法令未作强制规定的强化食品，一般根据商品性质，在食品加工过程中强化；对于某些食品原本含有某些营养素的前身，如维生素 D 的前身等，可以在食品加工过程中，利用物理方法处理后将其转化成所需的营养素。食品营养强化的方法根据强化的途径不同可以归纳为以下几类：

1. 在原料或日常必需食物中添加强化　对于由国家法令规定的营养强化食品和具有公共卫生意义的营养强化食品采用此法，如在食盐中添加碘，在大米、面食中添加维生素 B_1 等。此类方法最大缺点是在原料中预先添加营养强化剂，所以在食品加工和食品贮藏、运输等过程将会损失一部分营养强化剂。

2. 在加工过程中添加强化　在食品加工过程中，通过若干加工工序和工艺将营养强化剂均匀地分散在食品中，这是运用最广的一种食品营养强化方法。但在食品加工过程中，受热、光、金属等因素影响导致营养强化剂损失，如维生素 C 通过高温焙烤后将损失一半以上。所以，运用此类方法强化食品时要进一步改进食品加工工艺，注意添加工序和时间，尽可能降低营养强化剂的损失。

3. 在成品中混入强化　前两种营养强化方法，使得食品在贮运、加工等过程中不可避免地损失部分营养强化剂。为了减少营养强化剂的损失，可采用在食品成品中混入营养强化剂的方法强化食品，即在成品的最后一道工序混入营养强化剂。如婴儿强化乳粉、军粮中的压缩粮食等均采用此法强化。

4. 物理强化、化学强化和生物强化　以上三种方法都是通过在不同时间、不同加工工序过程中添加营养强化剂，而物理、化学、生物强化法是通过物理、化学或生物等方法将食品中本身存在的物质转换成需要的营养成分。例如，利用紫外线照射后可将牛乳中的麦角甾醇转变成维生素 D_2。再如，利用生物发酵方法制作腊八豆，使大豆中某些蛋白质预先消化，并在发酵过程中产生大量的维生素，从而大大提高食品的营养价值。

三、食品营养强化剂使用规范

根据《食品安全国家标准 食品营养强化剂使用标准》的相关要求，营养强化剂的使用应符合以下基本原则：

（1）营养强化剂的使用不能导致人群食用后营养素及其他营养物质摄入过量或不均衡，不会导致任何其他营养物质的代谢异常。

（2）添加到食品的营养强化剂应能在常规的贮藏、运输和食用条件下保持质量的稳定。

（3）添加的营养强化剂不会导致食品一般特性，如颜色、味道、气味、烹调特性等发生不良改变。

（4）不应通过使用营养强化剂夸大强化食品中某一营养成分含量或作用，从而误导和欺骗消费者。

（5）营养强化剂的使用不应鼓励和引导与国家营养政策相悖的食品消费模式。

任务二　常见营养强化剂介绍

营养强化剂指为了增加食品中的营养成分而加入到食品中的天然或人工合成的营养素和其他营养物质。

1986 年 11 月 14 日，我国卫生部首次公布了《食品营养强化剂使用卫生标准（试行）》和《食品营养强化剂卫生管理办法》，可作强化的营养素仅 11 种。1993 年卫生部对原有的《营养强化剂使用卫生标准（试行）》进行修改，1994 年 6 月 8 日发布实施《食品营养强化剂使用卫生标准》（GB 14880—94），在 1996 年又进行了补充（GB 2760—1996）。我国规定允许使用的营养强化剂包括 GB 14880 和 GB 2760 规定的种类。

根据 GB 2760—2011《食品安全国家标准 食品添加剂使用标准》和 GB 14880—2010 年整理版规定，我国许可使用的营养强化剂按功能可分为 7 大类，共 135 种物质，其中包含 43 种营养素。值得注意的是，卫生部每年都会有新的物质公布为食品添加剂，其中包括营养强化剂品种和使用范围及用量的更改。如《关于批准溶菌酶等物质为食品添加剂及部分食品添加剂和营养强化剂扩大使用范围、用量的公告（2010 年第 23 号）》中就新增了羰基铁粉、L-酪氨酸、L-色氨酸等三种食品添加剂为营养强化剂，同时对叶酸、牛磺酸和维生素 A 在相关食品中允许的使用范围和最大用量也做了相应的调整。再如，卫生部于 2011 年 7 月 22 日发布的关于亚硝酸钾等 27 个食品添加剂产品标准的公告（卫生部公告 2011 年第 19 号）中指定亚硝酸钾等 27 个食品添加剂产品标准。

一、氨基酸及含氮化合物类营养强化剂

氨基酸是合成蛋白质的基本结构单元，蛋白质是生命活动不可缺少的物质。机体需要大约 22 种氨基酸，以特定比例参与合成机体蛋白质。其中一部分可在人体内合成，只有 8 种氨基酸在体内无法合成而必须从食物中摄取，我们称之为必需氨基酸。另外，食品中的半胱氨酸、瓜氨酸、牛磺酸和左旋肉碱等被称为半必需氨基酸。除赖氨酸、蛋氨酸、苏氨酸和色氨酸可采取化学合成外，其余 4 种均必须采用天然蛋白质水解、酶法或发酵法制取。

人体对必需氨基酸的吸收是按一定比例进行的，如果一种或多种必需氨基酸的含量特别低，其他氨基酸的吸收利用率就会受此缺乏氨基酸的限制而降低，即所谓氨基酸的平衡问题。

氨基酸及含氮化合物类强化剂用于补充食品中缺乏的，特别是婴儿食品中缺乏的必需氨基酸，其中包括赖氨酸（L-赖氨酸盐酸盐、L-赖氨酸-L-天冬氨酸盐）、牛磺酸和蛋氨酸共3种营养素（4种物质）。

1. L-赖氨酸盐酸盐　分子式 $C_6H_{14}N_2O_2 \cdot HCl$，相对分子质量182.65。

（1）性状。本品为白色结晶性粉末，几乎无臭，熔点为263 ℃（分解），易溶于水（40 g/100 mL，25 ℃），能溶于甘油（10 g/100 mL），不溶于乙醇和乙醚等有机溶剂。易吸湿结块，并有着色现象。在相对湿度60%以下稳定，大于60%的湿度可生成二水化合物，加热超过180 ℃时，将损失15%。在一般情况下和酸性条件下较稳定，但在碱性条件中或直接与还原糖共存时，加热则分解。与维生素C和维生素K共存时可着色。

（2）制法。可用猪血粉、脱脂大豆粉等蛋白质原料水解，将水解液经离子交换分离而制得。或者采用发酵法生产L-赖氨酸。另外，可采用合成法，以己内酰胺或二氢呋喃为原料，但合成法制得的是DL型的，必须进行光学分割，方可得到L-赖氨酸。

（3）生理功能。L-赖氨酸有2个氨基，α位上的氨基在蛋白质中与邻接的氨基酸的羧基形成肽键而使之稳定，而另一个β位上的氨基则以游离形式出现，因而富有反应活性，能与还原蔗糖结合，这种结合物在机体内不能被利用，通过粪便或尿排出体外。

L-赖氨酸具有增强体内胃液分泌和造血功能，增加体内白细胞、血红蛋白和丙种球蛋白，能提高蛋白质的利用率，保持体内代谢的平衡，提高抗疾病的能力。缺乏L-赖氨酸，则会发生蛋白质代谢和机能障碍。1 g L-赖氨酸相当于1.25 g L-赖氨酸盐酸盐。

（4）毒理学依据。大鼠经口 LD_{50} 为每千克体重10.75 g。

（5）使用。我国《食品营养强化剂使用标准》（GB 14880—2012）规定：L-赖氨酸盐酸盐可用于面包、饼干，使用量为1～2 g/kg；在和面时加入，用于面条的面粉中，使用量为2～4 g/kg；谷类及其制品可按需要量添加。

2. L-赖氨酸-天冬氨酸盐

（1）性状。本品为白色粉末，无臭或略带臭味，有特殊异味，易溶于水，而不溶于乙醇、乙醚。L-赖氨酸因易吸收空气中的碳酸气变成碳酸盐，且有潮解性，难以处理。若与具有呈味性的天门冬氨酸结合成盐，则使用方便。

（2）制法。将L-天冬氨酸加入游离的L-赖氨酸中制得。

（3）生理功能和毒理学依据。参照L-赖氨酸盐酸盐。

（4）使用。1.91 g L-赖氨酸-天冬氨酸盐相当于1 g L-赖氨酸，1.529 g L-赖氨酸-天门冬氨酸盐相当于1 g L-赖氨酸盐酸盐。我国《食品安全国家标准　食品营养强化剂使用标准》（GB 14880—2012）规定：使用的范围及用量与L-赖氨酸盐酸盐相同。

3. DL-蛋氨酸　又称DL-甲硫氨酸。DL-蛋氨酸分子式 $C_5H_{11}NO_2S$，相对分子质量为149.21。

（1）性状。本品为白色片状结晶或结晶性粉末。具有特殊的臭味，味微甜。熔点为281 ℃（分解），相对密度为1.340，能溶于水、稀酸溶液、稀碱溶液，几乎不溶于乙醇，不溶于乙醚，pH为5.6～6.1（1%水溶液）。

（2）制法。可由富含 DL-蛋氨酸的原料来提取，或采用合成法制备。合成法是以丙烯醛和甲硫醇为原料，在甲酸和乙酸铜存在下，缩合成 3-甲硫基丙醛，与氰化钠和碳酸氢铵溶液混合，加热至 90 ℃，生成甲硫乙基乙内酰脲，再与 21% 的氢氧化钠溶液混合升温至 180 ℃，生成蛋氨酸钠，并以盐酸中得蛋氨酸。

（3）生理功能。DL-蛋氨酸为人体必需氨基酸之一，它能促进毛发和指（趾）甲的生长，身体的发育，并具有解毒、增强肌肉活动能力、防止肝内脂肪的沉积等功能。一般人体内缺乏 DL-蛋氨酸会导致肝、肾的功能性障碍。

（4）毒理学依据。L-蛋氨酸对大鼠腹腔注射 LD_{50} 为每千克体重 29 mmol；D-蛋氨酸对大鼠腹腔注射 LD_{50} 为每千克体重 35 mmol。

（5）使用。本品主要用于燕麦、黑麦、大米、玉米、小麦、花生、大豆、土豆、菠菜等食品的强化中，以改善其氨基酸的比例。

4. 牛磺酸 又称牛胆碱、α-氨基乙磺酸，分子式为 $NH_2CH_2CH_2SO_3H$，相对分子质量为 125.15。纯品牛磺酸为无色或白色斜状晶体或结晶性粉末，无臭，味微酸，化学性质稳定。

牛磺酸虽然不参与蛋白质合成，但它却与胱氨酸、半胱氨酸的代谢密切相关。人体合成牛磺酸的半胱氨酸亚硫酸羧酶（CSAD）活性较低，主要依靠摄取食物中的牛磺酸来满足机体需要。牛磺酸的作用是与胆汁酸结合形成牛磺胆酸，牛磺胆酸对于消化道中脂肪的吸收是必需的。

牛磺酸对促进儿童，尤其是婴儿大脑、身高、视力及生长、发育具有重要作用。由于牛乳中几乎不含牛磺酸，故用牛乳喂养的婴儿必须进行适当补充。我国卫生部 2007 年 4 号公告要求在儿童配方乳的添加剂量为 0.3～0.5 g/kg。

5. 左旋蛋氨酸 又称 L-甲硫氨酸，分子式 $C_5H_{11}NO_2S$，相对分子质量为 149.21，无色或白色有光泽片状结晶或白色结晶性粉末，稍带特殊气味，味微苦，熔点 280～281 ℃（分解），对强酸不稳定，可导致脱甲基作用，溶于水（5.6 g/100 mL，30 ℃）、温热的稀乙醇、碱性溶液和稀无机酸，难溶于乙醇，几乎不溶于乙醚。

蛋氨酸为大豆蛋白中的限制性氨基酸，能增加豆类制品的蛋白质生物利用率。我国卫生部 2007 年 5 号公告要求在婴儿、较大婴儿配方乳的添加剂量为 1.5～4.0 g/kg。

二、维生素类营养强化剂

维生素类营养强化剂用于补充食品中缺乏的人体必需的维生素类营养素，维生素是维持人体正常生理功能，促进各种新陈代谢过程必不可少的营养素。在人体内几乎不能合成维生素，因此，必须从体外获得。但是，没有哪一种天然食物中能包含人体所需的全部维生素。在人们的膳食中，长期缺乏某种维生素时，会产生某种特征性的疾病，这种疾病通常称之为维生素缺乏症。当人体早期摄入维生素不足时，在临床上并无明显的症状，这时称为维生素不足。但长期严重缺乏维生素则可能导致人体的机能严重衰减，直至死亡。可实际上，对绝大多数的健康人来说，只需要合理地调节好各种膳食结构，一般并不需要额外增补维生素。

造成维生素缺乏的原因比较多，但归结起来可能有以下几个方面：一是平时膳食过分单一；二是人体中消化吸收功能受阻；三是可能人体在某一段时期内对维生素的需求量突然增加；四是可能由于食品加工的方式不当而受损。

GB 14880 规定的维生素类共 17 种营养素（41 种物质）如表 9-1 所示。

表 9 - 1　维生素类营养强化剂

营养素	营养强化剂物质	营养素	营养强化剂物质
维生素 A	视黄醇	维生素 C	稳定性维生素 C
	醋酸视黄酯	维生素 D	维生素 D_2
	棕榈酸视黄醇		维生素 D_3
	稳定性维生素 A	维生素 E	D - α - 生育酚
	β - 胡萝卜素		D - α - 醋酸生育酚
维生素 B_1	盐酸硫胺素		DL - α - 醋酸生育酚
	硝酸硫胺素		维生素 E 琥珀酸钙
	稳定性维生素 B_1		天然维生素 E
维生素 B_2	核黄素		稳定性维生素 E
	核黄素衍生物	维生素 PP	烟酸
	稳定性维生素 B_2		烟酰胺
维生素 B_6	盐酸吡哆醇	维生素 K	植物甲萘醌
	5′ - 磷酸吡哆醇		维生素 K_1
维生素 B_{12}	氰钴胺素		生物素
	羟钴胺素盐酸盐		叶酸
维生素 C	L - 抗坏血酸		泛酸
	维生素 C 膦酸酯镁	L - 肉碱	L - 肉碱
	抗坏血酸钠盐		L - 肉碱 - L - 酒石酸盐
	抗坏血酸钾盐		胆碱
	抗坏血酸棕榈酸酯		肌醇

1. 维生素 A　又称视黄醇。维生素 A 包括维生素 A_1 和维生素 A_2，维生素 A_1 是指游离态的不饱和一元多烯酸（视黄醇），维生素 A_2 为 3 - 脱氢视黄醇。维生素 A_1 的分子式为 $C_{20}H_{30}O$，维生素 A_2 的分子式为 $C_{20}H_{28}O$，相对分子质量 286.452。

（1）性状。本品为微黄色平行四边形块状结晶或结晶性粉末，熔点为 62～64 ℃，易溶于油脂、有机溶剂，而不溶于水。其沸点为 120～125 ℃，在 325～328 nm 处有一特殊的吸光带，对热、碱性比较稳定，而对酸性不稳定，易受空气中氧气氧化或紫外线照射而失去其活性，与铁器接触受热时易被破坏。天然的维生素 A 油较合成的维生素 A 稳定。

（2）制法。天然的维生素 A 油主要是从海产鱼类（如鳕鱼、鲑鱼、金枪鱼等）的肝中提取的肝油，将获得的肝油用碱皂化，经分子蒸馏浓缩，再经层析精制而得。

合成维生素 A 是由卢-紫罗兰酮与氯乙酸甲酯，在甲醇钠的存在下，经缩合、环化、水解、重排、异构化之后，再与六碳醇进行加成。经催化氢化、酯化、溴化和脱溴化氢而制得。

（3）生理功能。维生素 A 能促进生长发育，延长寿命，保护视觉与上皮细胞，尤其对儿童更为重要。若长期缺乏维生素 A，则人体生长停滞，产生夜盲症、眼干燥症等疾病。

（4）毒性。本品毒性甚低，但一次性大剂量摄入也会导致中毒，引起眩晕、头痛、呕吐和易激怒等症状。

此外，长期大剂量连续使用，则会在体内积蓄而引起过剩症，从而引起骨与软骨的改变，使骨骼的长度缩短，骨层变宽，骨皮质变厚，骨端张开角度增大，骨质疏松等。脑脊液含量的改变，使其成倍上升，故婴儿摄入过量维生素 A，可能引起前囟膨突现象，并伴以脑积水，以及出现先天性畸形。此外，还会发生脾、膀胱、脑肌等出血，使皮肤增厚，引起脂肪肝等。产生维生素 A 过剩症的重量因人而异，大致儿童为 5×10^5 IU(1 IU 相当于 0.3 g 视黄醇)，成人为 10^6 IU。

（5）使用。根据我国《食品营养强化剂使用标准》（GB 14880—2012）规定：维生素 A 可用于芝麻油、色拉油、人造奶油，其用量为 4 000～8 000 $\mu g/kg$；在乳制品、婴幼儿食品中为 3 000～9 000 $\mu g/kg$；液体乳为 780 $\mu g/kg$。另外，按我国《食品添加剂使用标准》（GB 2760—2011）规定：固体饮料中使用量为 4～8 mg/kg，冰激凌为 0.6～1.2 mg/kg。

2. 维生素 B_1 盐酸盐　又称胺素盐酸盐、盐酸硫胺素。盐酸硫胺素分子式 $C_{12}H_{17}ON_4ClS \cdot HCl$，相对分子质量 3 337.27。

（1）性状。本品为无色至黄白色针状结晶或结晶性粉末。纯品无臭，一般商品则有米糠样臭味和苦味。极易溶于水（1：1），能溶于乙醇、甘油、甘二醇，不溶于乙醚和苯。pH 为 3.13(10% 水溶液)，pH 5.5 以上常温下也不稳定。熔点 248 ℃（部分分解），对热较稳定，干燥空气中稳定，但吸湿性强，易吸湿分解而着色，遇紫外线易分解。pH 为 7 时，有 2 条紫外吸光带位于 235 nm 和 267 nm 处；pH 为 1 时，吸光带位于 247 nm 处，在 260 nm 处有一肩峰。

（2）制法。维生素 B_1 的工业化生产方法主要有下面 3 种：

① 由嘧啶和噻唑经缩合后，再与二硫化碳和 3-氯-4-甲氧基丁醇在乙醇中合成而得。

② 以丙烯腈甲酸乙酯、甲醇钠为原料，加工缩合生成 α-羟钠次甲基-β-甲氧基丙腈，再经过甲基化、加成、环合、水解开环、加成、缩合、中和、氧化、置换等过程制得。

③ 可由米糠或酵母水解后提取而制得。

（3）生理功能。维生素 B_1 盐酸盐具有维生素 B_1 生理活性。维生素 B_1 在体内参与糖类的代谢。机体内维生素 B_1 不足，羧化辅酶活性下降，糖代谢受阻，从而影响整个机体代谢过程。它对维持机体正常的神经传导，以及心、消化系统的正常活动具有重要的作用。缺乏维生素 B_1，则易患脚气病或多发性神经炎，肌肉萎缩和水肿，感觉障碍，神经痛，心跳动不规律，还会引起消化不良，食欲不振和便秘等症状。

（4）毒理学依据。小鼠经口 LD_{50} 为每千克体重 7.7～15.0 g。根据实验，成人口服大于维持量的 1～200 倍仍未发现有明显的毒性作用。过多的摄入则由尿排出，不会在体内积蓄，个别特殊体质的人可能会对维生素 B_1 过敏。

（5）使用。维生素 B_1 盐酸盐用于面包、饼干时，一般是先与面粉进行混合，其用量为 5～6 mg/kg；在用于酱类时，一般在制曲蒸米时添加，或者混于盐中加入，或者溶于菌种水溶液中加入，其加入量为 17 mg/kg；维生素 B_1 还可用于强化大米、面条、酱油、乳品、糕点、人造奶油、清凉饮料、果酱等食品。

3. 维生素 B_1 硝酸盐

（1）性状。本品为白色至微黄白色结晶性粉末，无臭，或稍有特殊的气味，能溶于水

（2.7 g/100 mL，25 ℃），难溶于乙醇和氯仿。熔点为 196～200 ℃（分解），吸湿性小，在空气中或 pH 4 中均较稳定。

（2）制法。可采用硫胺素的溴氢酸盐、硝酸和硝酸钾反应后，精制而成；也可采用硫胺素盐酸盐经碱处理除去氯离子后，与硝酸作用制成。

（3）生理功能。参照维生素 B_1 盐酸盐。

（4）毒理学依据。小鼠经腹腔注射 LD_{50} 为每千克体重 387.3 mg±1.65 mg；静脉注射 LD_{50} 为每千克体重 113 mg。其余参照维生素 B_1 盐酸盐。

（5）使用。维生素 B_1 硝酸盐的用量可参照维生素 B_1 盐酸盐的用量，但其稳定性比维生素 B_1 盐酸盐好。本品 0.97 g 相当于 1 g 的维生素 B_1 盐酸盐的生理效果。

4. 维生素 B_2　又称核黄素，分子式 $C_{17}H_{20}N_4O_6$，相对分子质量 376.37。

（1）性状。本品为黄色至橙黄色结晶性粉末，略带臭味和苦味。熔点为 275～282 ℃（分解），240 ℃时色泽变暗。易溶于水和乙醇，不溶于氯仿和乙醚，其饱和水溶液呈中性。在强酸性溶液中稳定，在碱性溶液中不稳定，受光和紫外线照射易产生不可逆分解。在 pH 为 3.5～7.5 时，产生强的荧光，遇还原剂失去荧光和黄色。

（2）制法。目前工业化生产维生素的方法主要有发酵法和合成法两种：

① 发酵法。将小米、麦或胚芽浸泡数小时后，用蒸汽蒸熟，控制其水分（50%）再装入培养瓶中，进行杀菌、冷却、接菌种（阿氏假囊酵母）、培养，从而获得维生素 B_2 的粗制品。

② 合成法。经合成核糖、1-D-核糖基氨基-3,4-二甲苯、异咯嗪核，最后在有机酸存在的条件下与巴比土酸缩合而成。

（3）生理功能。维生素 B_2 能促进人体生长发育，它在机体内以磷酸盐或黄素腺嘌呤二核苷酸的形式作为与传递氢有关的黄素酶的辅酶而起作用。维生素 B_2 主要功能为预防和治疗口角炎、舌炎、眼部黏膜炎、鼻及脸部的脂溢性皮炎、男性的阴囊炎和女性的阴唇炎，以及促进儿童生长发育等。

（4）毒理学依据。大鼠经腹腔注射 LD_{50} 为每千克体重 560 mg；大鼠皮下注射 LD_{50} 为每千克体重 5 000 mg。FAO/WHO(1994) 规定：ADI 为每千克体重 0～0.5 mg。经研究报道，对小鼠给予其需要量的 1 000 倍（0.34 g/kg），未见其毒性。

（5）使用。根据我国《食品营养强化剂使用标准》（GB 14880—2012）规定：在谷物类及其制品、饮料中使用量为 3～5 mg/kg；如固体饮料，则按稀释倍数增加使用量，用量为 0.01～0.013 g/kg；婴幼儿食品用量为 4～8 mg/kg；酱油中的使用量为 12.5～20 mg/kg；巧克力和钙质软糖为 6.0 mg/kg 左右。

FAO/WHO(1984) 规定，在盐腌黄瓜中使用量为 300 mg/kg，肉汤、羹中的使用量为 200 mg/kg，冷饮为 50 mg/kg（色素总量为 300 mg/kg），加工干酪素按正常生产需要量使用。

5. 维生素 PP　又称抗癞皮维生素，包括烟酸和烟酰胺两种物质。烟酸又称尼克酸、维生素 B_5，分子式 $C_6H_5NO_2$，相对分子质量 123.11；烟酰胺又称尼克酰胺（Nicotinamide），分子式 $C_6H_6N_2O$，相对分子质量 122.13。

（1）性状。本品为白色结晶或结晶性粉末，无臭，味微苦。熔点为 234～237 ℃，具有升华性。能溶于水（1 g/60 mL）、乙醇（1 g/80 mL，25 ℃），几乎不溶于乙醚。pH 为

3.0～4.0(1%水溶液)。在干燥状态、水溶液、稀酸、碱溶液中均稳定，对光、空气和热也均稳定。

（2）制法。采用3-甲基吡啶经氧化、酸化等制成，或采用3-甲基吡啶为原料，经氨氧化制得。

（3）生理功能。维生素PP能在机体内与磷酸核糖焦磷酸结合成NAD（辅酶Ⅰ），再转变成NADP（辅酶Ⅱ）。NAD和NADP均是脱氢酶的辅酶，是机体组织中重要的递氢体，在机体代谢中起着重要的作用，几乎参与所有细胞内的呼吸机制，参与葡萄糖的酵解、脂质代谢、丙酮酸的代谢、戊糖合成以及高能磷酸键的形成等。维生素PP是抗糙皮肤病因子，具有维持人体皮肤和神经健康、促进消化功能的作用。缺乏维生素PP时易患糙皮病、舌炎、口炎及其他皮肤病。

（4）毒理学依据。烟酸，小鼠或大鼠经口LD_{50}为每千克体重5.0～7.0 g，烟酰胺，大鼠经口LD_{50}为每千克体重2.5～3.5 g，大鼠皮下注射LD_{50}为每千克体重1.7 g。成人如果每日摄入75 mg，则会出现颜面潮红、发汗、头晕等暂发性副作用。

（5）使用。根据我国《食品营养强化剂使用标准》（GB 14880—2012）规定：维生素PP用于谷物类及其制品，用量为40～50 mg/kg；婴幼儿食品、强化饮料的用量为30～50 mg/kg；强化乳饮料为10 mg/kg；用于固体饮料，应按稀释倍数增加使用量。日本规定，维生素PP作为糕点、面包、大米、乳制品等中的营养强化剂，小麦粉为35～44 mg/kg，面条为55～75 mg/kg，面包为22 mg/kg，玉米粉为35～53 mg/kg，改质乳粉为40 mg/kg。

6. 维生素C 又称L-抗坏血酸、抗坏血酸。分子式$C_6H_8O_6$，相对分子质量176.13。

（1）性状。呈无色无臭的片状晶体，易溶于水。在酸性环境中稳定，遇空气中的氧、热、光、碱性物质，特别是有氧化酶及痕量铜、铁等金属离子存在时，可促进其氧化破坏。其熔点为190～192 ℃，紫外吸收最大值为245 nm。

（2）生理功能。维生素C在机体内参与重要的代谢过程。在机体中起着传递氢的作用，即在生物氧化和还原及细胞呼吸中起着重要的作用。维生素C能够促进体内红细胞的生成，参与体内胶原蛋白的生成，防止毛细血管通透性和脆性的增加，有利于伤口的愈合。维生素C还有中和毒素，促进抗体生成的作用。维生素C主要起防止维生素C缺乏病、龋齿、牙龈脓肿、贫血、生长发育停滞等病症，还有利于防治感冒及其他疾病，保持和促进健康的功效。

（3）毒理学依据。维生素C的毒性很小，但服用过多也会引起一些不良反应。成年人每日摄入量小于1 g时，一般不引起高尿酸尿症，当超过1 g时尿酸排出量明显增加，摄入量超过2 g时，可能引起渗透性腹泻，每日服用4 g，可使尿液中尿酸的排出量增加一倍，并因此而形成尿酸盐结石概率增加。

（4）使用。根据我国《食品营养强化剂使用标准》（GB 14880—2012）规定：果泥中用量为50～100 mg/kg，饮料为120～240 mg/kg，水果罐头为200～400 mg/kg，夹心硬糖为2 000～6 000 mg/kg，婴幼儿食品为300～600 mg/kg，强化芝麻粉为1 000 mg/kg（每天限食50 g），啤酒为40 mg/kg，发酵面制品200 mg/kg。

7. 维生素D_2 又称麦角钙化醇，分子式$C_{28}H_{44}O$，相对分子质量396.66。

（1）性状。本品为白色柱状结晶，无臭。其熔点为115～118 ℃，在波长265 nm处有一显著的吸收光谱。能溶于油脂、乙醇、氯仿、乙醚，不溶于水。热稳定好，但在空气和光照下不稳定，溶于植物油中的稳定性好，但在无机盐中存在时易分解。

（2）制法。由麦角固醇经紫外线照射后转化而成。

（3）生理功能。维生素 D_2 能保持机体内钙和磷的正常代谢，促进机体对钙和磷的吸收，维持血液中钙和磷的正常比例，促进磷酸钙在骨骼和组织中沉积。维生素 D_2 不足则儿童易患维生素 D 缺乏症，成人易患骨质软化病，特别会影响儿童的生长发育等。

（4）毒理学依据。成人经口急性中毒量为每千克体重 100 mg。小鼠经口 LD_{50} 为每千克体重 1 mg，20 d，致死剂量 20 mg，6 d；大鼠、犬、猫经口 LD_{50} 为每千克体重 5 mg，20 d；豚鼠经口 LD_{50} 为每千克体重 40 mg，20 d。

若大量连续摄入维生素 D。则易造成过剩症，会引起食欲不振、呕吐、腹泻，以及高血钙等症状。

（5）使用。根据我国《食品营养强化剂使用卫生标准》（GB 14880—2012）规定：在液体乳中用量为 10～20 mg/kg；人造奶油中，用量为 25～156 μg/kg；乳制品为 63～125 μg/kg；婴儿食品为 50～115 μg/kg；强化乳饮料为 40 mg/kg。另外，我国《食品添加剂使用标准》（GB 2760—2011）：在固体饮料、冰激凌中的用量为 10～20 μg/kg。

8. 维生素 D_3　又称胆化钙醇，分子式 $C_{27}H_{40}O$，相对分子质量 384.65。

（1）性状。本品为白色针状结晶或白色结晶性粉末，无臭，熔点为 82～86 ℃。能溶于脂肪、乙醇、氯仿，而不溶于水。对耐热、酸、碱和对氧等较维生素 D_2 稳定，但易受空气和光的影响。

（2）制法。由 7 - 脱氢胆固醇经紫外线照射而转化制得。

（3）生理功能。毒理学依据、使用参照维生素 D_2 相关内容。

三、矿物质类营养强化剂

矿物质类营养强化剂用于补充食品中缺乏的人体必需的常量和微量矿物元素。食品科学中常将除氧、碳、氢、氮以外的元素称为矿物质元素，矿物质亦称无机盐，是构成人体组织和维持机体正常生理活动所必需的成分，其既不能在机体内合成，除了排出体外，也不会在新陈代谢过程中消失。人体每天都有一定量矿物质的排除，所以需要从膳食中摄取足够量的矿物质来补充。

GB 14880 规定的常量矿物质元素包括钙、钾、镁 3 种营养素，微量矿物质包括铁、锌、铜、锰、硒、氟、碘等 7 种营养素，共计 80 种物质，如表 9 - 2 所示。

1. 硫酸亚铁　又称铁矾、绿矾，分子式 $FeSO_4 \cdot 7H_2O$，相对分子质量 278.03。

（1）性状。本品为蓝绿色单斜晶体和颗粒状物质，无臭，味咸涩，在干燥的空气中会风化，加热至 20～73 ℃时会失去 3 分子水，加热至 80～123 ℃时会失去 6 分子水，加热至 156 ℃会转变成碱式硫酸铁，在潮湿的空气中会氧化成棕黄色的碱式硫酸铁。pH 为 3.7（10％水溶液），易溶于水（1 g/1.5 mL，25 ℃），不溶于乙醇。

（2）制法。本品可采用铁与稀硫酸反应精制而得。

（3）生理功能。铁是机体内重要的微量元素，也是比较容易缺乏的微量元素之一。成人体内含铁 4～5 g，其中 2/3 以上存在于血红蛋白中。另外，有 3％的铁存在于肌红蛋白、细胞色素酶、过氧化氢酶和氧化物酶中，其余的贮备于肝、脾、骨髓中。所以，铁在机体中具有极重要的生理功能。

表 9 – 2 矿物质类营养强化剂

营养素	营养强化剂物质	营养素	营养强化剂物质
钙	葡萄糖酸钙	锌	硫酸锌
	碳酸钙		葡萄糖酸锌
	生物碳酸钙		乳酸锌
	磷酸氢钙		氯化锌
	柠檬酸钙		氧化锌
	乳酸钙		乙酸锌
	生物乳酸钙		甘氨酸锌
	乙酸钙		柠檬酸锌
	骨粉（超细鲜骨粉）		锌盐
	蛋壳粉	镁	硫酸镁
	活性离子钙		氯化镁
	氯化钙		葡萄糖酸镁
	甘油磷酸钙		碳酸镁
	氧化钙		氧化镁
	硫酸钙		磷酸氢镁
	甘氨酸钙	铜	葡萄糖酸铜
	天门冬氨酸钙		硫酸铜
	苏糖酸钙		碳酸铜
	枸橼酸苹果酸钙	锰	硫酸锰
	骨质磷酸钙		氯化锰
	珍珠乳酸钙		碳酸锰
	磷酸钙		葡萄糖酸锰
铁	焦磷酸铁	硒	富硒酵母
	氯化高铁血红素		硒化卡拉胶
	铁卟啉		亚硒酸钠
	硫酸亚铁		L–硒甲基硒代半胱氨酸
	乳酸亚铁		硒酸钠
	柠檬酸铁		硒蛋白
	富马酸亚铁		富硒食用菌粉
	葡萄糖酸亚铁	氟	氟化钠
	柠檬酸铁铵	碘	碘化钠
	血红素铁		碘化钾
	碳酸亚铁		碘酸钾
	柠檬酸亚铁		海藻碘
	延胡索酸亚铁	钾	甘氨酸钾
	琥珀酸亚铁		葡萄糖酸钾
	还原铁		氯化钾
	电解铁		柠檬酸钾
	甘氨酸亚铁		磷酸二氢钾
	乙二胺四乙酸铁钠		磷酸氢二钾

机体内的铁参与氧和二氧化碳的交换以及某些还原过程。一般成人男子日供应铁量为12 mg，成人女子为15 mg，妇女孕期及哺乳期为18 mg。机体内缺铁时，可产生缺铁性贫血或营养不良性贫血。在铁的吸收中，一般无机铁盐较有机铁易吸收，故一般多以亚铁盐的形式作为营养强化剂。

（4）毒理学依据。大鼠经口 LD_{50} 为每千克体重 279～558 mg（以 Fe 计）。

（5）使用。根据我国《食品营养强化剂使用标准》（GB 14880—2012）规定：用于谷物及其制品的量为 120～240 mg/kg；饮料为 50～100 mg/kg；乳制品、婴儿食品为 300～500 mg/kg；食盐、夹心糖为 300～600 mg/kg。

2. 氯化铁 分子式 $FeCl_3 \cdot 6H_2O$，相对分子质量 270.32。

（1）性状。本品为黄褐色的结晶或块状物，在空气中可潮解成红褐色液体，易溶于水，溶解度为 246%（0 ℃），其水溶液呈强酸性，对蛋白质具有凝固作用。在空气和光照的情况下，易被还原成氯化亚铁和氯，并产生氧气。

（2）制法。将氧化铁或氧化铁的水化物溶于盐酸，用硝酸或吹入空气进行氧化，将其在氢氧化钾上真空干燥制得。

（3）生理功能、毒理学依据。参照硫酸亚铁相关内容。

（4）使用。本品易潮解，酸性又强，故不能直接使用，一般将氯化铁与乳清作用，生成乳清铁，使每克乳清铁的铁含量达 4 mg，再加到食品中去。对调制乳粉或婴儿食品中乳清铁的添加量为 1.0%～1.5%。

3. 乳酸亚铁 分子式 $C_6H_{10}FeO_6 \cdot 3H_2O$，相对分子质量 288.04。

（1）性状。本品为绿白色至微黄色结晶性粉末或结晶块，略带异臭和微甜的铁味，能溶于水和酸，水溶液呈弱酸性的绿色澄清液，几乎不溶于乙醇，不易受潮，对光、热不稳定。

（2）制法。将乳酸与铁粉，或乳酸钙与硫酸亚铁反应而得。

（3）生理功能。乳酸亚铁具有易吸收，对消化系统无刺激性、无副作用等功能。

（4）毒理学依据。小鼠经口 LD_{50} 为每千克体重 4.875 g；大鼠经口 LD_{50} 为每千克体重 3.73 g；兔皮下注射 LD_{50} 为每千克体重 0.577 g；静脉注射 LD_{50} 为每千克体重 0.286 g。ADI 为每千克体重 0～0.8 mg（暂定各种来源的最大日耐受摄入量，FAO/WHO，1994）。

（5）使用。乳酸亚铁在谷类粉中的使用量为 40 mg/kg，固体饮料为 1 g/kg，乳粉为600 mg/kg，饼干为 20 mg/kg，芝麻粉为 960 mg/kg（每天限食用 50 g）。日本规定，乳酸亚铁在乳粉中使用量为 60 mg/kg，小麦粉、饼干、面包中用量为 2～3 mg/kg。美国规定，乳酸亚铁在小麦粉中使用量为 30 mg/kg，面包为 20 mg/kg，乳粉为 60 mg/kg。

4. 葡萄糖酸亚铁 分子式 $C_{12}H_{22}FeO_{14} \cdot 2H_2O$，相对分子质量 482.17。

（1）性状。本品为黄灰色或浅黄绿色结晶体颗粒或粉末，略有类似焦糖的气味。易溶于水（10 g/100 mL，温水），几乎不溶于乙醇。加入葡萄糖可使溶液稳定。水溶液的 pH 呈中性。

（2）制法。将葡萄糖酸钡与硫酸亚铁反应而制得。

（3）生理功能。与乳酸亚铁相同。

（4）毒理学依据。大鼠经口 LD_{50} 为每千克体重 2 237 mg。对 ADI 为每千克体重 0～0.8 mg（暂定日最大耐受摄入量，FAO/WHO，1994）。

（5）使用。根据我国《食品营养强化剂使用标准》（GB 14880—2012）规定：在谷物及其制品中用量为 200~400 mg/kg，饮料为 80~160 mg/kg，乳制品、婴幼儿食品为 480~800 mg/kg，食盐、夹心糖为 4 000~6 000 mg/kg。日本规定，葡萄糖酸亚铁准用于代乳品、离乳食品以及妊产妇用乳粉等。

5. 柠檬酸铁 分子式 $FeC_6H_5O_7 \cdot 2.5H_2O$，相对分子质量 289.99。

(1) 性状。本品为红褐色透明状的小片，或褐色粉末，含铁量为 16.5%~18.5%，易溶于热水，在冷水中逐渐溶解。不溶于乙醇，其水溶液呈酸性，在光或热的作用下会逐渐变成柠檬酸亚铁。

(2) 制法。将氨加入硫酸铁溶液中，先制成氢氧化铁。在氢氧化铁中加入柠檬酸溶液使其溶解，在 60 ℃ 以下形成糖浆状物质，经干燥即得产品。

(3) 使用。柠檬酸铁可作为铁强化剂用以调制乳粉、面粉和饼干等。但柠檬酸呈褐色，故不适宜用于不允许着色的食品应用。根据我国《食品营养强化剂使用标准》(GB 14880—2012) 规定：用于谷物及其制品为 150~290 mg/kg，饮料为 60~120 mg/kg，乳制品、婴幼儿配方食品为 360~60 mg/kg，食盐、夹心糖为 3 600~7 200 mg/kg。

6. 柠檬酸铁铵 分子式 $Fe(NH_4)_2H(C_6H_5O_7)_2$，相对分子质量 474.14。

(1) 性状。本品为棕色或绿色透明状薄鳞片、颗粒或粉末，无臭或略带氨臭，有温和的铁味。极易溶于水 (2 g/mL)，pH 为 5.0~8.0(5% 水溶液)，不溶于乙醇和乙醚。具有吸湿性，易潮解，易生霉，遇光易变质。

(2) 制法。在硫酸铁溶液中加入氨或氨水制成氢氧化铁，加入柠檬酸溶液后再添加氨水，于 60 ℃ 下蒸发至糖浆状，再经干燥即制得产品。

(3) 毒理学依据。小鼠经口 LD_{50} 为每千克体重 1 g。ADI 为每千克体重 0~8 mg（为铁的暂定日最大耐受摄入量，FAO/WHO，1994）。

(4) 使用。本品可作为营养强化剂及抗结剂，其使用可参照其他亚铁盐。本品主要用于饼干的谷类粉。由于其具有棕色，不适用于不宜着色的乳粉等食品中，该产品可用于食盐作抗结剂。

根据我国《食品营养强化剂使用标准》(GB 14880—2012) 规定：用于谷物及其制品为 150~290 mg/kg，用于饮料为 60~120 mg/kg，用于乳制品、婴幼儿配方食品为 360~600 mg/kg，食盐、夹心糖为 3 600~7 200 mg/kg。

7. 活性钙

(1) 性状。活性钙，又称活性离子钙，本品含 98% 的氢氧化钙，其余为氧化镁、氧化钾、三氧化二铁、五氧化二磷、氧化钠和锰离子等。本品为白色粉末，无臭，有咸涩味。能溶于酸性溶液，几乎不溶于水。具有强碱性，对皮肤、织物有腐蚀作用，能吸收空气中的二氧化碳生成碳酸钙。

(2) 制法。将牡蛎壳等清洗后，经高温煅烧、精制而得。

(3) 生理功能。钙是机体内七大元素之一。成人体内含钙量为 7.0~1 400 g，它是组成人体骨骼、牙齿的主要成分，约占体内总钙量的 99%。另外，它能维持组织细胞的渗透压，保持体内的酸碱平衡，促进体内酶的活度等。与钾、钠、镁等共同维持人体神经、肌肉的兴奋和细胞膜的正常通透性。当人体内缺钙或钙磷比例不平衡时，儿童可导致维生素 D 缺乏症或生长停滞，成人则可产生软骨症。

一般人体需钙量为：成人为 0.6 g/d，孕妇为 0.7~1.5 g/d，哺乳期为 1.7~2.0 g/d，儿童为 0.4~0.6 g/d。

活性钙能溶于酸性介质中，在体内吸收利用率高，具有很好的营养强化效果。另外，活性钙的碱性较强，在面制品中起酸碱中和作用，可减少钠的量。

（4）毒理学依据。小鼠经口 LD_{50} 为每千克体重 10.25 g±1.58 g。本品为无毒产品。

（5）使用。根据我国《食品营养强化剂使用标准》（GB 14880—2012）规定：活性钙在谷类粉中的使用量为 3 g/kg（以元素钙计）；固体饮料为 20 g/kg；若以新钙源添加于面包用粉中，其用量为 0.5 g/kg；在食盐、肉松中使用量为 10 g/kg。

8. 生物碳酸钙 分子式 $CaCO_3$，相对分子质量 100.09。

（1）性状。本品为白色微细结晶性粉末，无臭，无味。能溶于乙酸、盐酸、硝酸等稀酸中，几乎不溶于水和乙醇，难溶于稀硫酸，相对密度为 2.5~2.7。置于空气中无化学变化，稍吸湿。分解温度为 825.0~896.6 ℃。

（2）制法。本品采用蛋壳等生物原料，经清洗、粉碎、筛分等精制而成，其主要成分为碳酸钙。也可将二氧化碳通入石灰乳或由碳酸盐和氯化钙作用制得。

（3）生理功能。参照活性钙。

（4）毒理学依据。ADI 不作特殊规定（FAO/WHO，1985）。

（5）使用。在面包、饼干中，使用量为 1.2% 左右（以元素钙计为 0.48% 左右）；在代乳粉的配方中使用量为 11.4 g/kg，同时添加 12.4 g/kg 的磷酸钙，以保持钙与磷的比例；在肉糜制品中，当使用聚磷酸盐作为品质改良剂时，最好添加 0.5%~1.5% 的理论钙；在面包制造过程中，可添加 0.25% 的理论钙含量作为酵母营养物的面团调整剂。

9. 葡萄糖酸钙

（1）性状。本品为白色结晶颗粒或粉末，无臭，无味，熔点为 201 ℃（分解）。能溶于水（3 g/100 mL，20 ℃），pH 为 6~7，不溶于乙醇及其他有机溶剂。在空气中稳定。

（2）制法。将葡萄糖酸与石灰或碳酸钙进行中和反应，经浓缩、干燥制得产品。

（3）生理功能。参见活性钙。

（4）毒理学依据。大鼠静脉注射 LD_{50} 为每千克体重 950 mg；小鼠静脉注射 LD_{50} 为每千克体重 2 000 mg。ADI 为每千克体重 0~50 mg(FAO/WHO，1994)。

（5）使用。葡萄糖酸钙的吸收率较其他钙剂高，其用量可按葡萄糖酸钙中钙的理论钙含量 9.31% 计，一般在食品中的使用量为 1% 以下。

根据我国《食品营养强化剂使用标准》（GB 14880—2012）规定：用于谷物及其制品、饮料为 18~36 mg/kg。一般在番茄罐头中最大用量为 0.8 g/kg（丁、片和楔形），整形或块形番茄罐头为 0.45 g/kg；在青豌豆和草莓罐头，热带水果色拉中为 0.35 g/kg；果酱和果冻中为 0.2 g/kg；酸黄瓜中为 0.25 g/kg。

10. 乳酸钙 分子式 $C_6H_{10}CaO_6 \cdot 5H_2O$，相对分子质量 308.3。

（1）性状。本品为白色至乳白色结晶性粉末或颗粒，几乎无臭，能溶于水，pH 为 6.0~7.0，几乎不溶于乙醇。加热至 120 ℃时可转变为无水物。在空气中略有风化性。

（2）制法、生理功能。参照活性钙。

（3）毒理学依据。ADI 不作限制性规定（FAO/WHO，1985）。其余参照活性钙。

（4）使用。乳酸钙的吸收率是钙剂中最佳品种，其理论钙含量为 13.0%。根据我国《食品营养强化剂使用标准》（GB 14880—2012）规定：谷物类及其制品、饮料中用量为

$12\sim24$ g/kg，婴幼儿食品为 $23\sim46$ g/kg。

11. 葡萄糖酸锌　分子式 $C_{12}H_{22}O_{14}Zn$，相对分子质量 455.67。

（1）性状。本品为白色或近白色粗粉或结晶性粉末。无臭，无味。易溶于水，难溶于乙醇，在体内吸收率高，对胃肠无刺激性。

（2）制法。将葡萄糖酸钙经酸化后再与锌化合反应而制得，或者由葡萄糖酸内酯与锌化合物反应制得。

（3）毒理学依据。雌性小鼠经口 LD_{50} 为每千克体重 1.93 g±0.09 g；雄性小鼠经口 LD_{50} 为每千克体重 2.99 g±0.1 g。以每千克体重 $0.8\sim1.0$ g 的剂量对小鼠投药后，在 24 h 内小鼠的活动减少，精神不振，4 h 后即完全恢复正常。

（4）使用。根据我国《食品营养强化剂使用标准》（GB 14880—2012）规定：葡萄糖酸锌在谷类及其制品用量为 $160\sim320$ mg/kg，饮料中的使用量为 $40\sim80$ mg/kg；乳制品中为 $230\sim470$ mg/kg；婴幼儿食品为 $195\sim545$ mg/kg；食盐中为 $800\sim1\,000$ mg/kg。

12. 硫酸锌　分子式 $ZnSO_4 \cdot xH_2O$，相对分子质量 161.44（以 $ZnSO_4$ 计），硫酸锌含 1 个或 7 个水分子。

（1）性状。本品为无色透明的棱柱状或细针状结晶或结晶性粉末，无臭。其 7 分子水合物在室温、干燥空气中易失水及风化，1 分子水合物加热至 283 ℃时失水。溶于水和甘油，水溶液呈酸性，不溶于乙醇。

（2）毒理学依据。小鼠经口 LD_{50} 为每千克体重 2.2 g。

（3）使用。根据我国《食品营养强化剂使用标准》（GB 14880—2012）规定：硫酸锌在乳制品中用量为 $130\sim250$ mg/kg，在婴幼儿食品中用量为 $113\sim318$ mg/kg，在谷类及其制品中用量为 $80\sim160$ mg/kg，在饮料中用量为 $7.4\sim19.8$ mg/kg，在饮液及乳饮料中用量为 $22.5\sim44$ mg/kg。

13. 乳酸锌　分子式 $Zn(C_3H_5O_3)_2 \cdot 3H_2O$，相对分子质量 297.58。

（1）性状。本品为白色结晶性粉末，无臭。溶于水，可溶于 60 倍冷水或 6 倍热水中。含锌量 22.2%。

（2）毒理学依据。小鼠经口 LD_{50} 为每千克体重 $0.997\sim1.778$ g。

（3）使用。根据我国《食品营养强化剂使用标准》（GB 14880—2012）规定：乳酸锌在含乳固体饮料中用量为 $431.9\sim568.2$ mg/kg（以锌计，$9.5\sim12.5$ mg/100 g），在豆乳粉、豆粉中用量为 $130\sim250$ mg/kg（以锌元素计，$29\sim55.5$ mg/100 g）（以磷元素计，$1.6\sim3.7$ g/kg），在果冻中用量为 $40\sim100$ mg/kg（以锌元素计，$10\sim20$ mg/kg）。

14. 碘化钾

（1）性状。本品为白色立方结晶或粉末。在潮湿空气中微有吸湿性，久置析出游离碘而变成黄色，并能形成微量碘酸盐。光及潮湿能加速分解。1 g 碘化钾溶于 0.7 mL 水、0.5 mL 沸水、22 mL 乙醇、8 mL 沸乙醇、51 mL 无水乙醇、8 mL 甲醇、7.5 mL 丙酮、2 mL 甘油、约 2.5 mL 乙二醇。其水溶液呈中性或微碱性，能溶解碘。其水溶液也会氧化而渐变黄色，可加少量碱防止。相对密度 3.12，熔点 681 ℃，沸点 1 420 ℃。

（2）毒理学依据。FAD(1985) 将碘化钾列为一般公认安全物质。但人体内碘过量具有一定的毒性，分为很轻过量、轻度过量、中度过量、明显过量 4 个等级。

（3）使用。碘化钾中碘含量为 76.4%，以元素碘计，食盐强化量为 $20\sim60$ mg/kg。我国

《食品营养强化剂使用标准》（GB 14880—2012）规定：食用盐中使用量为 30～70 mg/kg；婴幼儿食品使用量为 0.3～0.6 mg/kg。

四、必需脂肪酸类营养强化剂

必需脂肪酸是合成人体前列腺素等活性物质的前体物质，前列腺素缺乏会造成人体内分泌失调。GB 14880 规定的必需脂肪酸类营养强化剂包括 1,3-二油酸-2-棕榈酸甘油三酯、γ-亚麻油酸、花生四烯酸、花生四烯酸单细胞（ARASCO）、二十二碳六烯酸（DHA）（双鞭甲藻）、二十二碳六烯酸（DHA23）（金枪鱼油）、二十二碳六烯酸单细胞油（DHASCO）共 7 种物质，其中包括亚油酸、亚麻酸、花生四烯酸和二十二碳六烯酸 4 种营养素。

五、核苷酸类营养强化剂

核苷酸类是用于食品中，特别是婴儿食品中的营养增补剂，可提高人体抗病能力，其功能备受争议。GB 14880 规定的核苷酸类营养强化剂包括 5′-单磷酸胞苷（5′-CMP）、5′-单磷酸尿苷（5′-UMP）、5′-单磷酸腺苷（5′-AMP）、5′-腺苷酸、5′-肌苷酸二钠、5′-鸟苷酸二钠、5′-尿苷酸二钠、5′-胞苷酸二钠共 8 种物质。

六、植物类营养强化剂

植物类营养强化剂包括叶黄素，其对人体视力有保护作用。根据我国《食品营养强化剂使用标准》（GB 14880—2012）规定：叶黄素在婴儿配方食品中用量为 300～2 000 μg/kg，在较大婴儿和幼儿配方食品中用量为 1 620～4 230 μg/kg，在学龄前儿童配方食品中用量为 1 620～2 700 μg/kg。以上使用量为在配方乳中的使用量，液体食品按稀释倍数折算。

七、益生元低聚糖类营养强化剂

益生元低聚糖是人体肠道有益菌群的生长促进因子。GB 14880—2012 规定益生元低聚糖类营养强化剂包括低聚半乳糖、多聚果糖、棉子糖、低聚果糖 4 种物质。

食品添加剂使用标准（GB 2760—2011）规定的营养强化剂除包括 GB 14880 规定的物质外，还应包括抗氧化剂中的磷脂、着色剂中的番茄红素、半乳甘露聚糖、酪蛋白活性肽、乳铁蛋白等。

任务三　各类食品的营养强化

一、面粉的营养强化

强化面粉是最早的强化食品之一，目前已有许多国家通过法令或法规强制执行面粉强化，收到了良好的效果。自 1938 年执行面粉强化后，美国居民因尼克酸缺乏导致的死亡率由每年超过 3 000 人下降到 1952 年的可忽略人数；新西兰 1944 年开始执行面粉强化，4 年后 B 族维生素的缺乏从 20% 下降到可忽略水平；智利在 20 世纪中叶通过实施面粉强化将国内贫血率降到 1% 以下。

目前，加拿大、英国、印度尼西亚、菲律宾等 16 个国家已经采取包括立法在内的多种方式对面粉实行强制性营养强化，主要是因为：①面粉是人类食物的主要原料，且每人每日需求量稳定；②面粉成本低；③营养强化剂易在面粉中添加；④无文化或习俗方面的禁忌；⑤具有较成熟的研究基础和充足的理论依据。

因此，面粉特别适合作营养强化食品的载体，已成为我国国家公众营养改善项目（RE-TA）的首批食品。通常面粉中部分矿物质、维生素的含量偏低，蛋白质含量约为10%，各种氨基酸特别是必需氨基酸的比例与人体的吸收平衡比例相差较大，生理效价为54，严重影响了面粉制品的营养价值。因此，在面粉中需要强化维生素类（包括维生素A、维生素B_1、维生素B_2、尼克酸等）、矿物质类（钙、铁、镁、锌等）等营养素。近年来有些国家和地区还在面粉中加入赖氨酸和蛋氨酸以及干酵母、脱脂乳粉、大豆粉和谷物胚芽等天然食物，以增补蛋白质和必需氨基酸。面粉营养强化的方法较为简单，一般是先制成含量高的基料，然后将其与普通面粉混合制成食品。其工艺流程如图9-1所示。

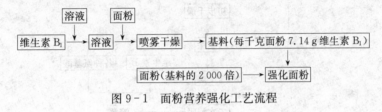

图9-1 面粉营养强化工艺流程

二、大米的营养强化

营养强化大米是指通过安全的方式、合理的加工工艺，在普通大米中添加某些普通大米缺少的营养素或特需的其他营养素而制成的成品米。因此，通过营养强化，不仅可以弥补大米加工中营养素的损失，使之恢复到原有的含量水平，而且还可以充分利用大米载体，强化其他人体所需营养素，通过这种广泛的主食途径，增加必需营养素的摄入，合理搭配，完善膳食营养。

大米是我国人民重要的主食之一，大米中营养素的分布情况很不平衡，并且稻谷经过清理、砻谷、脱壳得到糙米，糙米再碾去皮层（即米糠），除去8%~10%，余下部分占原质量的90%~92%，为最终产品——白米粒。谷粒所含的维生素、无机盐和含赖氨酸较高的蛋白质集中在谷粒的周围部分和胚芽，因此，糙米碾磨程度（即精度）越高，营养素损失越高。大米精度愈高，粗纤维含量愈少，易消化，好吃，但是蛋白质、脂肪、无机盐及维生素等都会有很大损失。

此外，大米本身含有的营养素在加工过程中损失明显，铁的损失将近一半，尼克酸的损失更是多达65%。而且，营养素的损失不仅发生在加工过程中，在烹调过程中也有损失。由实验数据可知，在从糙米到精米的加工过程和从精米到精米饭的烹调过程中，维生素B_1加工损失率为52.5%，烹调损失率为62.5%，维生素B_2的加工损失率为33.33%，烹调损失率为66.67%。目前，由于生活水平的提高和饮食、消费习惯的改变，人们越来越倾向于食用高精度的大米，这与某些营养素的全面、合理摄取产生了矛盾。为了解决这个矛盾，有必要生产营养强化米。目前我国常采用大米强化的方法主要为外加法和内持法两种。

（一）外加法加工强化大米

外加法的基本原理是先将各种需要添加的营养强化剂配成稳定的水溶液或油溶液，再将大米浸渍在溶液中吸收各种营养强化成分，或者将溶液喷洒在大米颗粒上，让其干燥制成。在强化过程中，为了使营养强化剂较牢固地吸附在大米上，一般可再涂一至两层保持膜。外加法常采用浸吸法和涂膜法两种工艺。

1. 浸吸法 浸吸法强化的工艺操作要点主要包括浸吸与喷涂、二次浸吸、汽蒸糊化、喷涂酸液及干燥等工序环节。

(1) 浸吸法工艺流程，如图 9-2 所示。

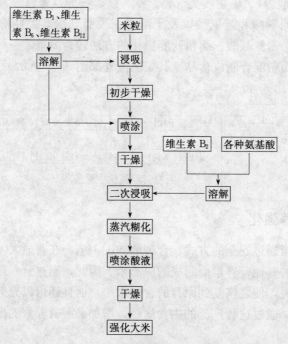

图 9-2 大米浸吸法工艺流程

(2) 浸吸法工艺说明。

① 浸吸与喷涂。先将维生素 B_1、维生素 B_6、维生素 B_{12} 按照预先设计的营养强化配方比例准确称量后溶于 0.2% 的重合磷酸盐中性溶液中（重合磷酸盐可用多磷酸钾、多磷酸钠、焦磷酸钠或偏磷酸钠等），再将大米与上述溶液一同置于带有水蒸气保温夹层的滚筒中。滚筒轴上装置螺旋叶片，起搅拌作用，滚筒上方靠近米粒进口处装有 4～6 个喷雾器，可将溶液喷洒在翻动的米粒上。浸吸时间为 2～4 h，溶液温度为 30～40 ℃，大米吸附的溶液量为其自身质量的 10%。浸吸后鼓入 40 ℃热空气，转动滚筒，使米粒稍稍干燥，再将未吸尽的溶液由喷雾器淋在米粒上，使之完全吸收，最后鼓入热空气，使米粒干燥至正常水分。

② 二次浸吸。将维生素 B_2 和各种氨基酸按照预先设计的营养强化配方比例准确称量后，溶于重合磷酸盐性溶液中，再置于上述滚筒中与米粒混合进行二次浸吸。溶液与米粒之间的比例及操作与一次浸吸相同，但最后不进行干燥。

③ 汽蒸糊化。取出二次浸吸后较为潮湿的米粒，置于连续式蒸煮器中进行汽蒸。连续蒸煮器为具有长条运输带的密闭卧式蒸柜，运输带以慢速向前运转，运输带下面装有两排蒸汽喷嘴，蒸柜上面两端各有蒸汽罩，将废蒸汽通至室外。米粒通过加料斗以一定速度加至运

输带上，在 100 ℃蒸汽下汽蒸 20 min，使米粒表面糊化，这对防止米粒破碎及水洗时营养素的损失均有好处。

④ 喷涂酸液及干燥。将汽蒸后的米粒仍置于滚筒中，边转动边喷入一定量的 5％醋酸溶液，然后鼓入 40 ℃的低温热空气进行干燥，使米粒水分降至 13％，最终得到营养强化米。

2. 涂膜法　涂膜法是在米粒表面涂上数层黏稠物质，这种方法生产的营养强化米，淘洗时维生素的损失比不涂膜的减少一半以上。

涂膜法强化工艺中关键技术环节包括真空浸吸、汽蒸糊化与干燥、一次涂膜、二次涂膜和三次涂膜等。

(1) 涂膜法工艺流程，图 9 - 3 所示。

(2) 涂膜法工艺说明。

① 真空浸吸。先将需强化的维生素、矿物盐、氨基酸等按配方称量，溶于 40 kg、20 ℃的热水中。大米预先干燥至水分为 7％，取 100 kg 干燥后的大米置于真空罐中，同时注入强化剂溶液，在 8×10^4 Pa 真空度下搅拌 10 min，米粒中的空气被抽出后，各种营养素即被吸入内部。

② 汽蒸糊化与干燥。自真空罐中取出上述米粒，冷却后置于连续式蒸煮器中汽蒸 7 min，再用冷空气冷却。使用分粒机将黏结在一起的米粒分散后送入热风干燥机中，将米粒干燥至水分为 15％。

③ 一次涂膜。将干燥后的米粒置于分粒机中，与一次涂膜溶液共同搅拌混合，使溶液覆在米粒表面。一次涂膜溶液的配方是：果胶 1.2 kg、马铃薯淀粉 3 kg，溶于 10 kg、50 ℃热水中。一次涂膜后，将米粒自分粒机中取出，送入连续式蒸煮器中汽蒸 3 min，通风冷却。接着在热风干燥机内进行干燥，先以 80 ℃干燥 30 min，然后降温至 60 ℃连续干燥 45 min。

④ 二次涂膜。将一次涂膜并干燥后的米粒，再次置于分粒机中进行二次涂膜。二次涂膜的方法是：先用 1％阿拉伯胶溶液将米粒湿润，再与含有 1.5 kg 马铃薯淀粉及 1 kg 蔗糖脂肪酸酯的溶液混合浸吸，然后与一次涂膜工序相同，进行汽蒸、冷却、分粒、干燥。蔗糖脂肪酸酯是将蔗糖和脂肪酸甲酯用碳酸钙作催化剂，以甲基甲酰胺作溶剂，减压下反应、浓缩，再用精制乙醇结晶制成。

⑤ 三次涂膜。二次涂膜干燥后，接着进行三次涂膜。将米粒置于干燥器中，喷入火棉胶乙醚溶液 1 kg（火棉胶溶液与乙醚各半），干燥后即得营养强化米。

(二) 内持法加工营养强化大米

内持法的核心是通过加工处理将米粒外层及胚芽中的营养成分尽可能地转移至米粒内部，以便在碾米除糠工序中能够保持米粒本身的大部分营养成分。蒸谷米就是采用该工艺生产的，它是经过热水浸泡、蒸煮、干燥后碾制而成的大米。

1. 内持法加工蒸谷米的优点

(1) 改善米粒结构。通过蒸煮处理后的稻谷，不仅碾制时容易脱除颖壳，而且子粒结构紧密、坚实，米粒透明，光泽好，碎米率大大降低。

(2) 增加米粒胀性，提高大米出饭率。加工后的蒸谷米，在烧饭时表现出良好的蒸煮特性。蒸煮时残留在水中的固形物少，出饭率比普通大米提高了 37％～76％，还具有蒸谷米的特殊风味。

(3) 减少了虫害和品质的败坏。蒸谷米加工中的热处理不仅杀灭了残存的微生物和害虫，

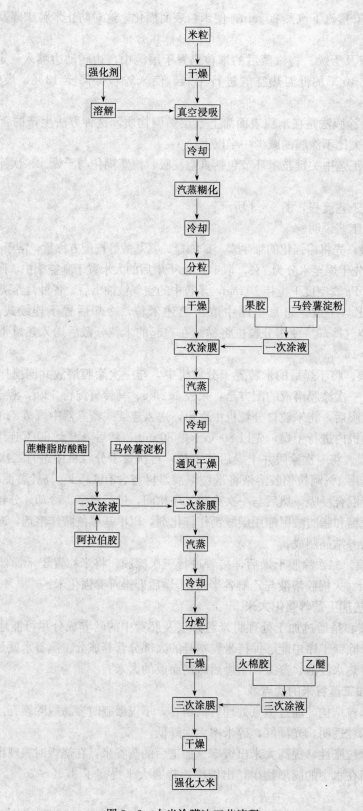

图 9-3 大米涂膜法工艺流程

有效地防止了米粒贮藏期间的发芽、霉变、虫害，而且破坏了子粒内部各种酶的活性，减少了米粒中油的分解和酸败，从而能够保持良好的品质，延长了蒸谷米的贮藏期。

（4）提高了营养价值。蒸谷米加工，不仅可以改善大米米粒的品质，还提高了大米的营养。

稻谷在热水处理过程中，稻米胚芽、皮层内含有的丰富的 B 族维生素、矿质元素等水溶性物质，大部分随水分渗透到胚乳内部。其中，维生素 B_1 有 50%～90%进入到胚乳中，从而使大米中维生素 B_1 含量达到 1.8～3.3 mg/kg，尼克酸的含量同样被提高了一倍多，与普通大米相比，钙、磷、铁的含量都有不同程度的提高。根据人体消化吸收实验，蒸谷米的营养成分更容易被吸收，蛋白质的人体消化吸收率高于普通大米 4.5%左右，糊精含量（1.80%～2.20%）是普通大米（0.40%）的 5 倍左右，特别适宜于婴儿、康复病人和老年人的食用。

2. 蒸谷米的生产工艺流程　如图 9-4 所示。

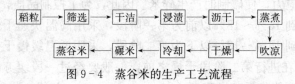

图 9-4　蒸谷米的生产工艺流程

3. 蒸谷米的生产工艺说明　蒸谷米加工中，必须注意清理精选、浸泡、蒸煮、干燥和碾米等 5 个关键环节。

（1）清理精选。目的是排除谷粒中混入的灰尘、杂质。原粮稻谷中杂质的种类很多，浸泡时杂质分解发酵，污染水质，谷粒吸收污水会变味、变色，严重时甚至无法食用。虫蚀粒、病斑粒、损伤粒等不完善粒，汽蒸时将变黑，使蒸谷米质量下降。因此，在做好除杂、除稗、去石的同时，应尽量清除原粮中的不完善粒，可采用洗谷机进行湿法清理，稻谷表面上的茸毛所引起的小气泡，将使稻谷浮于水面。

（2）浸泡。目的是使稻谷内部淀粉吸入足够的水分，从而在蒸煮过程中能够全部糊化。生产中多采用少量稀醋酸溶液浸泡的方法，醋酸溶液浸泡有助于米粒吸收维生素 B_1 等营养成分。浸泡液的初始温度以 80～90 ℃为宜，浸泡过程中保持在 70～75 ℃，温度过低，则浸泡时间长，促使酶的活力增强，谷粒及其他有机杂质随之发酵，浸泡液被污染，并造成稻谷之间的交叉污染。浸泡时间一般在 2～3 h 即可，发酵的影响完全可以消除。浸泡后稻谷的含水量一般应达到 30%以上。含水量的多少、浸泡液温度的高低、浸泡时间的长短都会影响蒸谷米的成品质量。

（3）蒸煮。稻谷浸泡后注入蒸汽使淀粉糊化的过程即为蒸煮。蒸煮时，稻谷的水分吸收量、蒸煮时间和蒸汽温度是决定蒸谷米质量的主要参数，其中尤为重要的因素是蒸汽的温度。而温度主要取决于蒸汽压力，根据蒸汽压力的不同，蒸煮的方式分为常压蒸煮和加压蒸煮。

常压蒸煮。蒸汽温度不超过 100 ℃，蒸煮后米色较浅。该工艺设备结构较简单，冷凝水易于排出，操作管理也较方便。缺点是难于使蒸汽分配均匀，靠近蒸汽口处周围的谷粒受热高些，对谷粒淀粉糊化程度有所影响。

加压蒸煮。是在密闭容器中进行的，可随意调整所需蒸汽温度（或压力），容器内谷粒受热均匀，淀粉糊化也较均匀。该工艺设备结构比较复杂，需要增加汽水分离装置，投资费用较高，操作管理也较复杂。在该工艺中，蒸汽压力增大，温度随之升高，虽蒸煮时间可以相对缩短，但压力过大、蒸煮时间过短，则使谷粒蒸煮不均匀，造成局部淀粉糊化过度，米色加深。一般蒸煮器的压力（表压力）为 50 kPa，蒸煮 20 min 左右。

（4）干燥与冷却。干燥和冷却的目的是使稻谷含水量降低到 14% 的安全水分，以利于贮藏和加工，使碾米时能得到最大限度的整米率。稻谷经过浸泡和蒸煮处理后，含水量很高，一般在 34%～36%，并且粮温也很高，约 100 ℃。这种高水分和高温度的稻谷，既不耐贮藏，也不能进行加工，必须经过干燥，除去水分，然后进行冷却。

干燥的方法有自然干燥和强制干燥两种，自然干燥（日晒）不利于品质的保证，在工业化生产中逐渐被淘汰，目前大多采用干燥机械进行强制干燥。机械干燥包括使用蒸汽进行间接加热干燥和加热空气干燥两种方法，干燥条件比较温和。干燥的速度是控制碎米率的主要因素，干燥太快，谷粒表面和心部存在很陡的水分梯度，从而产生应力，在一定阶段上谷粒通过产生的爆腰释放应力，使碾制时产生碎米。因此，为了控制品质，干燥过程中应注意分阶段进行：在水分降到 16%～18% 以前为第一阶段，采用高温快速干燥脱水，使稻谷不至于产生爆腰；水分降到 16%～18% 以下为第二阶段，采用低温缓慢干燥或冷却的方法，使水分降到 14% 左右。在进行第二阶段干燥之前，一般要经过一段缓苏时间，这样不仅可以提高干燥效率，而且还能降低碎米率。

干燥和冷却工艺中常用的设备包括沸腾床干燥机、喷动床干燥机、流化槽干燥机、滚筒干燥机和塔式干燥机以及冷却塔等。

冷却过程实际上也是一种热交换过程，使用的工作介质通常为室温空气，利用空气与谷粒之间进行热交换，达到降温、冷却的目的。

（5）砻谷。稻谷经水热处理以后，颖壳开裂、变脆，容易脱壳。使用胶辊砻谷机脱壳时，可适当降低辊间压力，提高产量，以降低胶耗、电耗。脱壳后，经稻壳分离、谷糙分离，得到的蒸谷糙米送入碾米机碾白。

（6）碾米。经过水热处理后的稻谷，虽然其砻谷、碾白的方法与普通稻谷的加工方法基本相同，但是由于稻谷经水热处理后，子粒结构发生了很大的变化：①蒸煮作用使稻谷皮层与胚乳结合紧密，原有的爆腰裂纹得到弥合，米粒变硬，对机械冲击的耐受性增强；②蒸煮使稻谷皮层的脂肪含量较高，在碾白时，分离下来的米糠由于机械摩擦热而变成脂状，造成米筛筛孔堵塞，米粒碾白时容易打滑，致使碾白效率降低。

因此，在生产中蒸谷糙米的碾白比较困难，在产品精度相同的情况下，蒸谷糙米所需的碾白时间是生谷（未经水热处理的稻谷）糙米的 3～4 倍。生产中为了减少这些不利因素，提高生产效率，一般应采取以下措施：①采用三砂一铁的碾制工艺，即经三道砂辊碾米机、一道铁辊碾米机。砂辊碾米机主要起碾白作用，而铁辊碾米机则起磨光作用，从而可获得高品质的蒸谷米。②采用喷风碾米机，以便起到冷却和加速排糠的作用。③碾米机转速比加工普通大米时提高 10%。④宜采用四机出白碾米工艺，即经三道砂辊碾米机、一道铁辊碾米机。⑤碾米机排出的米糠采用气力输送，有利于降低碾米机内的摩擦热。⑥蒸谷米生产中还应注意加强碾白后的擦米工序，以清除米粒表面的糠粉。这是因为带有糠粉的蒸谷米，在贮存过程中会使透明的米粒变成乳白色，影响产品质量。

此外，还需按产品中含碎（米）要求，采用筛选设备进行分级，色选机也常常在蒸谷米筛选中得到应用，以清除异色米粒，提高蒸谷米外观品质和商品价值。

三、乳及乳制品的营养强化

（一）母乳化乳粉强化

出生后 6 个月内的婴儿最理想的食品就是母乳，但是，由于各种原因不能用母乳喂养的婴儿应首选婴儿配方（乳）粉喂养，不宜用非婴儿配方（乳）粉或液态乳直接喂养婴儿。

牛乳粉代替母乳喂养婴儿已有十分悠久的历史，但是牛乳的内在质量与母乳有较大的差异，见表 9-3 和表 9-4。

表 9-3　母乳与牛乳成分比较表

100 mL 全乳成分	母　乳		牛　乳
	初　乳	常　乳	
水/mg	87(83~90)	88(83~90)	87(80~92)
热量/kJ	238	272	272
全固形物/mg	12.8(10~17)	12.4(10~17)	12.7(8~20)
灰分/mg	0.33(0.2~0.7)	0.21(0.1~0.5)	0.72(0.3~1.2)
蛋白质/mg	2.7(2~21)	1.2(1~6)	3.3(2~6)
氨基酸/mg	1.2(0.7~4)	1.28(0.9~1.6)	3.3(2.7~4.1)
酪蛋白/mg	1.2(0.3~5.2)	0.4(0.04~0.7)	2.8(1.4~6.3)
乳白蛋白/mg	—	0.3(0.1~0.6)	0.4(0.2~0.6)
乳球蛋白/mg	3.5(0.4~13)	0.2	0.2(0.1~0.4)
乳清蛋白/mg	1.7	0.6(<03~1.1)	0.6(0.2~1.4)
糖类/mg	5.3(1.1~7.9)	7.0(4.2~9.2)	4.8(2.1~6.1)
脂肪/mg	2.9(0.7~12.7)	3.8(0.5~9.0)	3.7(0.9~9.8)
必需脂肪酸/mg	246	346	96
维生素 A/μg	0.1(0.02~0.47)	0.06(0.01~0.25)	0.04(0.015~0.95)
维生素 B_1/μg	15(0.5~82)	16(<1~43)	42(27~90)
维生素 B_2/μg	2.96(12~50)	42.6(13~100)	157(20~342)
维生素 C/μg	4.4(1.4~10.4)	4.3(0~11.2)	1.6(0.2~3.1)
维生素 B_6/μg	—	11(2~22)	48(3~95)
尼克酸/μg	75(<10~145)	172(66~690)	85(19~150)
苯多酸/μg	183(29~302)	196(80~584)	350(155~568)
肌醇/mg	—	39(19~56)	13(3~39)
胆碱/mg	—	9(9~14)	13(4~28)
生物素/μg	0.1（痕迹 0.3）	0.4（痕迹~4.2）	3.5(0.2~11.0)
叶酸群/μg	0.05(0.01~0.15)	0.2(0.1~0.36)	0.2(0.1~5)
维生素 B_{12}/μg	0.04(0.01~0.15)	0.56(0.07~1.15)	

(续)

100 mL 全乳成分	母 乳		牛 乳
	初 乳	常 乳	
维生素 D/mg	—	0.01(0～0.25)	0.06(0.01～0.1)
维生素 E/mg	1.3(0.1～4)	0.6(0.1～1)	0.1
维生素 K/mg	—	2(0～17)	8(0～3)
Ca/mg	31(13～66)	33(15～61)	125(56～381)
NaCl/mg	91(20～233)	43(9～355)	103(70～270)
Co/μg	—	—	0.06
Cu/mg	0.05(0.02～0.6)	0.05(0.04～0.07)	0.03(0.003～0.4)
I/μg	12(4.5～45)	7(4～9)	21(0.4～187)
Fe/mg	0.09(0.02～0.13)	0.15(0.02～0.45)	0.10(0.01～1.0)
Mg/mg	4(1～8)	0.4(2～6)	12(7～12)
Mn/μg	痕迹	0.7	2(<1～4)
P/mg	14(6～25)	15(7～35)	96(56～129)
K/mg	74(66～87)	55(27～81)	138(38～287)
Na/mg	48(26～136)	15(2～44)	58(31～214)
S/mg	22(20～26)	15(2～44)	30(24～44)
Pb/mg	0.62(0.07～0.98)	0.53(0.02～1.38)	0.38(0.17～0.66)

表 9-4 母乳与牛乳主要氨基酸组成

100 g 蛋白质中氨基酸克数	母 乳		牛 乳		
	初 乳	常 乳	常 乳	酪蛋白	乳白蛋白
精氨酸	4.5	3	3.5	4.2	3.1
组氨酸	2.4	2	2.7	3.0	1.8
赖氨酸	7.2	6～7	8.0	8.2	8.2
酪氨酸	—	3～5	4.9	6.3	3.2
色氨酸	1.6	1.6～2.0	1.3	1.5	1.8
苯丙氨酸	4.1	3.5	5.1	5.8	4.0
胱氨酸	—	1～2	0.9	0.4	2.7
蛋氨酸	1.7	1～2	2.4	3.3	1.9
丝氨酸	—	4～5	5.2	6.3	4.8
苏氨酸	5.8	4	4.7	4.5	5.2
亮氨酸	8.5	9～10	9.9	10.1	12.0
异亮氨酸	4.8	4～5	6.5	6.6	6.7
缬氨酸	7.4	5	6.7	7.4	5.3
谷氨酸	—	15	21.7	23.6	17.7
天冬氨酸	—	8	7.5	6.5	11.1

（续）

100 g 蛋白质中氨基酸克数	母 乳		牛 乳		
	初 乳	常 乳	常 乳	酪蛋白	乳白蛋白
甘氨酸	—	2.2	2.1	2.1	2.5
丙氨酸	—	3.5	3.6	3.1	7.0
脯氨酸	—	7	9.2	12.3	4.7
羟基脯氨酸			0.0	0.0	0.0

1. 工艺流程 如图 9 - 5 所示。

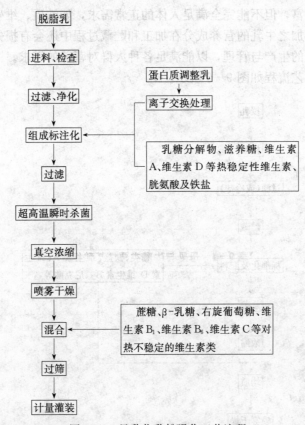

图 9 - 5 母乳化乳粉强化工艺流程

2. 加工工艺

（1）蛋白质的母乳化。牛乳中酪蛋白较母乳多，根据婴儿的蛋白质需求量标准，常利用物理方法（140 ℃、3 s 瞬时高温）使之软凝块化，以利于婴儿消化吸收，同时添加脱盐乳清蛋白，使之与母乳相似。

（2）脂肪的母乳化。脂肪的营养价值受构成脂肪的脂肪酸影响，低级脂肪酸或不饱和脂肪酸较高级脂肪酸和饱和脂肪酸要容易消化吸收得多。由于牛乳中构成脂肪的脂肪酸的种类和含量较母乳均有较大的差异，使其较母乳消化吸收要差些。工艺中常采取对亚油酸的强化、改善脂肪结构和改善脂肪的分子排列等方法对脂肪进行处理。

（3）糖类、矿物质及维生素的强化。母乳中乳糖含量高达 7.4% 左右，而牛乳中乳糖的含量仅为 4.5% 左右。为了既要保证乳产品中的糖类含量，又要限制蔗糖的含量，一般可添加有利于婴幼儿消化吸收的乳糖和饴糖。

婴儿的肾机能发育不完全，过量的矿物质摄入可能会导致婴儿出现发烧、浮肿和厌牛乳现象。牛乳中的矿物质含量高出母乳的 3 倍，所以要除去牛乳中一部分钠、钾、钙及盐类，并使 $m(K)/m(Na) = 2.88$，$m(Ca)/m(P) = 1.22$。微量的铜、镁、锰、铁等元素也要调整其具有适当的含量和比例。

牛乳母乳化时还需要添加维生素 A、维生素 B_1、维生素 B_6、维生素 C、维生素 D 和叶酸等，以保证婴儿对维生素的需求。

（二）强化乳粉

牛乳虽然营养丰富，但不能完全满足人体的正常需求，如铁质、维生素 D、维生素 C 及尼克酸等皆不足，再加之牛乳的营养成分在加工和贮藏过程中还会有损失。因此，近些年来各国加强了强化乳粉的生产与管理，以能满足各种人群对营养的需求。

强化乳粉生产工艺流程如图 9-6 所示。

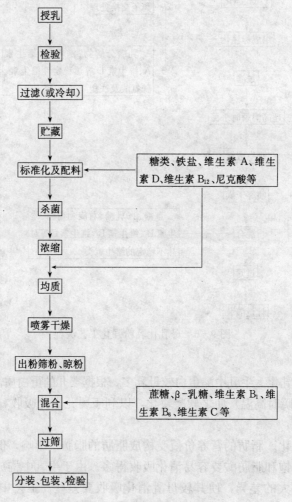

图 9-6　强化乳粉工艺流程

实　　训

实训一　食品营养价值评定

【实训目的】

了解食品营养价值评价的意义，熟悉食品营养价值评价的内容，掌握食品营养价值的评价方法。

【实训准备】

(一) 食品原料营养价值的概念

食品原料营养价值是指原料所含营养成分的种类、含量以及相互间的比例，消化吸收和利用和色香味等化学物质、植物化学物和抗营养因子这类非营养成分的构成和含量等方面满足机体需要的程度。

食品原料的全面营养价值评价包括对原料中营养素的种类、数量及质量的综合分析，如食物所含营养素的种类是否齐全，含量是否充足，存在形式如何，消化吸收及利用率，相互之间的影响，功能成分的含量等。食物原料营养素的种类和含量通过《中国食物成分表2002》及《中国食物成分表2004》可获得，而营养素质量一般需要进行动物和人体实验，根据生长、代谢、生化等指标才能得出结果。

(二)《中国食物成分表》的应用

食物成分表是对食物成分数据的记载，最新的版本有《中国食物成分表2002》、《中国食物成分表2004》。

《中国食物成分表》的内容分为中英文使用说明、食物描述、食物成分表、附录和食物图片。其中食物成分表又分为食物一般营养成分表和食物氨基酸、脂肪、叶酸、碘及大豆异黄酮含量表，2002版食物成分表所列食物以原料为主，2004版以包装食品为主。附录部分收录了食物血糖生成指数、中国膳食营养素参考摄入量、食物名称中英文和中拉文对照表。

1. 食物类别、名称和编码　食物类别分为21类，同一个类别中根据食物的属性和加工方法，又分成不同的亚类。此外，将那些难以归入其中某一个具体亚类的食物单列为"其他"。

食物名称由中文名和别名构成，并对有些食物的产地、颜色、形状、质地、部位、加工方式和配方等进行了描述，还给出了食物的英文名称、拉丁文名称及食物图片。

食物编码采取6位数字，前2位数字是食物的类别编码，第3位数字是食物的亚类编码，最后3位数字是食物在亚类中的排列序号。同一种食物的编码在食物成分表中采用同一编码。例如《中国食物成分表2004》中食物编码为01-1-206的食物，01代表大类为谷类及其制品，1表示亚类为小麦，206是小麦面粉（标准粉）在亚类中的序列，该食物于2002年7月采自北京市宣武区太平街粮店的散装食品，样品处理采用数份等量混合均匀。

2. 食物的可食部　食物可食部是指根据居民的饮食习惯、常用的烹调加工方式，将市场上采购的食品（称为"市品"）处理掉其中不能食用的部分后，得到的可以食用的部分。

"食部"数值是指每 100 g 食物中可以食用部分占该食物的比例。计算公式如下：

$$EP = m_1 \div m_2 \times 100\%$$

式中，EP 为食物的可食部比例，%；m_1 为食物可食部分的重量，g；m_2 为食物市品的重量，g。

3. 食物成分的表达 食物成分表中的营养成分包括水分、能量、宏量营养素、膳食纤维和灰分，以及维生素、矿物质、氨基酸、脂肪酸、大豆异黄酮。

食物成分表中的数据除了各种单体脂肪酸外，均为每 100 g 可食部食物中的营养成分含量。

4. 符号说明 "—"表示未测定，"…"表示未检出，"Tr"表示微量，"$\overline{X}$"表示几种相同食物数据的均值。

（三）营养质量指数（INQ）的概念

营养质量指数是指单位重量食品原料的营养素密度（某营养素占供给量的比值）与能量密度（该原料所含能量占供给量的比值）之比。

食品原料是营养成分的载体，是维持生命的物质基础，只有科学选择食品原料，才能提供全面、均衡的膳食，以保障人体健康，预防营养性疾病。表实 1-1 列出了豆浆和牛乳这两种原料的主要营养成分及 INQ 值。

表实 1-1　豆浆和牛乳主要营养成分及 INQ 值

营养成分	成年男性轻体力活动的 RNI 或 AI	豆　浆		牛　乳	
		每 100 g 豆浆营养含量	INQ	每 100 g 牛乳营养含量	INQ
能量/kJ	2 400	14	1.0	54	1.0
蛋白质/g	78	1.8	4.0	3.0	1.7
脂肪/g	72	0.7	1.7	3.2	2.0
糖类/g	360	1.1	0.5	3.4	0.4
膳食纤维/g	25	1.1	7.5	—	0
胆固醇/g	300	0	0	15	2.2
维生素 A/μgRE	800	15	3.2	24	1.3
维生素 B_1/mg	1.4	0.02	2.5	0.03	1.0
维生素 B_2/mg	1.4	0.02	2.5	0.14	4.4
维生素 C/mg	100	—	0	1	0.4
钙	800	10	2.1	104	5.8
钠	2 200	3.0	0.2	37.2	0.8
铁	15	0.5	5.7	0.3	0.9

注：每日蛋白质、脂肪、糖类的供能占总能量的 13%、60%、27%。

【实训方法】

教师讲解，然后学生分组进行课堂作业。请每组 1 名同学进行作业讲解，学生相互点评，教师最后总结。

【实训内容】

1. 营养素种类评价 食品原料提供营养素的种类越全面，人体从该原料中获得的营养素种类就越多，营养价值就越高。

2. 营养素含量评价 食品原料中营养素含量高低的评价，通过查找《中国食物成分表2002》就能够进行不同类别原料的营养素含量比较。

3. 营养素质量评价

(1) 食物消化吸收率。食物消化吸收率是指人体摄取食物原料后对其消化、吸收的程度。该结果的值越大，代表此食物原料的营养价值越高，反之，此原料的营养价值越低。

(2) 营养质量指数。

① 营养质量指数（INQ）的计算公式。

$$INQ=(A_1/A_2)\div(E_1/E_2)$$

式中，INQ 为营养质量指数；A_1 为单位重量食品原料中某营养素含量；A_2 为某人群该营养素的 RNI 或 AI；E_1 为单位重量食品原料供给的能量，MJ；E_2 为某人群能量的推荐摄入量，MJ。

② INQ 的评价标准。$INQ=1$，说明食品原料中供给营养素的能力与供给能量的能力相当，两者能满足机体的营养需要。$INQ>1$，说明食品原料中供给营养素的能力高于供给能量的能力，表示此原料的营养素密度高，很适合超重肥胖群体，但同时应当重视高 INQ 值的某些营养素的过剩，以避免发生该营养素中毒。$INQ<1$，说明此食品原料中供给营养素的能力低于供给能量的能力，长期摄入此原料，可能发生该营养素的不足、缺乏或能量过剩，为营养素密度低的食品原料。

【实训考核】

全班分成 10 组，分别完成下列原料的营养价值评价：大米与甘薯、小麦粉（富强粉）与燕麦片、馒头与油条、黄豆与绿豆、芹菜茎与芹菜叶、葡萄与葡萄干、花生仁与干莲子、蛋白与蛋黄、猪瘦肉与猪肝、鸡胸脯肉与河虾的营养价值评价。

按百分制记分，考核评分如表实 1-2 所示。

表实 1-2 考核评分表

考核内容	配分	配分标准	评分
营养素种类评价	10	评价内容是否全面和正确	
营养素含量评价	20	评价内容是否全面和正确	
营养素 INQ 评价	40	INQ 值计算结果是够正确，评价内容是否全面和正确	
课堂表现	10	是否积极参与	
知识掌握	15	知识掌握是否牢固	
完成时间 100 min	5	是否按时完成	
总计	100		

实训二 人体营养指标测定及评价

【实训目的】

运用一定的科学方法与手段对某一人群或个体的营养指标进行仔细测定与全面评估，以判断膳食营养素对人体营养需求满足的程度，为全面指导人群合理膳食、预防营养性疾病、维持人群健康、提高生活质量而服务。

【实训内容】

人体各方面的营养指标主要有体格测量、各营养素体内水平的生化检验、营养性疾病的临床诊断等三大方面。

(一)体格测量

测量内容有两个方面，一方面是反映人体生长发育及肥胖度的指标，另一方面是对机体的一般生理功能指标进行测定。下面将部分测量项目及其简单方法介绍如下：

1. 体重与身高

(1) 仪器：体重身高计（成人），体重磅秤（婴儿），测量尺。

(2) 方法：婴儿一般用磅秤与测量尺来进行体重与身长的测量，其他人群多用体重身高计。测试时，受试者要脱鞋后直立在体重身高计上，眼视正前方，颈部直立，双上肢自然下垂，双脚跟靠拢，脚尖分开，约 60 ℃，正确读出体重与身高的数值，记录以千克与厘米为单位，保留小数点后 1 位。一般以测量三次，取平均值为准。注意每次的测量误差，身高小于 0.5 cm，体重小于 0.1 kg。

(3) 评价标准：标准体重按如下公式进行计算。

① 成人的标准体重（kg）公式：

$$=身高（cm）-100 \qquad 身高>165\ cm$$
$$=身高（cm）-105（男）\qquad 身高<165\ cm$$
$$=身高（cm）-110（女）\qquad 身高<165\ cm$$

② 婴儿和儿童的标准体重（kg）公式：

婴儿 1~6 个月：标准体重（kg）=出生体重（kg）+月龄×0.6

7~12 个月：标准体重（kg）=出生体重（kg）+月龄×0.5

1 岁以上：标准体重（kg）=年龄×2+8

一般来说，实测体重=标准体重±10％为正常；低于标准体重 10％以下者为营养不良；界于标准体重+10％与标准体重+20％为超重；超过标准体重 20％以上，并有体内脂肪堆积率达 30％及以上者则视为肥胖。

小儿的身高指标是反映其生长发育的一个较重要的因素，标准简单判断如下：满 1 周岁时，应比出生时增长 50％，约 75 cm；1~2 周岁时，每半年增长 10~13 cm；2~3 周岁时，每半年增长 5~8 cm；3 周岁以后，每半年增长 5~6 cm。

一般 2~12 岁的小儿身高公式粗略计算为：身高（cm）=（年龄-2）×5+85。

(4) 体质指数（BMI）：为目前世界上公认的一种评定肥胖程度的分级方法，具体计算公式为：体质指数（BMI）=体重（kg）/[身高（m）²]

BMI 为 20～25 时为理想体重，*BMI*<20 为体重不足，*BMI* 为 25～30 轻微超重，*BMI*>30 严重超重或肥胖。（此评定标准只适用于成年男女，不适用于婴幼儿、儿童与青少年）

2. 头围、胸围与腰围 头围主要用来测量婴幼儿，腰围用来测量成人，胸围适用于各种人群。

（1）测量工具：测量软尺（皮尺）。

（2）测量方法：头围是用软尺从双侧眉弓上缘经后脑勺枕骨粗隆绕头一周的长度，反映头颅的发育，间接反映颅内容量的大小，婴幼儿可采用坐位或仰卧位。测量胸围时，受试者多站立，小儿可仰卧位，用软尺经前面双乳头上缘与后面两肩胛骨下角下缘绕胸一周的长度，反映胸骨及胸廓的发育。测量腰围时，受试者直立，去除腰部衣物，双手自然下垂，皮尺水平绕过腰部，调整高度使通过躯干两侧肋弓下缘线与髂前上棘连线的中点。这些数据的测量也是连续测量三次，记录以厘米为单位，每次误差不大于 0.5 cm，取平均值。

（3）意义及评价：

小儿头围与胸围：小儿刚出生时，一般头围大于胸围 1～2 cm，出生时头围平均约 34 cm（男略大于女），之后平均每月增长 1 cm，至 6 个月至 1 周岁时，胸围和头围基本相等。1 周岁以后，胸围大于头围。

成年人胸围的标准值为：身高/2+5.8 cm（男性）或身高/2+3.8 cm（女性）。

成年人腰围：多用来判断体内脂肪堆积程度，作为是否肥胖的指标之一。根据《中国成人超重和肥胖症预防控制指南》中的定义，男性腰围正常值为小于 85 cm，女性为小于 80 cm。

3. 皮褶厚度 指的是皮下脂肪的厚度，反映人群体脂堆积情况和肥胖度的一种指标。

（1）测量工具：皮褶厚度仪或皮褶厚度计。

（2）方法：测定部位有上臂肱二头肌、肱三头肌、背部的肩胛下角、脐部及下腹部等，图实 2-1 为常用的测量部位。测量前要对皮褶厚度计进行调试与校正：首先将皮褶厚度计圆盘内指针调整（手转动来调整）到刻度表上的"0"位，然后将校正码（200 g 重量的砝码）挂于钳口（水平持仪器），将指针调整至红色标记刻度的 15～25 mm 范围内，使皮褶厚度计的压力符合规定标准（10 g/mm²）；测量时用左手食指与拇指捏起待测部位的皮肤及皮下脂肪即皮褶（不包括肌肉），抖动数次以确保不含肌肉，右手握皮褶厚度计将卡钳张开，卡在捏起部位下方约 1 cm 处，待指针停稳，读出并记录，记录以毫米为单位，保留小数点后 1 位，连续测 3 次，取平均值。测量误差不得超过 5%。

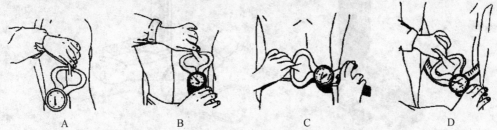

图实 2-1　测定部位及皮褶厚度仪的走向
A. 测定肱三头肌部　B. 测定肩胛下角部　C. 测定脐部　D. 测定髂嵴上缘部
注：肱三头肌部为上臂肩峰至后面尺骨鹰嘴连线的中点处；肩胛下角部为肩胛骨下角下约 1 cm 处；
脐部为脐水平线与锁骨中线相交处；下腹部（髂部）为髂嵴上缘与腋中线相交处上方约 1 cm 处。

（3）评价：皮褶厚度反映人体皮下脂肪含量，它与全身脂肪含量具有线性关系，可以推算出体密度、体脂含量与瘦体重（去脂体重）等指标，以此来评价肥胖与否及其程度。（体密度推算公式见皮褶厚度计说明书中的附录或其他参考书，此处省略）

$$体脂（\%）=|（4.95/体密度）-4.5|\times100$$

体脂含量（体脂%）与成年人肥胖度的关系见表实 2-1：

表实 2-1　成年人体脂含量（%）与肥胖度的关系

性别	偏瘦	标准	临界值	肥胖	极度肥胖
男性	10%以下	10%~25%	25%~30%	30%~35%	35%以上
女性	15%以下	15%~30%	30%~35%	35%~40%	40%以上

（4）注意事项：对于肥胖度的评价，除了本实训根据皮褶厚度推算体脂含量的分析外，还要结合身高、体重、体质脂数、腰围等来综合评价。

4. 握力

（1）测量工具：电子握力计或普通的握力计，如图实 2-2。

（2）测量方法：测试前对握力计进行检查与调试，确保能够正常使用。测试时，受试者转动握力计的握距调节钮至适当握距后持于手中，身体取直立位，两上肢自然下垂，两脚自然分开，与肩同宽，然后用最大手部力量紧握上下两个握柄，读数会往上升，记录出现的最大读数，读数以千克为单位，保留小数点后一位。先后进行 3 次测量，取其中的最大值作为为个体的握力测量结果。

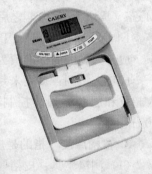

图实 2-2　电子握力计

（3）评价：一般是用来反映个体前臂的手部肌肉的力量，间接反映运动系统尤其是骨骼肌的营养状况。对于同一个个体来讲，其测量值越大，营养状况越好。

5. 血压与脉搏

（1）测量工具：医用血压计、听诊器、秒表，如图实 2-3。

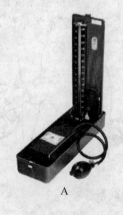

A

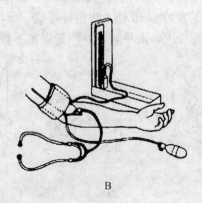

B

图实 2-3　血压计及血压测量示意

A. 血压计　B. 血压测量示意

（2）测量方法：测量血压时，一般测量部位为上肢的肱动脉处，受试者坐位，休息5 min后，将上肢放于桌面上，手臂与心脏等高，测试者将血压计的压脉带充分放气后，置于受试者上肢肘窝上 3 cm 处且绕此上臂捆绑一周，要求不松也不能太紧，听诊器放于此上肢肘窝上方的肱动脉处，之后通过充气囊往里充气，充到 $180 \sim 200$ mmHg* 后以 $2 \sim 4$ mmHg/s 的速度放气，当出现第一声"咚、咚"节律声音时为血管的收缩压；之后声音渐渐减弱，直至消失，声音消失时为血管的舒张压。

脉搏的测量：一般触摸的部位在手腕部桡骨茎突往内侧的凹陷处，将右手的食指与中指的指腹放于此凹陷处可触到一动脉的搏动，以 1 min 来计算搏动的次数。

（3）评价：血压与脉搏为心血管系统的功能指标，也是机体的两个重要的生命体征。血压分为收缩压与舒张压，我国健康青年人在安静状态下的收缩压为 $100 \sim 120$ mmHg，舒张压为 $60 \sim 80$ mmHg，平均动脉压为 100 mmHg。目前，我国制订的高血压诊断标准（同国际标准）是在未服抗高血压药的情况下，成人收缩压 $\geqslant 140$ mmHg 和（或）舒张压 $\geqslant 90$ mmHg；健康成年人在安静状态下，脉搏的次数与心率相同，平均为每分钟 75 次（正常范围为每分钟 $60 \sim 100$ 次）。

（4）注意事项：测量环境应保持安静；受试者应脱去衣袖，以免袖口太紧影响检测结果；医用血压计里面有水银，在操作时不能太猛，以免水银溅出；测量脉搏时计时至少要1 min。

6. 肺活量

（1）测量工具：电子肺活量计、一次性吹嘴，如图实 2-4。

（2）测量方法：受试者取站立位，将一次性吹嘴套在电子肺活量计的软管上。测试时，受试者用力深吸气后屏住呼吸，然后将连有电子肺活量计的一次性吹嘴紧贴嘴唇，朝肺活量计里做徐徐呼气，直至呼尽为止，以毫升为单位进行记录，连续测量 3 次，取最大值为肺活量的数值。

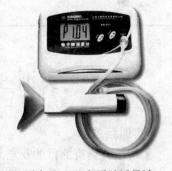

图实 2-4　电子肺活量计

（3）评价：肺活量是指一次尽力吸气后，再尽力呼出的气体总量，它是反应肺通气功能的重要指标。成年男子肺活量约为 3 500 mL，女子约为 2 500 mL。青壮年者的肺活量最大，小儿和老年人较小。健康状况愈好的人肺活量愈大。

（4）注意事项：吹嘴应与嘴巴贴紧，防止漏气；徐徐呼气不要太猛，不可反复朝肺活量计中二次呼气。

（二）各营养素体内水平的生化检验

通过对机体血液、尿液、粪便等物质中的营养素及其代谢产物或与之相关化学成分的检测，以判断机体的营养状况。目前医学上多采用全自动生化分析仪进行检测，各参数的正常范围值已有规定，此处不加以描述。

---

* mmHg 为非法定计量单位，1 mmHg＝133.322 Pa。

（三）各种营养性疾病的临床诊断

当今世界的营养性疾病主要有两个方面：一是营养过剩与营养不平衡导致的疾病，如肥胖症；二是营养性缺乏病，如营养不良，脚气病等。营养性疾病的诊断主要是通过各营养素体内含量变化、相应的生理功能紊乱及机体表现出来的一定的特征等进行综合判断，检测项目包括病人的各种症状、体征、实验室生化检测及机体的各种生理功能检查等。表实 2－2 将部分因营养素问题所致的相关性疾病简单罗列。

表实 2－2　营养素及其营养性相关疾病

营养素	营养性相关疾病
蛋白质与热能	营养不良（消瘦型）、恶性营养不良（浮肿型）、肥胖症
维生素 A	干眼病、夜盲症、
维生素 D 与钙	佝偻病（小儿）、骨软化症（成人）、婴儿手足抽搐症、成人骨质疏松、奶碱综合征
维生素 B_1	脚气病
尼克酸	癞皮病
维生素 C	坏血病
铁	缺铁性贫血
碘	地方性甲状腺肿、呆小病（小儿）
硒	克山病、大骨节病

实训三　膳食调查计算及评价

【实训目的】

了解膳食调查的目的及意义，掌握膳食调查的方法，并学会《食物成分表》的应用及膳食中各种营养素摄入量的计算方法，能初步掌握膳食结果分析评价并提出适当的膳食改进意见。

【实训内容】

（一）膳食调查的目的、内容及方法

1. 目的　通过不同方法了解一定时间内每人每日各种主副食摄入量，在此基础上（利用《食物成分表》）计算每人每日从膳食中所摄入的能量和各种营养素的数量与质量，借此来评定正常营养需要得到满足的程度。

膳食调查的结果可以成为对被调查人群/个人进行营养改善、营养咨询、营养指导、合理配膳的工作依据，还可供制定膳食营养素参考摄入量时的参考，并有助于预防、诊断、治疗营养素缺乏症，提高人民群众的健康水平。

2. 内容

（1）调查对象的选择。在膳食调查前首先需考虑到调查对象的选择，调查对象包括两方面，一为点的选择，二为人员的选择。主要根据我们进行膳食调查的目的及人力、物力来决

定，原则上应注意到代表性，也就是既能代表全面，又能包括一般与特殊。

（2）调查时间与日数。因调查时间受食品供应季节的影响，最好每年每季调查一次；若人力和物力受限，可选夏秋和冬春各一次调查，每次3～7 d；也可根据调查方法不同，决定每次调查的日数。

（3）调查结果进行综合分析判定，对人群或个体营养素缺乏或过多问题提出解决的措施。

3. 调查方法　所有的膳食调查方法都要取得两项资料：①在调查期间内各项食物的总消耗量；②调查期间用膳者人数、年龄、性别及劳动强度等。由这两项资料就可计算出每人每日的食物消耗量。

常用的膳食调查方法有以下3种：

（1）称量法。将每日每餐各种食物的生重、熟重及食后剩余量分别称量记录，根据以上重量计算出实际摄入的各种食物的生重，将3～7 d消耗的各种食物加以整理分类，再根据每餐用膳人数，求出平均每人每日食物消耗量，查《食物成分表》计算。通常调查3～7 d内的膳食，此法适用于集体、家庭及个人的膳食调查，是比较准确的一种方法，但所需人力、时间较多。

（2）记账法。根据食堂在一定时间内的账单，计算出该期间内各种食物的消耗总量，再根据被调查对象人数求出该期间平均每人一天所消耗的各种食物的重量，查《食物成分表》计算出每人每日所摄取的各种营养素的量。通常调查一个月，较适用于机关、学校、军队等集体伙食单位的膳食调查，此种方法比较简便，而且随时可以进行，但精确度较差。

（3）24 h回顾法（询问法）。24 h回顾法是通过询问，使被调查对象回顾和描述在调查时刻前24 h内摄入的所有食物的种类和数量，借助家用量具、食物模型或食物图谱对其食物摄入量进行估算和评价，在实际工作中，一般选用3 d连续调查方法。

24 h回顾法多用于家庭中个体的食物消耗状况调查，其主要优点是时间短，便于操作。缺点是结果受调查者和被调查者的影响很大。

（二）膳食调查

1. 记账法

（1）记账法的原理。根据该单位在一定期限内的各种食物消耗总量和就餐者的人次数，计算出平均每人每日的食物消耗量，再根据食物成分表计算每人每日的能量和营养素的摄入量。

（2）记账法的特点。优点：操作较简单，费用低，所需人力少，适用于大样本膳食调查，且易于为膳食管理人员掌握，使调查单位能定期地自行调查计算，并可作为改进膳食质量的参考。该法适合于家庭调查，也适合于幼儿园、中小学校或部队的调查。记账法可以调查较长时期的膳食，如1个月或更长。有些研究为了了解慢性病与饮食的关系，可采用长达一年的膳食记录方法，时间长短根据研究项目的需求而定。在记录精确和每餐用餐人数统计确实的情况下，能够得到较准确的结果。与其他方法相比较，不但可以调查长时期的膳食，而且适合于进行全年不同季节的调查。缺点：调查结果只能得到全家或集体中人均的膳食摄入量，难以分析个体膳食摄入情况。

（3）设计记账法的调查表，如表实3-1所示。

表实 3-1　膳食调查（记账法）食物摄入量登记表

编号：　　　　　　调查对象：　　　　　　日期：　　　　　　调查人：

食物名称					
结存数量/g					
日　×月×日					
购　×月×日					
入　×月×日					
量　×月×日					
总质量/g					
日　×月×日					
废　×月×日					
弃　×月×日					
量　×月×日					
总质量/g					
剩余总质量/g					
实际消耗量/g					
备注					

2. 24 h 回顾法（询问法）

（1）24 h 回顾法的原理。24 h 回顾法是通过询问的方法，使被调查对象回顾和描述在调查时刻以前 24 h 内摄入的所有食物的数量和种类，借助食物模型、家用量具或食物图谱对其食物摄入进行计算和评价。

（2）24 h 回顾法的特点。24 h 膳食回顾法是通过询问被调查对象过去 24 h 实际的膳食情况，对其食物摄入量进行计算和评价的一种方法。

优点：①所用时间短；②应答者不需要较高文化；③能得到个体的膳食营养素摄入状况；④对于人群营养状况的原因分析非常有价值。缺点：①应答者的回顾依赖于短期记忆；②对调查者要严格培训，不然调查者之间的差别很难统一标准。

（3）设计 24 h 膳食回顾调查表。用 24 h 回顾法进行 3～7 d 的个人膳食调查，要求被调查者按食物摄取记录表（表实 3-2），认真详细记录调查期间各餐食物摄入量，然后将表实 3-2结果记录于食物摄取量综合计算表（表实 3-3），综合计算出被调查对象在调查期间的各种食物摄入量。并计算每人每日各营养素摄取量，做出初步评价。

表实 3-2　膳食调查（回顾法）食物摄入量记录表

姓名：　　　　　　性别：　　　　　　年龄：　　　　　　族别：

餐次	第一天			第二天			第三天		
	饭菜名称	食物名称	原料质量/g	饭菜名称	食物名称	原料质量/g	饭菜名称	食物名称	原料质量/g
早餐									
中餐									
晚餐									

表实 3－3 食物摄入量统计表

姓名：　　　　　　　　性别：　　　　　　　　年龄：　　　　　　　　族别：

日期	食物名称＼餐次	
	早餐	
	中餐	
	晚餐	
	加餐	
	早餐	
	中餐	
	晚餐	
	加餐	
	早餐	
	中餐	
	晚餐	
	加餐	

总摄入量/g

平均每人每日摄入量/g

（三）膳食计算步骤

1. 平均每人每日各类食物摄入量的计算

（1）根据总共消耗各种生的食品的重量，算出每人每日平均消耗的各种生食品的重量。

（2）按可食部分算出平均每人每日吃进的各项食品量（净重克数），将食物按谷类、蔬菜、水果、畜禽肉、蛋类、鱼虾、豆类及豆制品、乳类及乳制品、油脂等项分类累加，计算出食物构成。

2. 平均每人每日热量及各种营养素摄入量的计算

（1）根据每人每日各类食物的摄入量查食物成分表，算出各项食品所含的营养素的量记入食物营养成分计算表（表实 3－4）。

表实 3－4 食物营养成分计算表

类别	食物名称	重量/g	蛋白质/g	脂肪/g	糖类/g	热能/kJ	钙/mg	磷/mg	铁/mg	维生素 A/μg	胡萝卜素/μg	硫胺素/mg	核黄素/mg	烟酸/mg	维生素 C/μg	维生素 D/μg

小计

合计

【例实 3-1】求 500 g 面粉（标准粉）含多少克蛋白质？

解：面粉的可食部分是 100%，故仍是 500 g，由《食物成分表》查得 100 g 面粉（标准粉）含蛋白质 9.9 g，设 500 g 面粉所含的蛋白质为 x g。

则
$$100 : 9.9 = 500 : x$$

$$x = \frac{500 \times 9.9}{100} = 49.5 (g)$$

用同样的方法可以计算出 500 g 面粉（标准粉）中含多少脂肪、糖类等各种营养素的量，将计算结果填入表实 3-4。其他食品的各类营养素含量计算方法同上。

（2）平均每人每日膳食中营养素摄入量与 DRIs 比较。将各食物的热量和各营养素量分别相加，将计算结果和 DRIs 比较，并算出占 DRIs 的百分比（表实 3-5）。

表实 3-5　平均每人每日膳食中摄入量与推荐的供给量标准

	蛋白质/	脂肪/	糖类/	热能/	钙/	磷/	铁/	维生素 A/	尼克酸/	硫胺素/	核黄素/	烟酸/	维生素 C/	维生素 D/
	g	g	g	kJ	mg	mg	mg	μg	mg	mg	mg	mg	μg	μg
摄入量														
供给标准														

（3）热量来源百分比计算。热量的来源是糖类、脂肪和蛋白质。热量来源按平均每人每日摄入三大营养素发热量计算（表实 3-6）。

表实 3-6　三大热能营养素热能百分比

类别	摄入量/g	产生的热能/kJ	占热比/%	标准/%
蛋白质				10~14
脂肪				20~25
糖类				60~70
总计				100

例如，设 A、B、C 分别为蛋白质、脂肪、糖类的产热量。则

蛋白质产热量：A＝平均每人每日蛋白质摄入量×产热系数（16.7 kJ/g）

脂肪产热量：B＝平均每人每日脂肪摄入量×产热系数（37.5 kJ/g）

糖类产热量：C＝平均每人每日糖类摄入量×产热系数（16.8 kJ/g）

$A+B+C$＝平均每人每日热量总摄入量，然后计算蛋白质、脂肪、糖类所供给热能各占总热量的百分比。

$$\frac{A}{A+B+C} \times 100\% = 热量来自蛋白质的百分比$$

$$\frac{B}{A+B+C} \times 100\% = 热量来自脂肪的百分比$$

$$\frac{C}{A+B+C} \times 100\% = 热量来自糖类的百分比$$

将以上结果与标准进行比较。

（4）计算蛋白质来源百分比。将一日膳食中所摄入的蛋白质按动物性、大豆类、谷类、其他植物进行分类，并将膳食中的动物性蛋白质和大豆蛋白质加在一起作为优质蛋白质的来

源，然后将优质蛋白质和谷类、其他植物来源的蛋白质分别除以一日摄入总蛋白质量，即得出来自优质蛋白质和各类食物蛋白质占总蛋白的百分比（表实 3-7）。

表实 3-7　蛋白质来源百分比

类别	质量/g	占蛋白质总量的百分比/%	推荐值/%
动物类食品			
豆类食品			
谷类食品			
蔬菜类食品			
合计			

【例实 3-2】某人进食蛋白质总量为 100 g，而从动物性食品来的有 14 g，从大豆制品中来的有 6 g，二者合计 20 g，则优质蛋白质所占百分比为

$$\frac{20}{100} \times 100\% = 20\%$$

（5）三餐热能分配。以全日热能为 100%，计算出早、中、晚三餐各占全日热能的百分数（表实 3-8）。

表实 3-8　一日三餐热能分配比

餐次	热能/kJ	占热能百分比/%	推荐值/%
早餐			
午餐			
晚餐			
合计			

（6）食物构成。将每人每日各类食物摄入量按类别分类计算，然后与平衡膳食宝塔比较（表实 3-9）。

表实 3-9　食物构成与平衡膳食宝塔比较

食物	摄入量/g	宝塔建议量/g	摄入量/建议量/%
谷类			
蔬菜			
水果			
畜、禽肉			
蛋类			
鱼、虾			
豆类及豆制品			
乳类及乳制品			
油脂			

（7）注意事项：

① 调查员进行膳食调查时可以顺推也可以逆推：一般从询问调查对象前一天所吃或喝第一种食物开始，按时间向前推进。这种按时间顺序调查某一天食物摄入量的方法是人们通常采用的方法。但是，如果调查对象很难回忆起前一天吃的是什么时，也可以从现在开始回忆，回忆过去的 24 h。

② 食物模型或标准容器应具有代表性：用于估计食物量的工具要能够代表调查对象居住社区中通常使用的测量用具。

③ 不适合于年龄在 7 岁以下的儿童和年龄在 75 岁及以上的老人。

④ 调味品的资料采用了称重法获得的调味品的数据，即采用称重法修正的 24 h 回顾法。目前的 24 h 回顾法也多为修正的调查方法。

⑤ 3 d 回顾法调查通常选择两个工作日和一个休息日进行。连续进行 3 d 的 24 h 回顾调查是简便易行的，且可获得被调查者的饮食变化数据。而 1 d 的 24 h 回顾调查结果作为评价被调查者膳食营养状况的时候常变化较大。

⑥ 24 h 回顾法多用于家庭中个体的食物消耗状况调查，对调查员的要求比较高，需要掌握一定的调查技巧，并加上诚恳的态度，才能获得准确的食物消耗资料。

⑦ 计算所得数字的表示。在统计食物消耗量时，保留小数点后一位数字；至于所得每人每日热能和各种营养素的摄取量，同食物成分表各项相同。

（四）膳食调查结果评价

膳食调查结果评价的依据主要看其是否能满足用膳者的热能及各种营养素的需求，同时要结合烹调加工方法的合理性。具体方法是将膳食调查结果与每日膳食营养素参考摄入量进行比较，作出合理评价。

评价项目：

1. 食物构成　根据我国居民平衡膳食宝塔建议的参考摄入量进行评价。宝塔建议的每人每日各类食物适宜摄入量范围适用于一般的健康人，应用时要根据个人的年龄、性别、身高、体重、劳动强度等情况适当调整。年轻人劳动强度大的人需要的能量高，应适当多吃些主食；年老活动少的人需要能量少，可少吃些主食。

2. 热能及各种营养素摄入量占参考摄入量的百分比　在膳食调查资料计算后，可得到平均每人每日热能及各种营养素摄入量。将此量与 DRIs 中的 RNI 或 AI 相比较：

（1）热能和各种营养素摄入量。一般认为应达到 DRIs 中的 RNI 或 AI 的 90％以上可认为正常，低于 80％为摄入不足，低于 60％为严重不足。

（2）热能和各种营养素的摄入量不宜超过 DRIs 中的 UL。

（3）热量营养素来源比。三大产热营养素的适宜供热比为：蛋白质占 10％～15％，脂肪占 20％～30％，糖类占 55％～65％。

（4）蛋白质来源比。在合理的膳食中，动物蛋白和大豆类蛋白（优质蛋白）应达到总摄入蛋白质的 30％～40％，最好达到 50％。

（5）三餐热能比例。适宜的比例是：早餐占 30％、午餐占 40％、晚餐占 30％。

（五）膳食调查结果评价及建议

对膳食调查结果进行评价，指出膳食供给中存在的主要问题，并具体提出改善膳食供给的有效措施。

实训四　营养食谱的编制

【实训目的】

熟练掌握食谱编制的原理和方法。

【实训要求】

1. 熟悉食物成分表和中国居民膳食宝塔及 DRIs 的使用。

2. 熟练掌握食谱编制的原则及原理。

3. 熟练应用计算法编制食谱。

4. 学会分析食物合理性的原则。

【实训准备】

中国食物成分表、中国居民膳食宝塔、《中国居民膳食营养素参考摄入量（DRIs）》、计算器。

【实训内容】

1. 用计算法为一名中学生编制一日的营养食谱。

2. 根据一日食谱，用食物交换法编制出一周的食谱。

【实训步骤】

（1）查《中国居民膳食营养素参考摄入量（DRIs）》或《能量供给量快速查看表》（表 6 - 3），求得中学生一日能量和营养素需要量。

（2）根据热量需要量，计算出三大产热营养素的需要量。

（3）根据三大营养素的需要量，计算出主、副食的需要量。

（4）根据膳食宝塔推荐量，结合维生素 A、维生素 C、纤维素的需要量，估计蔬菜、水果的量。

（5）根据用餐者的生理特点、经济状况、当地市场食物供应种类、食物的色香味等特点和上述计算的结果，以及一日三餐的分配比例，编制出一日食谱。

（6）对初步食谱进行分析，并和用餐者的供给量标准进行比较，分析内容如下：①食谱提供的能量和营养素是否充足；②三大产热营养素的供给比例是否合适；③三餐的比例是否合理；④优质蛋白质的来源是否满足。

（7）分析初步食谱后，如果大致相符，则不予改动，否则就需要增减，更换食物种类，重新修订食谱。

（8）将修订好的一日食谱，根据中学生饮食习惯、市场食品供应情况，利用能量同类食物适当更换，并适当改变烹调方法，编排出一周的食谱。

【实训考核】

根据编制食谱的合理性及食谱分析说明的规范性，综合评定成绩。

【实训作业】

结合自己的情况，为自己设计一餐或一日的合理食谱。

实训五　大学生一日食谱评价

【实训目的】

加强对平衡膳食理论知识的理解，提高知识综合应该能力，增强分析、解决问题能力。

【实训要求】

1. 熟练应用 DRIs 表对某一日营养餐进行评价。

2. 掌握一日营养餐评价的基本方法与步骤。

3. 掌握食物成分表的应用。

【实训方法】

通过食谱计算，了解该人群膳食中摄取的各种营养素是否符合我国营养学会制定《中国居民膳食营养素参考摄入量》推荐摄取量（RNI）或适宜摄入量（AI）标准，并能够进行评价。

【实训准备】

食谱、中国食物成分表、中国居民膳食宝塔、计算器、笔、纸、尺。

【实训内容】

某大学生，女，20 岁，身高 160 cm，体重 50 kg，一日食谱如下，根据其食谱（表实 5-1），评价该学生此日各种营养素的摄入在质和量上能否符合生理需要。

表实 5-1　某大学生一日摄入食物一览表

餐别	食物名称	食物材料	重量
早餐	牛乳	鲜牛乳	250 mL
	馒头	精白面	100 g
	煮鸡蛋	鸡蛋	50 g
中餐	米饭	大米	100 g
	红烧牛肉	牛肉	50 g
	素炒菠菜	菠菜	150 g
		植物油	12 g
	水果	香蕉	75 g
晚餐	三鲜烩面	干面条	100 g
		肉片	25 g
		小黄瓜	100 g
		番茄	100 g
	清炒土豆丝	土豆	75 g
		植物油	12 g

【实训步骤】

1. 计算食谱中各种食物的营养成分

（1）将摄取食物的餐次、种类、数量（指原材料的可食部）记入表实 5-2。

（2）查食物成分表（附表一），计算摄入各类食物的热能和营养素含量。食物成分表通常是每 100 g 食物的营养素含量，所以必须根据摄入量进行折算，将相关数据记入表实 5 - 2。

（3）小计和总计：小计是按每餐分别汇总各类营养素，尤其是热能的摄入量。总计是将全天的热能和营养素摄入量计算出来并填入总计栏中。

表实 5 - 2　某大学生一日食物营养成分计算表

餐次	食物名称	重量/g	蛋白质/g	脂肪/g	糖类/g	热能/kJ	钙/mg	铁/mg	维生素 A/IU	胡萝卜素/mg	硫胺素/mg	核黄素/mg	维生素 C/mg
早餐													
小计													
中餐													
小计													
晚餐													
小计													
合计													

2. 膳食评价

（1）一日中各种食物营养素摄入量与推荐的供给量标准比较，计算有关的数据并填入表实 5 - 3。各种营养素均按 RNI 进行评价。

（2）根据《中国居民膳食指南》原则对膳食营养进行评价。

食物量和结构评价：将表实 5 - 2 中的各类食物累加计入表实 5 - 3。

表实 5 - 3　某大学生一日食物种类及数量

食物种类	摄入重量（折算后）/g	膳食宝塔推荐量/g
谷薯类		
蔬菜		
水果		
畜禽肉		
鱼虾类		
蛋及蛋制品		
乳及乳制品		
豆类及制品		
油类		
盐		

评价：_____

能量和营养素摄入量评价：将表实 5-3 计算结果与 RNI 进行比较并评价填入表实 5-4。

表实 5-4　一日营养素摄入量与推荐的供给量标准比较表

	蛋白质	脂肪	糖类	热能	钙	铁	维生素 A	维生素 B₁	维生素 B₂	维生素 C
摄入量										
推荐量标准										
相对比/%										

评价：_____

_____

能量来源评价：计算一日所摄入的三大产热营养素占一天总热能的百分比，填入表实 5-5。

表实 5-5　一日所摄入的三大产热营养素占一天总热能的百分比

类别	摄入量/g	产生热能/kJ	占热能百分比/%	标准/%
蛋白质				10~15
脂肪				20~25
糖类				60~70
合计				100

评价：_____

_____

蛋白质来源评价：计算蛋白质来源百分比，填入表实 5-6。

表实 5-6　蛋白质来源百分比

类别	重量/g	占蛋白质总量百分比/%	推荐值/%
动物类食品			
豆类食品			40~50
谷类食品			50~60
合计			

评价：_____

（3）三餐能量分配评价：

计算一日三餐热能分配比，填入表实 5-7。

表实 5-7　一日三餐热能分配比

餐次	热能/kJ	占热能百分比/%	推荐值/%
早餐			30
午餐			40
晚餐			30
合计			100

评价：_____

_____

3. 总评及改进建议

【实训考核】

根据分析报告综合评定成绩。

实训六 糖尿病患者饮食控制方案制订

【实训目的】

熟练掌握糖尿病患者营养饮食的设计步骤和计算方法，以便制订出合理的饮食计划。

【实训要求】

1. 熟练掌握糖尿病患者的饮食设计原则。

2. 结合营养食谱的制定，制定糖尿病患者的一日食谱。

【实训准备】

(1) 参考表实 6-1。

表实 6-1 成年糖尿病患者每日每千克体重能量供给量（kJ）

体型	体力活动量			
	卧床	轻体力	中体力	重体力
消瘦	84~105	147	168	168~189
正常	63~84	126	147	168
肥胖	63	85~105	126	147

注：年龄超过 50 岁，每增加 10 岁，比规定值酌减 10% 左右。

(2) 参考表实 6-2。

表实 6-2 不同能量糖尿病患者饮食内容

能量/kJ	谷薯类/g	蔬菜类/g	肉蛋类/g	豆乳类/g	油脂类/汤勺
5 040	150	500	150	250	2
5 880	200	500	150	250	2
6 720	250	500	150	250	2
7 560	300	500	150	250	2
8 400	350	500	150	250	2

注：瘦肉 50 g=鱼 80 g=鸡蛋 70 g=豆腐 100 g=豆制品 60 g=豆浆 200 g=酸乳 1 瓶。

　　油 20 g=花生米 60 粒=核桃 4 个=瓜子 50 g。

(3) 参考食物成分表。

(4) 营养食谱的编制方法。

【实训内容】

一糖尿病患者，42 岁，身高 158 cm，体重 56 kg，从事办公室工作，求其每日所需能量（单纯饮食治疗），并为其制定出一日的食谱。

【实训步骤】

糖尿病患者营养饮食的设计步骤：

1. 确定标准体重　公式为：

$$标准体重（kg）=身高（cm）-105$$

2. 确定体型　即判断其是消瘦、正常还是肥胖。公式为：

$$体质指数（kg/m^2）=实际体重（kg）/[身高的平方（m^2）]$$

中国人的 BMI（体质指数）：18.5～23.9 为正常，<18.5 为消瘦，>24 为超重，≥25为肥胖。

3. 了解病人体力活动情况，根据其体型确定能量供给量　公式为：

$$全日能量供给量（kJ）=标准体重（kg）×单位标准体重能量需要量（kJ/kg）$$

4. 计算产热营养素的供给量　根据糖类、蛋白质、脂肪分别占总能量的 60%、15%、25%的比例来计算。每克糖类产能 16.8 kJ，每克蛋白质产能 16.8 kJ，每克脂肪产能 37.5 kJ。

每日糖类需要量＝总能量×糖类所占比例÷每克糖类供给能量

每日蛋白质需要量＝总能量×蛋白质所占比例÷每克蛋白质供给能量

每日脂肪需要量＝总能量×脂肪所占比例÷每克脂肪供给能量

5. 确定餐次分配　根据病人的饮食习惯，将能量按 1/5、2/5、2/5 或 1/3、1/3、1/3三餐分配，抑或按 1/7、1/7、2/7、1/7、2/7 五餐分配，主、副食应按比例合理分配。

【实训考核】

根据所计算的糖尿病患者每日所需能量及制定出的食谱的规范性，综合评定成绩。

实训七　营养咨询与宣教

【实训目标】

了解营养问题原因分析方法，熟悉营养咨询的基本原则，掌握营养咨询的一般流程。

【实训方法】

教师举例讲解，然后学生分组确定营养咨询主题，进行角色扮演，并在大班演示，在演示过程中，学生相互点评，教师最后总结。

营养咨询是营养健康教育人员解答来询者提出的各种营养健康问题，帮助个人避免或消除不良因素，做出有益健康的营养行为决策，以增进身心健康的过程。营养咨询的形式有个别咨询、集体咨询、门诊咨询、电话咨询、街头咨询等形式。

营养咨询的一般流程：

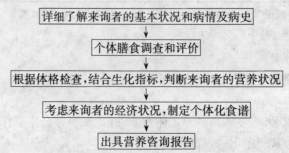

详细了解来询者的基本状况和病情及病史

↓

个体膳食调查和评价

↓

根据体格检查，结合生化指标，判断来询者的营养状况

↓

考虑来询者的经济状况，制定个体化食谱

↓

出具营养咨询报告

（一）营养咨询报告内容

1. 咨询对象基本状况

（1）基本信息。基本信息包括姓名、性别、年龄、民族、职业、工作年限、文化层次、宗教信仰等。

（2）营养相关信息。营养相关信息如身高、体重、血脂、血压、血糖、疾病史等健康资料。

（3）其他信息。其他信息包括饮酒、吸烟、食物选择、食物过敏史、饮食行为、体力活动、经济水平、营养知识、营养补充剂、食物生产与贮存等。

2. 膳食调查与评价　营养咨询一般采用 24 h 回顾法调查，同时调查饮食习惯和嗜好。

3. 制定个体化食谱　根据咨询对象膳食情况，制定个体化食谱。

4. 营养师建议　建议包括指出来询者存在的饮食问题以及对健康不利的饮食因素、饮食注意事项、根据具体情况定期调整食谱。

（二）营养咨询的基本原则

1. 与来询者建立良好的关系　咨询者要和蔼可亲、以诚待人，努力与咨询对象建立良好的咨询关系，使来询者感到咨询者是可以依赖的、诚恳的和有能力的，乐于与他信任的人谈自己的问题。

2. 针对性原则　咨询者应考虑个体差异的因素，充分了解来询者提出问题的特殊性和背景，有针对性地运用不同的咨询方法。

3. 中立情感原则　咨询者在思想方面保持中立状态。

4. 保密性原则　尊重来询者的权利和隐私，是咨询人员最基本的职业道德。只有这样，才能对事物做出客观判断和客观分析。包括：

（1）不能在任何场合与专业人员或非专业人员谈论来询者的隐私。

（2）除非征得来询者的同意，否则不能向来询者的亲属、朋友、同事、领导等谈及来询者的隐私。

（3）除本部门确定的专业人员外，不允许任何人查阅咨询档案。

（4）除来询者触犯法律，并经公检法机关认定出具证明外，任何机构和个人不得借阅咨询档案。

【实训考核】

每组 5～6 人，每组从学龄前儿童、中小学生、成年人、老年人任选一组，自拟问题，模拟进行营养咨询，出具咨询报告。

按百分制记分，考核评分如表实 7-1 所示。

表实 7-1　考核评分表

考核内容	配分	配分标准	评分
营养问题分析	20	营养问题分析是否全面	
建议内容	30	建议内容是否正确、科学	
营养咨询报告	20	是否全面和符合要求	
课堂表现	10	是否积极参与	
知识掌握	10	知识掌握是否牢固	
完成时间	10	是否按规定时间完成	
总计	100		

【注意事项】

1. 避免说教　咨询者若以教育者自居，用教训人的口吻进行交谈，过分责备，将不能促进深入的交谈，只能使咨询停滞。

2. 避免不成熟的劝告　在问题尚未了解清楚或需要交谈对象自己做出行为决策时，急于提出建议或劝告，其结果是咨询对象服从了咨询者的观点，但却没有满足来询者的真正需要。

3. 避免刺探　用刺探的口吻询问来询者不愿说出或不可能说出的信息，容易导致来询者的不信任感或防备心理。

4. 避免轻率的保证　不负责任的承诺，事后又不能落实，实际上不能帮助来询者解决问题，只会增加来询者对咨询者的不信任感。

5. 避免轻视的态度　以轻视的态度对待咨询对象，容易导致与来询者关系紧张，阻碍有效地交谈和深入讨论。

实训八　食品营养标签的解读与编制

【实训目的】

了解编制食品营养标签的目的及意义，掌握食品营养标签解读和编制的方法。

【实训要求】

（1）熟悉中国食品标签营养素参考值。

（2）掌握重要的食品营养标签术语。

（3）掌握食品营养标签的编制。

【实训方法】

先由实训教师讲解理论知识，然后将学生分组（每组5～6人）进行调查和课堂实训。每组推荐一名同学对本组的实训结果进行讲解，同学之间相互点评，最后由教师总结。

【实训内容】

（一）食品营养标签解读

1. 食品营养标签的主要内容

（1）营养成分表。营养成分表是标有食品营养成分名称和含量的表格，表格中可以标示的营养成分包括能量、营养素、水分和膳食纤维等。食品企业在标签上标示食品营养成分、营养声称、营养成分功能声称时，应首先标示能量和蛋白质、脂肪、糖类、钠4种核心营养素及其含量。

除上述成分外，食品营养标签上还可以标示饱和脂肪（酸）、胆固醇、糖、膳食纤维、维生素和矿物质。食品企业对第一款规定的能量和4种核心营养素的标示应当比其他营养成分的标示更为醒目。

（2）营养声称。营养声称是指对食物营养特性的描述和说明，包括：

① 含量声称：指描述食物中能量或营养含量水平的声称。声称用语包括"含有"、"高"、"低"或"无"等。

② 比较声称：指与消费者熟知同类食品的营养成分含量或能量值进行比较后的声称。

声称用语包括"增加"和"减少"等。

（3）营养成分功能声称。营养成分功能声称是指某营养成分可以维持人体正常生长、发育和正常生理功能等作用的声称。

（4）营养成分标示的顺序。为统一标示格式和方便消费者，营养成分表的成分应按照以下顺序排列。当缺少项目时，依序上移。

能量，蛋白质，脂肪（饱和脂肪酸、不饱和脂肪酸、反式脂肪酸、胆固醇），糖类（糖、膳食纤维、可溶性膳食纤维、不溶性膳食纤维），钠，钙，维生素 A（其他维生素，包括维生素 D、维生素 E、维生素 K、维生素 B_1、维生素 B_2、维生素 B_6、维生素 B_{12}、维生素 C、烟酸、叶酸、泛酸、生物素和胆碱等），其他矿物质（磷、钾、镁、铁、锌、碘、硒、铜、氟、铬、锰和钼等）。

（5）营养知识指南。营养知识指南是指食品营养标签中对某营养素维持人体正常生长、发育和生理功能作用的声称。营养标签上标示的营养知识指南应当科学、准确、通俗易懂。符合《营养声称和营养知识指南准则》的要求。不得暗示或声称营养素防止或治疗疾病的作用，不得宣传产品功能。

2. 食品营养标签的基本格式　根据《食品营养标签管理规范》附件 1《食品营养成分标示准则》推荐的营养标签的基本格式如下，可任选其一。

（1）基本格式，如表实 8-1、表实 8-2 所示。

表实 8-1　营养成分表

项　　目	每 100 g 或每 100 mL 或每份	营养素参考值/% 或 NRV/%
能量	千焦（kJ）	%
蛋白质	克（g）	%
脂肪	克（g）	%
糖类	克（g）	%
钠	毫克（mg）	%

表实 8-2　营养成分表

项　　目	每 100 g 或每 100 mL 或每份	营养素参考值/% 或 NRV/%
能量	千焦（kJ）	%
蛋白质	克（g）	%
脂肪	克（g）	%
——饱和脂肪酸	克（g）	%
胆固醇	克（g）	%
糖类	克（g）	%
——糖	克（g）	%
——膳食纤维	克（g）	%
钠	毫克（mg）	%
钙	毫克（mg）	%
维生素 A	微克视黄醇当量（μgRE）	%

注：能量和核心营养成分应为粗体或其他方法使其显著。若再标示除核心和重要营养成分外的其他营养素，应列在推荐的营养成分之下，并用横线隔开。

（2）附有营养声称和营养成分功能声称的格式，如表实 8 - 3 所示。

表实 8 - 3　营养成分表

项　　目	每100 g 或每100 mL 或每份	营养素参考值/%或 NRV/%
能量	千焦（kJ）	%
蛋白质	克（g）	%
脂肪	克（g）	%
糖类	克（g）	%
钠	毫克（mg）	%

营养声称如：低脂肪 XX

营养成分功能声称如：每日膳食中脂肪提供的能量占总能量的比例不宜超过 30％。

注：营养成分功能声称应当标在营养成分表下端；营养声称可以标在营养成分表下端、上端或其他任意位置。

（3）附有外文的格式，如表实 8 - 4 所示。

表实 8 - 4　营养成分表 Nutrition Information

项目/terms	每100 g 或每100 mL 或每份	营养素参考值/%或 NRV/%
能量/Energy	千焦（kJ）	%
蛋白质/Protein	克（g）	%
脂肪/Fat	克（g）	%
糖类/Carbohydrate	克（g）	%
钠/Sodium	毫克（mg）	%

（4）横排格式，如表实 8 - 5 所示。

表实 8 - 5　营养成分表

项目	每100 g 或每100 mL 或每份	营养素参考值/%或 NRV/%	项目	每100 g 或每100 mL 或每份	营养素参考值/%或 NRV/%
能量	千焦（kJ）	%	糖类	克（g）	%
蛋白质	克（g）	%	钠	毫克（mg）	%
脂肪	克（g）	%			

（二）食品营养标签设计

为指导和规范食品营养标签的标示，引导消费者合理选择食品，促进膳食营养平衡，保护消费者知情权和身体健康，我国卫生部早于 2007 年 12 月 28 日向全国各省（自治区、直辖市）卫生局、新疆生产建设兵团卫生局、中国疾病预防控制中心、卫生部卫生监督中心下发了《关于印发〈食品营养标签管理规范〉的通知》（卫监督发〔2007〕300 号），该规范已自 2008 年 5 月 1 日起开始正式施行。食品营养标签是食品标签的重要内容，它显示了食品的营养特性和相关营养学信息，是消费者了解食品营养组分和特征的主要途径。

1. 营养素参考值　中国食品标签营养素参考值（NRV，以下简称营养素参考值）是食品营养标签上比较食品营养素含量多少的参考标准，是消费者选择食品时的一种营养参照尺度。营养素参考值依据我国居民膳食营养素推荐摄入量（RNI）和适宜摄入量（AI）而制定。

要特别注意的是，根据《食品营养标签管理规范》规定，NRV 仅适用于预包装食品营养标签的标示，但 4 岁以下的儿童食品和专用于孕妇的食品除外。一般采用以下三种方式在食品营养标签中表达：

（1）用于比较和描述能量或营养成分含量的多少，如占营养素参考值的百分数（NRV%）。

（2）指定其修约间隔为 1，如 1%，5%，16% 等。

（3）使用营养声称和零数值的标示时，用做标准参考数值。

中国营养学会第六届六次常务理事会通过并发布的食品标签营养素参考值（NRV）如表实 8-6 所示。

表实 8-6　营养素参考值

营养成分	NRV	营养成分	NRV
能量	8400 kJ	泛酸	5 mg
蛋白质	60 g	生物素	30 mg
脂肪	<60 g	胆碱	450 mg
饱和脂肪酸	<20 g	钙	800 mg
胆固醇	<300 mg	磷	700 mg
糖类	300 g	钾	2 000 mg
膳食纤维	25 g	钠	2 000 mg
维生素 A	800 mgRE	镁	300 mg
维生素 D	5 mg	铁	15 mg
维生素 E	14 mg α-TE	锌	15 mg
维生素 K	80 mg	碘	150 mg
维生素 B_1	1.4 mg	硒	50 mg
维生素 B_2	1.4 mg	铜	1.5 mg
维生素 B_6	1.4 mg	氟	1 mg
维生素 B_{12}	2.4 mg	铬	50 mg
维生素 C	100 mg	锰	3 mg
烟酸	14 mg	钼	40 mg
叶酸	400 mgDFE		

2. 计算举例　在营养标签上，以营养素含量占营养素参考值（NRV）的百分比标示，指定其修约间隔为 1。计算公式为：$x/NRV \times 100\% = y\%$

式中，x 为食品中某营养素的含量（g，mg，mg/100 g 或 100 mL，或份）；NRV 为该营养素的营养素参考值；$y\%$ 为计算结果。

【例实 8-1】经测定或计算得知 100 g 饼干中含有：能量 1 823 kJ、蛋白质 9.0 g、脂肪 12.7 g、糖类 70.6 g、钠 204 mg、维生素 A 72 mgRE、维生素 B_1 0.09 mg，设计其营养成分表。

解：参照表实 8-6 中上述营养素的 NRV 数值，根据公式计算结果，并按修约间隔取整数。饼干的营养成分表表示为表实 8-7。

表实 8-7　饼干营养成分表

项　　目	每 100 g 或每 100 mL 或每份	营养素参考值/% 或 NRV/%
能量	1 823 kJ	22%
蛋白质	9.0 g	15%
脂肪	12.7 g	21%
糖类	70.6 g	24%
钠	204 mg	10%
维生素 A	72 mgRE	9%
维生素 B_1	0.09 mg	6%

3. 在肉类、水果、蔬菜以及其他各种加工食品中任选一种食品编制食品营养标签。

【实训考核】

各组派一名代表就本组如何制作食品营养标签的过程进行讲解并出具一份食品营养标签，然后每组每位同学抽签解读一份食品营养标签。

附 录

附录一 食物成分表（可食部 100 g）

类别	名称	食部/%	能量/kJ	蛋白质/g	脂肪/g	糖类/g	膳食纤维/g	视黄醇当量/μg	硫胺素/mg	核黄素/mg	尼克酸/mg	抗坏血酸/mg	生育酚/mg	钙/mg	磷/mg	铁/mg	锌/mg	铜/mg	锰/mg	硒/μg
谷类及制品	稻米（特粳）	100	1 397	7.3	0.4	75.3	0.4	—	0.08	0.04	1.1	0	0.76	24	80	0.9	1.07	0.26	1.00	2.49
	稻米（标粳）	100	1 435	7.7	0.6	76.8	0.6	—	0.16	0.08	1.3	0	1.01	11	121	1.1	1.45	0.19	1.36	2.50
	面粉（特粳）	100	1 460	10.4	1.1	74.3	1.6	—	0.15	0.11	2.0	0	1.25	30	120	3.0	0.96	0.58	0.92	6.01
	面粉（标准）	100	1 439	11.2	1.5	71.5	2.1	—	0.28	0.08	2.0	0	1.80	31	188	3.5	1.64	0.42	1.56	5.36
	挂面（标准粉）	100	1 439	10.1	0.7	74.4	1.6	—	0.19	0.04	2.5	0	1.11	14	153	3.5	1.22	0.44	1.28	9.90
	米饭（蒸、粳米）	100	490	2.6	0.3	26.0	0.2	—	···	0.03	2.0	0	···	7	62	2.2	1.36	0.08	0.85	0.40
	小米	100	1 498	9.0	3.1	73.5	1.6	17	0.33	0.10	1.50	0	3.63	41	229	5.1	1.87	0.54	0.89	4.74
	玉米面	100	1 423	8.1	3.3	69.6	5.6	7	0.26	0.09	2.30	0	3.80	22	196	3.2	1.42	0.35	0.47	2.49
干豆类及制品	黄豆	100	1 502	35.1	16	18.6	15.5	37	0.41	0.2	2.1	0	18.9	191	465	8.2	3.34	1.35	2.26	6.16
	绿豆	100	1 322	21.6	0.8	55.6	6.4	22	0.25	0.11	2	0	10.95	81	337	6.5	2.18	1.08	1.11	4.28
	豆腐（北）	100	410	12.2	4.8	1.5	0.5	5	0.05	0.03	0.3	0	6.70	138	158	2.5	0.63	0.22	0.69	1.55
	豆腐（南）	100	238	6.2	2.5	2.4	0.2	—	0.02	0.04	1	0	3.62	116	90	1.5	0.59	0.14	0.44	2.62
	豆腐干	100	586	16.2	3.6	10.7	0.8	15	0.03	0.07	0.3	0	—	308	273	4.9	1.76	0.77	1.31	0.02
	豆浆	100	54	1.8	0.7	0	1.1	15	0.02	0.02	0.1	0	0.80	10	30	0.5	0.24	0.07	0.09	0.14
	青豆	100	1 561	34.6	16	22.7	12.5	132	0.41	0.18	3	0	10.90	200	395	8.4	3.18	1.38	2.25	5.62
鲜豆类	扁豆	91	155	2.7	0.2	6.1	2.1	21	0.04	0.07	0.9	13	0.24	38	54	1.9	0.72	0.12	0.34	0.94
	豆角	96	126	2.5	0.2	4.6	2.1	33	0.05	0.07	0.9	18	2.24	29	55	1.5	0.54	0.15	0.41	2.16
	黄豆芽	100	184	4.5	1.6	3.0	1.5	5	0.04	0.07	0.6	8	0.80	21	74	0.9	0.54	0.14	0.34	0.96
	豇豆（长）	98	121	2.7	0.2	4.0	1.8	20	0.07	0.07	0.8	18	0.65	42	50	1.0	0.94	0.11	0.39	1.40

（续）

类别	名称	食部/%	能量/kJ	蛋白质/g	脂肪/g	糖类/g	膳食纤维/g	视黄醇当量/μg	硫胺素/mg	核黄素/mg	尼克酸/mg	抗坏血酸/mg	生育酚/mg	钙/mg	磷/mg	铁/mg	锌/mg	铜/mg	锰/mg	硒/μg
根茎类	马铃薯	94	318	2	0.2	16.5	0.7	5	0.08	0.04	1.1	27	0.34	8	40	0.8	0.37	0.12	0.14	0.78
	芋头	84	331	2.2	0.2	17.1	1.0	27	0.06	0.05	0.7	6	0.45	36	55	1.0	0.49	0.37	0.30	1.45
	青萝卜	95	130	1.3	0.2	6.0	0.8	10	0.04	0.06	—	14	0.22	40	34	0.8	0.34	0.02	0.12	0.59
	胡萝卜	96	155	1.0	0.2	7.7	1.1	688	0.04	0.03	0.6	13	0.41	32	27	1.0	0.23	0.08	0.24	0.63
	凉薯	91	230	0.9	0.1	12.6	0.8	—	0.03	0.03	0.3	13	0.86	21	24	0.6	0.23	0.07	0.11	1.25
	藕	88	293	1.9	0.2	15.2	1.2	3	0.09	0.03	0.3	44	0.73	39	58	1.4	0.23	0.11	1.30	0.39
茎叶苔花类	大白菜	83	63	1.4	0.1	2.1	0.9	13	0.03	0.04	0.4	28	0.36	35	28	0.6	0.61	0.04	0.16	0.39
	菠菜	89	100	2.6	0.3	2.8	1.7	487	0.04	0.11	0.6	32	1.74	66	47	2.9	0.85	0.10	0.66	0.97
	菜花	82	100	2.1	0.2	3.4	1.2	5	0.03	0.08	0.6	61	0.43	23	47	1.1	0.38	0.05	0.17	0.73
	大葱	82	126	1.7	0.3	5.2	1.3	40	0.03	0.05	0.5	17	0.30	29	38	0.7	0.40	0.08	0.28	0.67
	大蒜	85	527	4.5	0.2	26.5	1.1	5	0.04	0.06	0.6	7	1.07	39	117	1.2	0.88	0.22	0.29	3.09
	茭白	74	96	1.2	0.2	4.0	1.9	5	0.02	0.03	0.5	5	0.99	4	36	0.4	0.33	0.06	0.48	0.45
	韭菜	90	109	2.4	0.4	3.2	1.4	235	0.02	0.09	0.8	24	0.96	25	48	1.7	0.33	0.10	0.17	0.76
	芹菜（茎）	67	84	1.2	0.2	3.3	1.2	57	0.02	0.06	0.4	8	1.32	80	38	1.2	0.24	0.09	0.16	0.57
	青蒜	84	126	2.4	0.3	4.5	1.7	98	0.06	0.04	0.6	16	0.08	24	25	0.8	0.23	0.05	0.15	1.27
	小白菜	81	63	1.5	0.3	1.6	1.1	280	0.02	0.09	0.7	28	0.07	90	36	1.9	0.51	0.08	0.27	1.17
	油菜	87	96	1.8	0.5	2.7	1.1	103	0.04	0.11	0.7	36	0.88	108	39	1.2	0.33	0.06	0.23	0.79
	卷心菜	86	92	1.5	0.2	3.6	1.0	12	0.03	0.04	0.4	40	0.50	49	26	0.6	0.25	0.04	0.18	0.96
瓜果类	西葫芦	73	75	0.8	0.2	3.2	0.6	5	0.01	0.03	0.2	6	0.34	15	17	0.3	0.12	0.03	0.04	0.28
	丝瓜	83	84	1.0	0.2	3.6	0.6	15	0.02	0.04	0.4	5	0.22	14	29	0.4	0.21	0.06	0.06	0.96
	冬瓜	80	46	0.4	0.2	1.9	0.7	13	0.01	0.01	0.3	18	0.08	19	12	0.2	0.07	0.07	0.03	0.22
	黄瓜	92	63	0.8	0.2	2.4	0.5	15	0.02	0.03	0.2	9	0.46	20	24	0.5	0.18	0.06	0.06	0.38
	南瓜	85	92	0.7	0.1	4.5	0.8	148	0.03	0.04	0.4	8	0.36	16	24	0.4	0.14	0.03	0.08	0.46

（续）

类别	名称	食部/%	能量/kJ	蛋白质/g	脂肪/g	糖类/g	膳食纤维/g	视黄醇当量/μg	硫胺素/mg	核黄素/mg	尼克酸/mg	抗坏血酸/mg	生育酚/mg	钙/mg	磷/mg	铁/mg	锌/mg	铜/mg	锰/mg	硒/μg
瓜果类	西瓜	59	142	0.5	微	7.9	0.2	13	0.02	0.04	0.4	7	0.03	10	13	0.5	0.10	0.02	0.05	0.08
	柿子椒	82	92	1.0	0.2	4.0	1.4	57	0.03	0.03	0.9	72	0.59	14	2	0.8	0.19	0.09	0.12	0.38
	辣椒（青尖）	84	96	1.4	0.3	3.7	2.1	57	0.03	0.04	0.5	62	0.88	15	3	0.7	0.22	0.11	0.14	0.62
	番茄	97	79	0.9	0.2	3.5	0.5	92	0.03	0.03	0.6	19	0.57	10	2	0.4	0.13	0.06	0.08	0.15
	茄子	93	88	1.1	0.2	3.6	1.3	8	0.02	0.04	0.6	5	1.13	24	2	0.5	0.23	0.10	0.13	0.48
咸菜类	酱黄瓜	100	100	3.0	0.3	2.2	1.2	30	0.06	0.01	0.9	…	…	52	73	3.7	0.89	0.09	0.64	2 042
	腌芥菜头	100	159	2.8	0.1	6.6	2.7	—	0.07	0.02	0.8	…	…	87	41	2.9	0.46	0.15	0.40	1.66
	酱萝卜	100	126	3.5	0.4	3.2	1.3	—	0.05	0.09	0.8	…	…	102	60	3.8	0.61	0.11	0.56	1.99
	榨菜	100	121	2.2	0.3	4.4	2.1	83	0.03	0.06	0.5	2	…	155	41	3.9	0.63	0.14	0.35	1.93
	甜酸胶头		406	0.5	0.5	22.6	0.4	—	微	微	0.4	…	0.01	68	6	4.2	—	0.33	—	1.01
菌藻类	海带（干）	98	322	1.8	0.1	17.3	6.1	40	0.01	0.1	0.8	…	0.85	348	52	4.7	0.65	0.14	1.14	5.84
	蘑菇（鲜）	99	84	2.7	0.1	2	2.1	2	0.08	0.35	4.0	2	0.56	6	54	1.2	0.92	0.49	0.11	0.55
	黑木耳	100	858	12.1	1.5	35.7	29.9	17	0.17	0.44	2.5	—	11.34	247	292	97.4	3.18	0.32	8.86	3.72
	香菇（干）	95	883	20.0	1.2	30.1	31.6	3	0.19	1.26	20.5	5	0.66	83	258	10.5	8.57	1.08	5.47	6 042
	紫菜（干）	100	866	26.7	1.1	22.5	21.6	228	0.27	1.02	7.3	2	1.82	264	350	54.9	2.47	1.68	4.32	7.22
鲜果类	菠萝	68	172	0.5	0.1	9.5	1.3	33	0.04	0.02	0.2	18	—	12	9	0.6	0.14	0.07	1.04	0.24
	柑	77	213	0.7	0.2	11.5	0.4	148	0.08	0.04	0.4	28	0.92	35	18	0.2	0.08	0.04	0.14	0.30
	山楂	76	397	0.5	0.6	22.0	3.1	17	0.02	0.02	0.4	53	7.32	52	24	0.9	0.28	0.11	0.24	1.22
	橘	76	176	0.8	0.4	8.9	1.4	277	0.05	0.04	0.2	19	0.45	19	18	0.2	0.10	0.07	0.05	0.45
	梨	87	126	0.2	…	7.3	3.2	2	0.07	0.04	0.6	4	0.46	11	7	0.4	0.04	0.06	0.06	0.20
	苹果（国光）	78	226	0.3	0.3	12.5	0.4	10	0.02	0.03	0.2	4	0.11	8	14	0.3	0.14	0.07	0.03	0.10
	葡萄	86	180	0.5	0.5	9.9	0.4	8	0.02	0.02	0.2	25	0.70	5	13	0.4	0.18	0.09	0.06	0.20
	柿	87	297	0.4	0.1	17.1	1.4	20	0.02	0.02	0.3	30	1.12	9	23	0.2	0.08	0.06	0.50	0.24
	桃	86	201	0.9	0.1	10.9	1.3	3	0.01	0.03	0.7	7	1.54	6	20	0.8	0.34	0.05	0.07	0.24
	鲜枣	87	510	1.1	0.3	28.6	1.9	40	0.06	0.09	0.9	243	0.78	22	23	1.2	1.52	0.06	0.32	0.80

（续）

类别	名称	食部/%	能量/kJ	蛋白质/g	脂肪/g	糖类/g	膳食纤维/g	视黄醇当量/µg	硫胺素/mg	核黄素/mg	尼克酸/mg	抗坏血酸/mg	生育酚/mg	钙/mg	磷/mg	铁/mg	锌/mg	铜/mg	锰/mg	硒/µg
坚果类	花生仁（生）	100	2 356	25.0	44.3	16.0	5.5	5	0.72	0.13	17.9	2	18.09	39	324	2.1	2.50	0.95	1.25	3.94
	葵花子（生）	50	2 498	23.9	49.9	13.0	6.1	5	0.36	0.20	4.8	…	34.53	72	238	5.7	6.03	2.51	1.95	1.21
	炒南瓜子	68	2 402	36.0	46.1	3.8	4.1	—	0.08	0.16	3.3	—	27.28	37	—	6.5	7.12	1.44	3.85	27.03
	炒西瓜子	43	2 397	32.7	44.8	9.7	4.5	—	0.04	0.08	3.4	…	1.23	28	765	8.2	6.78	1.82	1.82	23.44
畜禽肉及制品	猪肉（肥瘦）	100	1 654	13.2	37.0	2.4		114	0.22	0.16	3.5		0.49	6	162	1.6	2.06	0.06	0.03	11.97
	猪（瘦）	100	598	20.3	6.2	1.5		44	0.54	0.10	6.3		0.34	6	189	3.0	0.99	0.11	0.03	9.60
	猪心	97	498	16.5	5.3	1.1		13	0.09	0.48	6.8	4	0.74	12	189	4.3	1.90	0.37	0.05	14.94
	猪肝	99	540	19.3	3.5	5.0		4 972	0.21	2.08	15.0	20	0.86	6	310	22.6	5.78	0.65	0.26	19.21
	猪肾	93	402	15.4	3.2	1.4		41	0.31	1.14	8.0	13	0.34	12	215	6.1	2.56	0.58	0.16	111.17
	牛肉（肥瘦）	100	795	18.1	13.4	0		9	0.03	0.11	7.4		0.22	8	143	3.2	3.67	0.13	0.03	19.81
	牛肝	100	582	19.8	3.9	6.2		20 220	0.16	1.30	11.9	9	0.13	4	252	6.6	5.01	1.34	0.37	11.99
畜禽肉及制品	羊肉（肥瘦）	100	828	19.0	14.1	0		22	0.05	0.14	4.5		0.26	6	146	2.3	3.22	0.75	0.02	32.30
	鸡	66	699	19.3	9.4	1.3		48	0.05	0.09	5.6		0.67	9	156	1.4	1.09	0.07	0.03	11.75
	鸡肝	100	506	16.6	4.8	2.8		10 414	0.33	1.10	11.9		1.88	7	263	12.0	2.40	0.32	0.24	38.55
	鹅	63	1 025	17.9	19.9	0		42	0.07	0.23	4.9		0.22	4	144	3.8	1.36	0.43	0.04	17.68
	鸭	68	1 004	15.5	19.7	0.2		52	0.08	0.22	4.2		0.27	6	122	2.2	1.33	0.21	0.06	12.25
蛋类	鸡蛋	88	653	12.8	11.1	1.3		194	0.13	0.32	0.2		2.29	44	182	2.3	1.01	0.07	0.04	14.98
	鸭蛋	87	753	12.6	13.0	3.1		261	0.17	0.35	0.2		4.98	62	226	2.9	1.67	0.11	0.04	15.68
	鹌鹑蛋	86	669	12.8	11.1	2.1		337	0.11	0.49	0.1		3.08	47	180	3.2	1.61	0.09	0.04	25.48
	松花蛋（鸡）	83	745	14.8	10.6	2.4		320	0.02	0.13	0.2		1.06	26	263	3.9	2.73	0.12	0.06	44.32
	松花蛋（鸭）	90	715	14.3	10.7	2.2		215	0.06	0.18	0.1		3.05	63	165	3.3	1.48	0.12	0.06	25.24

（续）

类别	名称	食部/%	能量/kJ	蛋白质/g	脂肪/g	糖类/g	膳食纤维/g	视黄醇当量/μg	硫胺素/mg	核黄素/mg	尼克酸/mg	抗坏血酸/mg	生育酚/mg	钙/mg	磷/mg	铁/mg	锌/mg	铜/mg	锰/mg	硒/μg
水产类	大黄鱼	66	402	17.7	2.5	0.8		10	0.03	0.10	1.9		1.13	53	174	0.7	0.58	0.04	0.02	42.57
	带鱼	79	531	17.7	4.9	3.1		29	0.02	0.06	2.8		0.82	28	191	1.2	0.70	0.08	0.17	36.57
	鲳鱼	70	594	18.5	7.8	0		24	0.04	0.07	2.1		1.26	46	155	1.1	0.80	0.14	0.07	27.21
	青鱼	63	485	20.1	4.2	0.2		42	0.03	0.07	2.9		0.81	31	184	0.9	0.96	0.06	0.04	37.69
	鲢	61	427	17.8	3.6	0		20	0.03	0.07	2.5		1.23	53	190	1.4	1.17	0.06	0.09	15.68
	鲤	54	456	17.6	4.1	0.5		25	0.03	0.09	2.7		1.27	50	204	1.0	2.08	0.06	0.05	15.38
	鲫鱼	54	452	17.1	2.7	3.8		17	0.04	0.09	2.5		0.68	79	193	1.3	1.94	0.08	0.06	14.31
	墨鱼	69	343	15.2	0.9	3.4			0.02	0.04	1.8		1.49	15	165	1.0	1.34	0.69	0.10	37.52
	河虾	86	351	16.4	2.4	0		48	0.04	0.03	…		5.33	325	186	4.0	2.24	0.64	0.27	29.65
	对虾	61	389	18.6	0.8	2.8		15	0.01	0.07	1.7		0.62	63	228	1.5	2.38	0.34	0.12	33.72
	虾米	100	816	43.7	2.6	0		21	0.01	0.12	5.0		1.46	555	666	11.0	3.82	2.33	0.77	75.40
	虾皮	100	640	30.7	2.2	2.5	1.5	19	0.02	0.14	3.1	5	0.92	991	582	6.7	1.93	1.08	0.82	74.43
油脂调味品	菜子油	100	3761	…	99.9	0			…	…	微	1	68.98	9	9	3.7	0.54	0.18	0.11	2.34
	花生油	100	3761	…	99.9	0			…	…	微		42.06	12	15	2.9	8.48	0.35	0.33	2.29
	猪油（炼）	100	3753	…	99.6	0.2	…	27	微	0.03	微		5.21							
	绵白糖	100	1657	0.1	…	98.9			微		0.2			6	3	0.2	0.07	0.02	0.08	0.38
	酱油	100	264	5.6	0.1	9.9	…		0.05	0.13	1.7	…	…	66	204	8.6	1.17	0.06	1.11	1.39
	豆瓣酱	100	745	13.6	6.8	15.6	0.2		0.11	0.46	2.4		0.57	53	154	16.4	1.47	0.62	1.37	10.20
乳及乳制品	人乳	100	274	1.3	3.4	7.4		11	0.01	0.05	0.2	1		30	13	0.1	0.28	0.03	0.11	
	牛乳	100	226	3.0	3.2	3.4		24	0.03	0.14	0.1		0.21	104	73	0.3	0.42	0.02	0.03	1.94
	羊乳	100	247	1.5	3.5	5.4		84	0.04	0.12	2.1		0.19	82	98	0.5	0.29	0.04		1.75
	乳儿糕	100	1527	11.7	2.7	73.5			0.27	0.07	2.0	20	…	143	272	3.4	1.50	0.18	0.97	3.20
	婴宝（5410配方）	100	1784	17.2	12.8	60.8		540	0.60	0.90	4.0		3.80	668	490	5.9	1.80	0.36	1.40	

附录二 营养配餐员国家职业技能标准（2009 年修订）

1. 职业概况

1.1 职业名称

营养配餐员。

1.2 职业定义

根据用餐人员的不同特点和要求，运用营养学的基本知识配制适合不同人群合理营养要求的餐饮产品的人员。

1.3 职业等级

本职业共设四个等级，分别为：中级（国家职业资格四级）、高级（国家职业资格三级）、技师（国家职业资格二级）、高级技师（国家职业资格一级）。

1.4 职业环境

室内，常温。

1.5 职业能力特征

具有熟练、准确的计算和操作能力，手指、手臂灵活，并具备一定的语言表达能力；具备正常的色、味、嗅辨别能力。

1.6 基本文化程度

高中毕业（或同等学力）。

1.7 培训要求

1.7.1 培训期限

全日制职业学校教育，根据其培养目标和教学计划确定。晋级培训期限：各级别均不少于 300 标准学时。

1.7.2 培训教师

培训中级、高级的教师应具有本职业技师以上职业资格证书或相关专业中级以上专业技术职务任职资格；培训技师的教师应具有本职业高级技师职业资格证书或相关专业高级技术职务任职资格；培训高级技师的教师应具有本职业高级技师职业资格证书 2 年以上或相关专业高级专业技术职务任职资格。

1.7.3 培训场地设备

满足教学需要的标准教室和实习场所。

1.8 鉴定要求

1.8.1 适用对象

从事或准备从事本职业的人员。

1.8.2 申报条件

——中级（具备以下条件之一者）

取得餐饮职业（如烹调、面点、餐厅服务等）初级以上职业资格证书或连续从事餐饮相关职业（如烹调、面点、餐厅服务等）工作 3 年以上，经本职业中级正规培训达规定标准学时数，并取得结业证书。

取得经人力资源和社会保障行政部门审核认定的、以中级技能为培养目标的中等以上职业学校本职业（专业）毕业证书。

——高级（具备以下条件之一者）

（1）取得本职业中级职业资格证书后，连续从事本职业工作 4 年以上，经本职业高级正规培训达规定标准学时数，并取得结业证书。

（2）取得本职业中级职业资格证书后，连续从事本职业工作 6 年以上。

（3）取得高级技工学校或经人力资源和社会保障行政部门审核认定的、以高级技能为培养目标的高等职业学校本职业（专业）毕业证书。

（4）取得本职业中级职业资格证书的大专以上本专业或相关专业毕业生，连续从事本职业工作 2 年以上。

——技师（具备以下条件之一者）

（1）取得本职业高级职业资格证书后，连续从事本职业工作 5 年以上，经本职业技师正规培训达规定标准学时数，并取得结业证书。

（2）取得本职业高级职业资格证书后，连续从事本职业工作 7 年以上。

（3）取得本职业高级职业资格证书后的高级技工学校本职业（专业）毕业生和大专以上本专业或相关专业的毕业生，连续从事本职业工作 2 年以上。

——高级技师（具备以下条件之一者）

（1）取得本职业技师职业资格证书后，连续从事本职业工作 3 年以上，经本职业高级技师正规培训达规定标准学时数，并取得结业证书。

（2）取得本职业技师职业资格证书后，连续从事本职业工作 5 年以上。

1.8.3　鉴定方式

分为理论知识考试和技能操作考核。理论知识考试和技能操作考核均采用闭卷笔试方式。理论知识考试和技能操作考核均实行百分制，成绩皆达 60 分以上者为合格。技师、高级技师还须进行综合评审。

1.8.4　考评人员与考生配比

理论知识考试考评人员与考生配比为 1∶15～1∶20，每个标准教室不少于 2 名考评人员；技能操作考核考评员与考生配比为 1∶5，且不少于 3 名考评员；综合评审委员不少于 5 人。

1.8.5　鉴定时间

理论知识考试时间不少于 90 min；技能操作考核时间：中级不少于 120 min，高级不少于 120 min，技师不少于 150 min；高级技师不少于 150 min；综合评审时间不少于 15 min。

1.8.6　鉴定场所设备

理论知识考试在标准教室进行；技能操作考核在实习场所或标准教室进行。

2. 基本要求

2.1　职业道德

2.1.1　职业道德基本知识

2.1.2　职业守则

（1）忠于职守，热情本职。

（2）讲究质量，注重信誉。

（3）钻研业务，开拓创新。

（4）遵纪守法，协作互助。

2.2　基础知识

2.2.1　常用烹饪原料基础知识

（1）蔬菜类。

（2）水产类。

（3）畜禽类。

（4）粮食类。

（5）果品类。

（6）调辅类原料。

2.2.2　饮食营养学知识

(1) 营养学基本知识。

(2) 人体能量需要知识。

(3) 食物中营养素的消化、吸收和代谢基本知识。

(4) 平衡膳食基本理论及合理膳食制度。

(5) 中国居民膳食指南及膳食宝塔。

2.2.3　食品安全知识

(1) 食品的安全。

(2) 食品的卫生。

(3) 食品添加剂的合理使用。

(4) 烹饪用具、食品容器和餐具的卫生。

(5) 环境的卫生。

(6) 个人卫生知识。

2.2.4　食品污染与食物中毒

(1) 食品污染。

(2) 食品中毒。

2.3　相关法律、法规知识

(1)《中华人民共和国食品安全法》相关知识。

(2)《中华人民共和国劳动法》相关知识。

(3)《中华人民共和国消费者权益保护法》相关知识。

(4)《中华人民共和国商标法》相关知识。

(5)《中华人民共和国环境保护法》相关知识。

(6)《中华人民共和国野生动物保护法》相关知识。

3. 工作要求

本标准对中级、高级、技师和高级技师的技能要求依次递进，高级别涵盖低级别的要求。

3.1　中级

职业功能	工作内容	技能要求	相关知识
一、信息收集	（一）就餐对象的调查	1. 能对就餐人员的口味进行调查 2. 能对就餐人员慢性病史进行调查	1. 与人沟通的基本方法 2. 常见慢性病的分类
	（二）食物原料的调查	1. 能对时令性食物原料进行调查 2. 能对食物原料的营养功用进行说明	1. 时令性食物原料的性味特点 2. 食物原料的营养功用
	（三）餐饮特点的调查	1. 能对所在地域的烹饪特点和饮食习惯进行调查 2. 能对所在地域的少数民族饮食习惯进行调查	1. 不同地区饮食结构的优缺点 2. 各地特产食材的营养特点 3. 我国部分少数民族饮食习惯
二、营养计算	（一）食物营养素的计算	1. 能计算各种食物原料的食部 2. 能计算各种食物原料食部的营养素含量	1. 食物成分表的使用方法 2. 食物中营养素含量的特点
	（二）能量的计算	1. 能计算食物的能量 2. 能计算一人一天所需的能量 3. 能计算一日三餐所需的能量	1. 标准体重的意义 2. 体力劳动分级及能量的消耗

（续）

职业功能	工作内容	技能要求	相关知识
三、零点 食谱设计	（一）主食品种 设计	1. 能根据零点特点要求设计主食品种 2. 能根据食物多样性要求设计主食品种 3. 能根据不同地域、季节和人群特点设计主食品种	1. 食物交换份法的使用 2. 面点的种类 3. 面点的特点
	（二）菜肴品种 设计	1. 能根据零点特点要求设计菜肴品种 2. 能根据食物多样性要求设计菜肴品种 3. 能根据不同地域、季节和人群特点设计菜肴品种	1. 菜肴的种类 2. 菜肴的特点
	（三）食谱编制 和分析	1. 能根据就餐对象编制零点带量食谱 2. 能根据要求对食谱进行分析和调整	1. 食物交换份法的特点 2. 酒水的能量计算

3.2　高级

职业功能	工作内容	技能要求	相关知识
一、信息 收集	（一）就餐对象 的调查	1. 能对就餐人员的结构进行调查 2. 能对就餐人员的就餐主题进行调查 3. 能对不同人群的营养需求进行调查	1. 宴会的分类 2. 宴会的禁忌 3. 不同人群的生理特点
	（二）食物原料 的调查	1. 能为不同档次的宴会选择食物原料 2. 能对食物原料的质地进行检验	1. 高档食物原料的应用方法 2. 食物理化检验方法介绍
	（三）就餐环境 的调查	1. 能对中餐就餐场所功能进行调查 2. 能对西餐就餐场所功能进行调查	1. 就餐场所的分类 2. 西餐的分类
二、营养 计算	（一）产能营养 素的计算	1. 能计算一人一天蛋白质、脂肪和碳水化合物的需求量 2. 能计算一日食物中蛋白质、脂肪和碳水化合物的含量	三大产能营养素的特点
	（二）宴会和自 助餐能量的 计算	1. 能计算宴会的功能及产能营养需要量 2. 能计算自助餐的能量及产能营养素需要量	1. 宴会中三大产能营养素的比例特点 2. 自助餐的分类及特点
	（三）不同人群 能量的计算	1. 能计算孕妇和乳母的能量及产能营养素需要量 2. 能计算婴儿的能量及产能营养素需要量 3. 能计算老年人的能量及产能营养素需要量	1. 孕妇和乳母的饮食特点 2. 婴儿的饮食特点 3. 学龄前儿童和青少年的饮食特点 4. 老年人的饮食特点
三、宴会 和自助餐 食谱设计	（一）主食品种 设计	1. 能根据宴会、自助餐能量需要设计菜肴 2. 能根据不同人群的能量需要设计菜肴	1. 食物配平法的使用方法 2. 宴会、自助餐主食的设计特点
	（二）菜肴品种 设计	1. 能根据宴会、自助餐能量需要设计菜肴 2. 能根据不同人群的能量需要设计菜肴	1. 营养配餐软件的使用方法 2. 宴会、自助餐菜肴的设计特点
	（三）食谱编制 和分析	1. 能根据就餐对象的需要设计带量食谱 2. 能根据要求对食谱进行指导和调整 3. 能建立就餐档案	1. 食物配平法的特点 2. 食谱的调整技巧 3. 编制就餐档案的方法

3.3 技师

职业功能	工作内容	技能要求	相关知识
一、营养配餐宣教	（一）企业内部人员的宣教	1. 能宣教烹饪过程中食物的变化特点 2. 能宣教营养配餐的意义 3. 能宣教菜肴的营养特点	宣教的方法
	（二）社会人员的宣传	1. 能按时令宣传营养配餐的意义 2. 能按时令和营养需要宣传四季食养的原则	1. 时令食养知识 2. 四季食养食物
二、特殊工作环境人员食谱设计	（一）主食品种设计	1. 能为高温环境作业人员设计主食品种 2. 能为高寒缺氧环境作业人员设计主食品种 3. 能为辐射环境作业人员设计主食品种 4. 能为粉尘环境作业人员设计主食品种	1. 高温作业环境特点和饮食需要特点 2. 高寒缺氧作业环境特点和饮食需要特点
	（二）菜肴品种设计	1. 能为高温环境作业人员设计菜肴品种 2. 能为高寒缺氧环境作业人员设计菜肴品种 3. 能为辐射环境作业人员设计菜肴品种 4. 能为粉尘环境作业人员设计菜肴品种	3. 辐射作业环境特点和饮食需要特点 4. 粉尘作业环境特点和饮食需要特点
	（三）食谱编制和分析	1. 能根据高温环境作业人员营养需要设计食谱 2. 能根据高寒缺氧环境作业人员营养需要设计食谱 3. 能根据辐射环境作业人员营养需要设计食谱 4. 能根据粉尘环境作业人员营养需要设计食谱	1. 富含维生素C的食品 2. 富含B族维生素的食品 3. 富含钾的食品 4. 高脂肪的食品 5. 高膳食纤维的食品
三、常见病人群食谱设计	（一）主食品种设计	1. 能根据肥胖病、高血脂症和脂肪肝病人群营养需求设计主食品种 2. 能根据高血压病和冠心病人群营养需求设计主食品种 3. 能根据糖尿病和痛风病人群营养需求设计主食品种 4. 能根据骨质疏松症人群营养需求设计主食品种	1. 肥胖病、高血脂症和脂肪肝病的临床特点 2. 高血压病和冠心病的临床特点 3. 糖尿病和痛风病的临床特点 4. 骨质疏松症的临床特点 5. 常见病的临床化验指标
	（二）菜肴品种设计	1. 能根据肥胖病、高血脂症和脂肪肝病人群营养需求设计菜肴品种 2. 能根据高血压病和冠心病人群营养需求设计菜肴品种 3. 能根据糖尿病和痛风病人群营养需求设计菜肴品种 4. 能根据骨质疏松症人群营养需求设计菜肴品种	
	（三）食谱编制	1. 能根据肥胖病、高血脂症和脂肪肝病人群营养需求设计带量食谱 2. 能根据高血压病和冠心病人群营养需求设计带量食谱 3. 能根据糖尿病和痛风病人群营养需求设计带量食谱 4. 能根据骨质疏松症人群营养需求设计带量食谱	1. 肥胖病、高血脂症和脂肪肝病人群的膳食要求 2. 高血压病和冠心病人群的膳食要求 3. 糖尿病和痛风病人群的膳食要求 4. 骨质疏松症人群的膳食要求

（续）

职业功能	工作内容	技能要求	相关知识
四、培训与指导	（一）培训	1. 能对中级、高级营养配餐员的工作进行评估 2. 能编制中级、高级营养配餐员培训计划	中级和高级营养配餐员的工作特点和要求
	（二）指导	1. 能对中级、高级营养配餐员进行理论指导 2. 能对中级、高级营养配餐员进行技能指导	1. 指导的方法 2. 案例教学法

3.4　高级技师

职业功能	工作内容	技能要求	相关知识
一、食养宣教	（一）企业内部人员的宣教	1. 能对厨师宣教烹饪过程中药食同源食物的变化应用 2. 能对厨师宣教药食同源食物的使用方法 3. 能对服务人员宣教药食同源食物应用的意义	1. 药食同源食物 2. 药食同源事物的挑选方法 3. 使用药食同源食物的注意事项
	（二）社会人员的宣传	1. 能宣传药食同源食物应用的意义 2. 能宣传药食同源食物的功能	药食同源食物使用的误区
二、食养食谱设计	（一）主食品种设计	1. 能根据季节变化和食养需要设计养肝主食品种 2. 能根据季节变化和食养需要设计健脾胃主食品种 3. 能根据季节变化和食养需要设计养心主食品种 4. 能根据季节变化和食养需要设计养肺主食品种 5. 能根据季节变化和食养需要设计养肾主食品种	1. 中医五行学说基础知识 2. 中医季节养生知识
	（二）菜肴品种设计	1. 能根据季节变化和食养需要设计养肝菜肴品种 2. 能根据季节变化和食养需要设计健脾胃菜肴品种 3. 能根据季节变化和食养需要设计养心菜肴品种 4. 能根据季节变化和食养需要设计养肺菜肴品种 5. 能根据季节变化和食养需要设计养肾菜肴品种	中医脏腑生理知识
	（三）食谱编制和调整	1. 能根据季节变化和食养需要调整和编制养肝食谱 2. 能根据季节变化和食养需要调整和编制健脾胃食谱 3. 能根据季节变化和食养需要调整和编制养心食谱 4. 能根据季节变化和食养需要调整和编制养肺食谱 5. 能根据季节变化和食养需要调整和编制养肾食谱	1. 食补的误区 2. 食物的性味归经和功效 3. 食物的配伍原则

（续）

职业功能	工作内容	技能要求	相关知识
三、培训与指导	（一）培训	1. 能设计低级别营养配餐员培训课程 2. 能对低级别营养配餐员实施培训	1. 培训的基本方法 2. 咨询指导的方法 3. 常见病的食养食疗知识
	（二）指导	1. 能对低级别营养配餐员做口头指导 2. 能对低级别营养配餐员做文案指导	

4. 比重表

4.1 理论知识

	项　目	中级/%	高级/%	技师/%	高级技师/%
基本要求	职业道德	5	5	5	5
	基础知识	20	15	10	5
相关知识	信息收集	25	20	—	—
	营养计算	25	30	—	—
	零点食谱设计	25	—	—	—
	宴会和自助餐食谱设计	—	30	—	—
	营养配餐宣教	—	—	15	—
	特殊工作环境人员食谱设计	—	—	30	—
	常见病人群食谱设计	—	—	30	—
	培训与指导	—	—	10	10
	食养宣教	—	—	—	40
	食养食谱设计	—	—	—	40
合　计		100	100	100	100

4.2 技能操作

	项　目	中级/%	高级/%	技师/%	高级技师/%
技能操作	信息收集	20	20	—	—
	营养计算	40	30	—	—
	零点食谱设计	40	—	—	—
	宴会和自助餐食谱设计	—	50	—	—
	营养配餐宣教	—	—	20	—
	特殊工作环境人员食谱设计	—	—	30	—
	常见病人群食谱设计	—	—	30	—
	培训与指导	—	—	20	20
	食养宣教	—	—	—	30
	食养食谱设计	—	—	—	50
合　计		100	100	100	100

附录三　公共营养师国家职业标准

1. 职业概况

1.1　职业名称

公共营养师

1.2　职业定义

从事公众膳食营养状况的评价与指导、营养与食品知识传播，促进社会公众健康工作的专业人员。

1.3　职业等级

本职业共设四个等级，分别为：公共营养师四级、公共营养师三级、公共营养师二级、公共营养师一级。

1.4　职业环境条件

室内、外，常温。

1.5　职业能力特征

具有较强的语言表达能力以及理解、分析、归纳和判断的能力以及正常的色、味、嗅辨别能力。

1.6　基本文化程度

高中毕业（或同等学力）。

1.7　培训要求

1.7.1　培训期限

全日制职业学校教育，根据其培养目标和教学计划确定。培训期限：公共营养师四级不少于 300 标准学时；公共营养师三级不少于 250 标准学时；公共营养师二级不少于 200 标准学时；公共营养师一级不少于 150 标准学时。

1.7.2　培训教师

培训教师应具有相应级别：培训公共营养师四级和公共营养师三级的教师应具有本科及以上学历，营养及相关专业中级及以上专业技术职务任职资格，或从事营养专业工作（含教学、科研）5 年以上；培训公共营养师二级的教师应具有本科及以上学历，营养及相关专业副高级以上专业技术职务任职资格，或从事营养专业工作（含教学、科研）10 年以上；培训公共营养师一级的教师应具有硕士研究生及以上学历，营养及相关专业正高级专业技术职务任职资格，或从事营养专业工作（含教学、科研）15 年以上。

1.7.3　培训场地设备

可容纳 40 名以上学员的标准教室；有必要的教学设备、设施；室内光线、通风、卫生条件良好。

1.8　鉴定要求

1.8.1　适用对象

从事或准备从事本职业的人员。

1.8.2　申报条件

——公共营养师四级（具备以下条件之一者）

（1）在本职业连续工作 1 年以上。

（2）具有医学或食品及相关专业中专毕业证书。

（3）经本职业四级正规培训达规定标准学时数，并取得结业证书。

——公共营养师三级（具备以下条件之一者）

（1）在本职业连续工作 6 年以上。

（2）取得本职业四级职业资格证书后，连续从事本职业工作 4 年以上。

（3）取得本职业四级职业资格证书后，连续从事本职业工作 3 年以上，经本职业三级正规培训达规定标准学时数，并取得结业证书。

（4）具有医学或食品相关专业大学专科及以上毕业证书。

（5）具有非医学或食品及相关专业大学专科及以上毕业证书，连续从事本职业工作 1 年以上。

（6）具有非医学或食品及相关专业大学专科及以上毕业证书，经本职业三级正规培训达规定标准学时数，并取得结业证书。

——公共营养师二级（具备以下条件之一者）

（1）在本职业连续工作 13 年以上。

（2）取得本职业三级职业资格证书后，连续从事本职业工作 5 年以上。

（3）取得本职业三级职业资格证书后，连续从事本职业工作 4 年以上，经本职业二级正规培训达规定标准学时数，并取得结业证书。

（4）具有医学或食品及相关专业大学本科学历，取得本职业三级职业资格证书后，连续从事本职业工作 4 年以上。

（5）具有医学或食品及相关专业大学本科学历，取得三级职业资格证书后，连续从事本职业工作 3 年以上，经本职业二级正规培训达规定标准学时数，并取得结业证书。

（6）具有医学或食品及相关专业硕士研究生及以上学历，连续从事本职业工作 2 年以上。

——公共营养师一级（具备以下条件之一者）

（1）在本职业连续工作 19 年以上。

（2）取得本职业二级职业资格证书后，连续从事本职业工作 4 年以上。

（3）取得本职业二级职业资格证书后，连续从事本职业工作 3 年以上，经本职业一级正规培训达规定标准学时数，并取得结业证书。

（4）医学或食品及相关专业本科生毕业 13 年以上，硕士毕业 8 年、博士研究生毕业 5 年以上。

1.8.3 鉴定方式

分为理论知识考试和专业能力考核。理论知识考试采用闭卷笔试方式，专业能力考核采用现场实际操作考试。理论知识考试和专业能力考核均实行百分制，成绩皆达 60 分及以上者为合格。公共营养师二级、公共营养师一级还须进行综合评审。

1.8.4 考评人员与考生配比

理论知识考试考评人员与考生配比为 1：20，每个标准教室不少于 2 名考评人员；专业能力考核考评人员与考生配比为 1：5，且不少于 3 名考评员。综合评审委员不少于 5 人。

1.8.5 鉴定时间

各等级理论知识考试时间不少于 120 min；专业能力考核时间不少于 90 min；综合评审时间不少于 30 min。

1.8.6 鉴定场所设备

标准教室。综合评审在条件较好的小型会议室进行，室内需配备必要的体检设备、计算机设备、照明设备、投影设备等，室内卫生、光线、通风条件良好。

2. 基本要求

2.1 职业道德

2.1.1 职业道德基本知识

2.1.2 职业守则

（1）遵纪守法，诚实守信，团结协作。

（2）爱岗敬业，忠于职守，钻研业务。

（3）服务人民，认真负责，平等待人。

（4）科学求实，精益求精，开拓创新。

2.2 基础知识

2.2.1 医学基础知识

(1) 人体解剖生理基础知识

(2) 食物消化吸收基础知识

(3) 不同人群生理特点基础知识

2.2.2　营养学基础知识

(1) 营养与健康概论和营养学发展史

(2) 能量与宏量营养素基本知识

(3) 矿物质

(4) 维生素

(5) 水

2.2.3　人群营养基础知识

(1) 孕妇乳母营养

(2) 婴幼儿营养

(3) 儿童青少年营养

(4) 老年人营养

2.2.4　食物营养与食品加工基础知识

(1) 植物性食物

(2) 动物性食物

(3) 其他食品

(4) 营养强化与保健食品

(5) 常见食品加工方法

2.2.5　食品卫生基础知识

(1) 食品污染及其预防

(2) 各类食品的卫生

(3) 食物中毒及其预防和处理

2.2.6　膳食营养指导

(1) 膳食营养指导和管理概论

(2) 膳食营养素参考摄入量的应用

(3) 膳食结构与膳食指南

(4) 膳食与缺乏病预防

(5) 膳食与慢性病预防

2.2.7　营养教育和社区营养管理基础知识

(1) 营养教育

(2) 社区营养计划和管理

2.2.8　相关法律法规

(1)《中华人民共和国食品卫生法》* 的相关知识

(2)《保健食品管理办法》的相关知识

(3)《食品添加剂卫生管理办法》的相关知识

(4)《食品标签通用标准》(GB 7718) 的相关知识

(5) 中国食物与营养发展纲要（2001—2010 年）的相关知识

3. 工作要求

本标准对四级公共营养师、三级公共营养师、二级公共营养师、一级公共营养师的技能要求依次递

---

* 2009 年 6 月 1 日，《中华人民共和国食品安全法》施行，同时《中华人民共和国食品卫生法》废止。

进，高级别涵盖低级别的要求。

3.1 公共营养师四级

职业功能	工作内容	技能要求	相关知识
一、膳食营养调查和评价	（一）食物摄入量调查	1. 能设计称重法记录表 2. 能用称重法进行食物摄入量称重和记录	1. 食物科学名和俗名相关知识 2. 称重法记录表设计方法 3. 称重技术要点
	（二）膳食营养素摄入量计算	1. 能按照食物类别和重量进行生熟换算 2. 能使用食物成分表查营养素含量 3. 能对数据进行分类计算和核对	1. 食物成分表使用基本知识 2. 生熟食物比值换算规则 3. 食物可食部推算方法
	（三）膳食营养分析和评价	能判定成人膳食营养素摄入量是否满足需要	成人营养素参考摄入量知识
二、人体营养状况测定和评价	（一）身体测量	1. 能测量儿童、成人身高、体重 2. 能测量儿童头围和胸围 3. 能利用调查表对基本情况进行调查和记录	1. 体格测量常用指标知识 2. 常用测量工具使用和校准 3. 测定方法和注意事项
	（二）实验室指标收集和判断	能收集人体发、尿测定样品	生物样品的收集知识
	（三）营养缺乏症状和体征判别	1. 能判别体重不足 2. 能判别发育迟缓 3. 能判别消瘦 4. 能判别超重和肥胖	1. 成人和儿童的体格测量评价参考标准 2. 体重不足体征和计算 3. 发育迟缓体征和计算 4. 消瘦体征和计算 5. BMI 公式和计算
三、膳食指导和评估	（一）确定营养和食物需要量	1. 能确定成人营养需要和选择食物 2. 能确定成人每日食物供应量	1. 食物能量和食物营养素密度知识 2. 膳食平衡原则
	（二）编制食谱	1. 能选择主食类别和确定成人主食供给量 2. 能选择副食类别和确定成人副食供给量 3. 根据成人主、副食供给量编制食谱	1. 蛋白质、脂肪、糖类食物应用知识 2. 成人食谱编制和营养配餐基本原则、要求 3. 成人餐次及各餐的营养分配
	（三）调整食谱	能根据食谱能量和营养素含量，用食物交换法调整食物类别	食物交换份法原则和注意事项
四、食品营养评价	（一）食品营养标签制作	1. 能解读食品原料和辅料配方 2. 能解读营养标签	1. 食品标签标准基本知识 2. 谷类食品的制作常用原料和辅料知识 3. 食品添加剂功能作用
	（二）营养评价	1. 能根据食物感官判断质量 2. 能根据食品成分分析结果评定乳类、饮料、油类食品营养价值	1. 常见食物感官判断知识 2. 食品检验单营养成分数据的解析要点 3. 常见食品的营养素来源

（续）

职业功能	工作内容	技能要求	相关知识
五、社区营养管理和干预	（一）营养与健康信息收集	1. 能进行访谈和填写调查表 2. 能进行入户动员	1. 人员登记和访谈技巧 2. 填表注意事项 3. 入户动员工作常识
	（二）营养与健康档案建立和管理	1. 能录入相关数据资料 2. 能进行数据验证和核对	1. 常见数据库格式及转换 2. 数据验证和核对方法

3.2　公共营养师三级

职业功能	工作内容	技能要求	相关知识
一、膳食营养调查和评价	（一）食物摄入量调查	1. 能设计回顾法和记账法食物量登记表 2. 能用 24 h 回顾法进行摄入量调查 3. 能用记账法进行人群的食物消耗量调查	1. 回顾法和记账法表格设计要点 2. 食物消耗量记录要点 3. 回顾法基本要求和技术要点 4. 记账法基本要求和技术要点
	（二）膳食营养素摄入量计算	1. 能进行人日数换算 2. 能计算家庭膳食人均食物和营养素摄入量 3. 能计算群体膳食人均食物和营养素摄入量	1. 进餐人数登记要点 2. 人日数换算要点 3. 营养素摄入量计算要点 4. 食物数据库相关知识
	（三）膳食营养分析和评价	1. 能分析和评价膳食能量 2. 能分析和评价膳食营养素质量 3. 能进行膳食模式的分析评价和报告	1. 膳食能量评价要点 2. 膳食模式整体评价分析要点 3. 膳食调查报告撰写要点
二、人体营养状况测定和评价	（一）身体测量	1. 能测量婴幼儿身长、胸围、上臂围和坐高 2. 能使用皮褶计测量肱二头肌、肱三头肌、肩胛下角皮褶厚度	1. 体格测量的标准化 2. 卧式量板、量床使用方法与原则 3. 皮褶计使用方法与原则 4. 肱二头肌、肱三头肌、肩胛下角解剖定位知识
	（二）实验室指标收集和判断	1. 能对尿液样品进行收集、保存和处理 2. 能对粪便样品进行收集、保存和处理	1. 尿液样品收集和保存知识 2. 尿液的种类和临床意义 3. 粪便样品收集保存知识
	（三）营养状况和体征判别	1. 能识别能量—蛋白质营养不良基本体征并做出评价 2. 能识别维生素 A、维生素 D、维生素 B_2、维生素 C、钙、铁和锌缺乏体征并做出评价	1. 能量—蛋白质缺乏体征辨别 2. 缺铁性贫血基本体征和评价 3. 维生素 B_2 缺乏体征和评价 4. 维生素 C、维生素 A 缺乏体征和评价 5. 维生素 D 和钙缺乏体征和评价 6. 缺铁性贫血和锌缺乏基本体征和评价

（续）

职业功能	工作内容	技能要求	相关知识
三、营养咨询和宣教	（一）营养与食品安全知识咨询	1. 能进行合理营养、平衡膳食评估并提出建议 2. 能进行健康生活方式询问和评价并提出建议 3. 能解答食品污染、食物中毒等问题 4. 能进行体力活动和能量消耗评估	1. 膳食状况询问评估和建议原则 2. 生活方式询问和评价原则 3. 食品污染及其预防知识 4. 食物中毒、食源性疾病及其预防 5. 有关运动与能量消耗基础知识
	（二）营养与食品安全知识宣教	1. 能进行平衡膳食宣教 2. 能进行维持体重和能量平衡宣教 3. 能制作和编辑平面媒体宣教材料	1. 营养宣教基本方法和形式 2. 图形选择与编辑知识 3. 沟通和宣讲技巧
四、膳食指导和评估	（一）确定营养和食物需要量	1. 能确定儿童和青少年每日平均营养素需要量 2. 能根据儿童和青少年的营养需要选择食物 3. 能确定儿童和青少年人均食物供应量	1. 年龄组分类知识 2. 不同性别、年龄的儿童和青少年的营养需要 3. 学校营养餐营养要求
	（二）编制食谱	1. 能确定儿童和青少年主食供给量 2. 能确定儿童和青少年副食供给量 3. 能编制儿童和青少年食谱	1. 儿童和青少年食物选择原则和特点 2. 食物蛋白质互补原则 3. 儿童和青少年配餐原则和方法
	（三）调整食谱	1. 能对成人、儿童和青少年的食谱进行营养评价 2. 能根据营养评价结果调整食物品种和数量	1. 食谱营养成分计算和评价知识 2. 食品种类和餐次比例评价原则 3. 能量营养素比例相关知识 4. 营养素损失因子相关知识
五、食品营养评价	（一）食品营养标签制作	1. 能根据终产品营养特点，制定成分分析计划 2. 能根据分析数据制作营养成分表并选择营养声称 3. 能撰写产品标签说明书	1. 产品相关标准要求和营养特点 2. 分析结果的表示方法 3. 有效数字以及单位转换 4. 营养声称基本知识 5. 标签说明书格式和相关规定
	（二）营养评价	1. 能计算营养质量指数 2. 能进行蛋白质营养评价 3. 能进行糖类评价 4. 能进行脂肪营养评价	1. 营养质量指数计算方法和要点 2. 蛋白质营养评价方法 3. 生糖指数和生糖负荷知识 4. 必需脂肪酸相关知识
	（三）食品营养资料编辑	1. 能根据食品的营养特点，撰写产品宣传资料 2. 能设计市场需求调查表 3. 能分析调查资料并撰写市场调查报告	1. 宣传资料的种类 2. 需求调查表设计方法 3. 调查资料的统计方法 4. 调查报告的基本要素和资料信息化

（续）

职业功能	工作内容	技能要求	相关知识
六、社区营养管理和干预	（一）营养与健康信息收集	1. 能收集社区目标人群的年龄、性别、职业等基本资料 2. 能收集社区目标人群饮食习惯和体力活动水平等基本资料 3. 能根据调查资料性质编制调查表	1. 健康信息表格设计原则 2. 人群资料信息分类和要点
	（二）营养与健康档案建立和管理	1. 能建立个人健康档案 2. 能计算人群营养缺乏病发生率和患病率 3. 能计算社区目标人群基本资料的百分比	1. 个人健康信息和档案主要内容 2. 计量和计数资料概念 3. 发病率、患病率、死亡率的概念及计算
	（三）营养干预方案设计和实施	1. 能设计社区食物营养干预方案 2. 能设计普通人群科学运动方案	1. 食物营养干预方案设计原则 2. 成人体力活动指南知识

3.3　公共营养师二级

职业功能	工作内容	技能要求	相关知识
一、膳食营养调查和评价	（一）食物摄入量调查	1. 能设计频率法食物调查表 2. 能用食物频率法进行定性膳食调查 3. 能用食物频率法进行定量膳食调查	1. 频率法食物调查表的设计原则和内容要点 2. 食物频率定性和定量法技术要点
	（二）膳食营养素摄入量计算	1. 能进行个体、群体定性资料的分析 2. 能进行定量法的计算分析	1. 膳食营养计算软件相关知识 2. 定性资料分析相关知识 3. 定量计算相关知识
	（三）膳食营养分析和评价	1. 能对平均每日食物、能量和营养素摄入量进行分析评价 2. 能对膳食蛋白质以及维生素 A、铁、钙、锌的动植物来源进行分析和评价 3. 能对膳食能量来源进行分析评价 4. 能对膳食食物组成进行分析评价	1. 食物摄入频率概念和评价 2. 动植物蛋白质和微量营养素来源评价知识 3. 膳食能量和模式评价相关知识
二、人体营养状况测定和评价	（一）身体测量	1. 能进行孕妇的身体测量 2. 能监测儿童和青少年的身高和体重 3. 能进行体格测量的质量控制	1. 孕妇身体测量指标的意义 2. 儿童和青少年身高和体重监测意义 3. 测量误差控制知识
	（二）实验室指标收集和判断	1. 能判断血常规和营养指标是否正常 2. 能判断尿常规和营养相关指标是否正常 3. 能判断发样品的营养分析指标是否正常	1. 血常规及营养相关指标的正常值及意义 2. 尿常规指标的正常值及意义 3. 发中矿物质正常值
	（三）营养状况和体征判别	1. 能对氟、碘、硒缺乏进行判断和评价 2. 能对烟酸缺乏进行判断和评价 3. 能对个体营养状况进行综合评价	1. 氟、碘、硒的营养素缺乏体征 2. 烟酸的营养素缺乏体征 3. 个体营养状况综合评价要点

（续）

职业功能	工作内容	技能要求	相关知识
三、营养咨询和宣教	（一）营养与食品安全知识咨询	1. 能解答婴幼儿喂养咨询 2. 能进行乳母产褥期膳食咨询和建议 3. 能进行老年人的膳食咨询和建议	1. 母乳和乳粉产品相关知识 2. 产褥期膳食和营养需要相关知识 3. 老年人营养问题和改善措施相关知识 4. 营养素补充剂知识
	（二）营养与食品安全知识宣教	1. 能撰写科普文章 2. 能进行科普知识演讲 3. 能编制餐饮卫生科普宣传资料	1. 科普文章编写原则 2. 演讲与沟通技巧 3. 餐饮业危险因素控制点
四、膳食指导和评估	（一）确定营养和食物需要量	1. 能确定婴幼儿的营养需要 2. 能确定孕妇和乳母营养需要 3. 能确定老年人营养需要	1. 婴幼儿的营养需要和食品选择要点 2. 孕妇、乳母营养补充要点 3. 老年食品选择和营养补充要点 4. 食物、强化食品和补充剂应用原则
	（二）编制食谱	1. 能指导婴儿人工喂养和混合喂养 2. 能编制孕妇、乳母、老人量化食谱	1. 婴儿辅助食品添加原则 2. 孕妇膳食特点 3. 产褥期膳食特点 4. 营养计算软件在食谱编制中的使用方法和技巧 5. 传统特色食物的营养价值和应用知识
	（三）调整食谱	1. 能对幼儿食谱进行评估和调整 2. 能对孕妇、乳母食谱进行评估和调整 3. 能对老人食谱进行评估和调整	幼儿、孕妇、乳母、老人食谱营养原则
五、食品营养评估	（一）食品营养标签制作	能根据终产品的检验结果，核对和评价该产品是否符合相应的国家标准	1. 食品分析营养素允许误差范围 2. 产品卫生学指标
	（二）营养评价	能评价和审核强化食品配方	1. 食品强化营养素使用范围和用量 2. 强化载体选择知识 3. 营养素加工损失和注意事项
	（三）食品营养资料编辑	能撰写强化食品的产品资料分析报告	1. 食品资料类型和写作特点 2. 食品营养强化剂配方原则、剂量、利用率知识

职业功能	工作内容	技能要求	相关知识
六、社区营养管理和干预	（一）营养与健康信息收集	1. 能根据预算确定目标人群和样本量 2. 能进行信息偏倚控制	1. 抽样调查方法相关知识 2. 样本量估算公式 3. 信息偏倚和控制知识
	（二）营养与健康档案建立和管理	1. 能建立营养与健康档案数据库 2. 能进行健康危险因素评估	1. 档案管理软件的使用 2. 疾病—膳食—遗传—环境相关性
	（三）营养干预方案设计和实施	1. 能进行社区需求评估 2. 能设计和实施30 d运动和膳食结合的能量消耗或健身方案 3. 能设计和实施营养干预综合方案	1. 社区需求评估方法和内容 2. 运动干预方法和处方 3. 实施方案相关要点
	（四）营养干预方案效果分析和评价	1. 能比较预测结果与实际结果差异对项目进行评价 2. 能针对评价结果提出改善建议方案 3. 能制定干预效果评价的内容、方法和步骤	1. 干预中间过程评估 2. 最终效果评估 3. 经济—效果评估
七、业务培训和管理	（一）培训	1. 能培训公共营养师四级和公共营养师三级人员 2. 能编制专项公共营养师培训计划	1. 专项培训计划编制方法 2. 教学法的有关知识，参与式培训方法
	（二）指导	能对公共营养师四级、公共营养师三级人员进行实习业务指导	1. 实习代教方法 2. 案例教学法

3.4　公共营养师一级

职业功能	工作内容	技能要求	相关知识
一、膳食营养调查和评价	（一）食物摄入量调查	1. 能设计4种膳食调查方案 2. 能进行膳食营养调查质量控制	1. 4种膳食调查方案设计基本特点 2. 方法选择和经济效益分析 3. 质量和误差控制要点
	（二）膳食营养素摄入量计算	能对长期多次营养监测人群数据进行分析对比	1. 前后数据对比分析要点 2. 卡方、T检验等比较性统计方法相关知识
	（三）膳食营养分析和评价	1. 能做频率法的调查总结和报告 2. 能对监测结果进行评价和建议	膳食结构与健康和疾病的相关知识
二、人体营养状况测定和评价	（一）身体测量	能进行身体测量质量控制	影响身体测量准确度的因素
	（二）实验室指标收集和判断	能选择和判断与机体营养状况相关的免疫指标	营养与免疫相关知识
	（三）营养缺乏症状和体征判别	能根据膳食调查、体格测量、实验室检查、营养状况进行综合评价分析	营养综合评价相关知识

（续）

职业功能	工作内容	技能要求	相关知识
三、营养咨询和宣教	（一）食品营养与安全咨询	1. 能对特殊营养需要的人群（慢病）进行膳食营养指导 2. 能对营养素过量危害问题进行解答 3. 能对特殊环境工作人员的膳食进行指导	1. 糖尿病、骨质疏松、痛风等相关慢性病相关知识 2. 营养素补充过量危害知识 3. 高温、低温、高原环境，接触电离辐射、化学毒物人员的食谱设计原则和营养需求 4. 食物药物交叉反应相关知识
	（二）营养与食品安全知识宣教	1. 能设计和审定营养宣教方案 2. 能评价营养和食品卫生宣教效果	1. 营养教育计划设计方法 2. 健康教育效果评价方法
四、膳食指导和评估	（一）确定营养和食物需要量	1. 能确定高钙、高蛋白2种食谱营养素需要量 2. 能确定低能量、低胆固醇、低脂肪3种食谱营养素需要量	1. 高钙、高蛋白、食物来源 2. 低能量、低胆固醇、低脂食物来源
	（二）编制食谱	1. 能编制高钙、高蛋白2种改善营养缺乏的食谱 2. 能编制低能量、低胆固醇、低脂肪3种调整膳食的食谱	1. 钙铁锌之、蛋白质营养不良人群的膳食指导知识 2. 高胆固醇、高血脂、肥胖人群的膳食指导知识
	（三）调整食谱	1. 能修改和评价高钙、高蛋白2种改善营养缺乏的食谱 2. 能修改和评价低能量、低胆固醇、低脂肪3种调整膳食的食谱	特色食物的营养价值
五、食品营养评价	（一）营养评价	能评估营养素补充剂配方	1. 常见植物化合物的相关知识 2. 营养素补充剂配方原则
	（二）食品营养资料编写	1. 能根据要求，查找和编写相关保健食品新资源食品等所需要的文件和档案 2. 能编写和完成特定营养物质功能作用等文章综述	1. 保健食品资料文本要求 2. 新资源食品文本资料要求 3. 综述的写作规则
六、社区营养管理和干预	（一）营养与健康信息收集	能收集突发和特殊事件的信息和上报	1. 公共卫生突发事件定义和分类 2. 公共卫生突发事件应急对策
	（二）营养与健康档案建立和管理	能制定营养与健康档案管理制度	档案管理相关知识
	（三）营养干预方案设计和实施	1. 能设计随机对照（或双盲）方案 2. 能设计横断面调查和干预方案 3. 能设计回顾性调查方案	1. 随机对照（或双盲）试验应用范围和设计要点 2. 横断面调查应用范围和设计要点 3. 回顾性调查应用范围和设计要点
	（四）效果分析和评价	1. 随机对照（或双盲）干预结果分析和评价 2. 横断面结果分析和评价	1. 过程评价内容和指标 2. 效果评价内容和指标 3. 方差、相关回归统计学相关知识

（续）

职业功能	工作内容	技能要求	相关知识
七、培训和管理	（一）培训	1. 能编制公共营养师综合培训计划 2. 能培训二级公共营养师 3. 能编写培训讲义	1. 综合培训计划编制方法 2. 培训讲义的编写方法
	（二）指导	能对二级公共营养师人员进行业务指导	1. 示教方法 2. 教学管理的关键环节管理办法

4. 比重表

4.1 理论知识

	项　目	公共营养师四级/%	公共营养师三级/%	公共营养师二级/%	公共营养师一级/%
基本要求	职业道德	5	5	5	5
	基础知识	50	40	40	35
相关知识	膳食营养调查和评价	10	10	5	5
	人体营养状况测定和评价	10	15	15	10
	营养咨询和宣教	—	5	5	10
	膳食指导和评价	10	10	10	15
	食品营养评价	10	10	10	10
	社区营养管理和干预	5	5	5	5
	培训	—	—	5	5
合　计		100	100	100	100

4.2 专业能力

	项　目	公共营养师四级/%	公共营养师三级/%	公共营养师二级/%	公共营养师一级/%
能力要求	膳食营养调查和评价	25	15	10	5
	人体营养状况测定和评价	25	20	20	15
	营养咨询和宣教	—	20	20	20
	膳食指导和评价	20	20	20	20
	食品营养评价	20	15	15	10
	社区营养管理和干预	10	10	10	20
	培训	—	—	5	10
合　计		100	100	100	100

参 考 文 献

崔惠玲 . 2008. 食品营养学 . 北京：化学工业出版社 .

邓泽元，乐国伟 . 2007. 食品营养学 . 南京：东南大学出版社 .

葛可佑 . 2010. 公共营养师 . 北京：中国劳动社会保障出版社 .

李润国，宁莉 . 2009. 公共营养师 . 北京：化学工业出版社 .

李世敏 . 2002. 应用营养学与食品卫生管理 . 北京：中国农业出版社 .

刘志皋 . 2004. 食品营养学 . 北京：中国轻工业出版社 .

孙远明，余群力 . 2002. 食品营养学 . 北京：中国农业大学出版社 .

孙远明 . 2006. 食品营养学 . 北京：科学出版社 .

王光慈 . 2001. 食品营养学 . 北京：中国农业出版社 .

王莉 . 2010. 食品营养学 . 北京：化学工业出版社 .

王丽琼 . 2010. 食品营养与卫生 . 北京：化学工业出版社 .

王宇鸿，张海 . 2010. 食品营养与保健 . 北京：化学工业出版社 .

张长颖 . 2010. 营养与食品卫生 . 北京：人民卫生出版社 .